U0381443

植物学家的锅略大于银河系

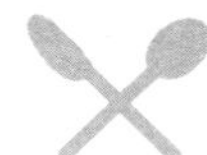

史军——著

广西师范大学出版社
·桂林·

图书在版编目(CIP)数据

植物学家的锅略大于银河系 / 史军著. —桂林：广西师范大学出版社，2021.4(2024.10 重印)

ISBN 978-7-5598-3289-4

Ⅰ. ①植… Ⅱ. ①史… Ⅲ. ①蔬菜-食品营养 ②水果-食品营养 Ⅳ. ①R151.3

中国版本图书馆 CIP 数据核字(2020)第 193136 号

植物学家的锅略大于银河系
ZHIWUXUEJIA DE GUO LUEDAYU YINHEXI

出 品 人：刘广汉
责任编辑：杨仪宁　卢　义
封面设计：李婷婷　王鸣豪

广西师范大学出版社出版发行
(广西桂林市五里店路 9 号　邮政编码：541004
网址：http://www.bbtpress.com)
出版人：黄轩庄
全国新华书店经销
销售热线：021-65200318　021-31260822-898
山东临沂新华印刷物流集团有限责任公司印刷
(临沂高新技术产业开发区新华路 1 号　邮政编码：276017)
开本：890mm×1 240mm　1/32
印张：11.5　　字数：265 千字
2021 年 4 月第 1 版　　2024 年 10 月第 2 次印刷
定价：68.00 元

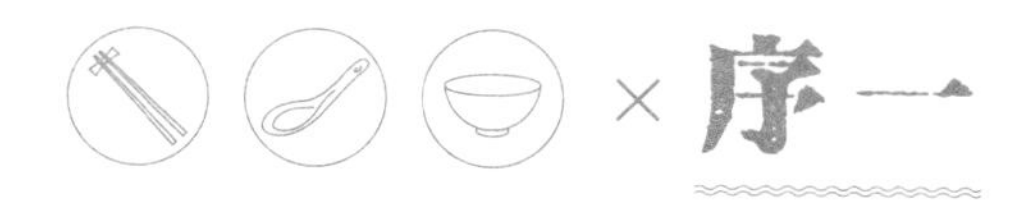

科学吃货的味觉

冰清

食品营养硕士，美食专栏作家

如果详细研究人类发展的历史，你会发现，这也是一段吃的历史。

古人为吃饱肚子而奔波，制造了各种用具，学会了农业种植和畜牧养殖，日子越过越好。与此同时，对吃的要求也越来越高。在早已保证温饱的今天，我们不但需要填饱肚子，还要吃得精致，吃得营养健康，同时也要吃得明白。

因为对吃有了要求，关于美食的书也铺天盖地袭来。这些书大多是文学家的感官体验，作者热情地描述着自己吃了什么，怎么好吃，五脏六腑的感触多么美妙，看得我们也跟着流口水。还有琳琅满目的菜谱，会告诉你做菜需要什么调料，菜怎么切，步骤如何，盐放多少，柠檬汁洒几滴，等等。但是这还很不够。

没有一本书告诉我们，我们日常吃的大米是怎么从野草一样的谷子逐渐演变成今天颗粒饱满的稻穗，为什么有高矮胖瘦那么多种米；也没有人告诉我们，为什么都是十字花科的植物，萝卜和白菜可以差得那么远。这一切都让人好奇。除了美食中的故事外，人们也希望清楚地知道日常餐桌上的食物来源。科普作家云无心的书“吃的真相”系列，从营养和食品加工科学的角度解释了不少疑问。而史军这本《植物学家的锅略大于银河系》则更贴近我们的生活。他以丰富的植物学知识为基础，讲述了食物在端上餐桌之前的“艺术人生”。每一种蔬菜水果都有自己的故事，它们各有独特的出生地，会不断迁徙、变异、移民，有着各种复杂的亲缘关系和身体构造。而这些好看的故事来自无数的科学论文和史料。

我是个对吃非常感兴趣的人。虽然本业是食品科学，但是学无止境，可食用植物是一个很基础、也很值得研究的话题，所以我一直在追看史军的科普文章。拥有植物学博士学位的他，是诠释这些知识的最佳人选。

史军在云南昆明读书多年，经常要去野外，走遍西南。那里是中国植物物种最丰富的地区，有很多内地不常见的植物品种，可以吃的植物也很多。而他又研究植物学，见识过很多罕见品种。所以在吃和学术方面，都有得天独厚的条件。他吃过的许多种野味和山菌，也许现在我们再也见不到了；他研究过的很多植物，在野外也日渐稀少。所以，不管是从味觉上，还是从分类学上，他都拥有我们所不能及的丰富经验。

很幸运，这些记忆和知识，被保存了下来，变成了生动的故事。

现在，非专业人士也可以跟着他走入深山老林，甄别稀有物种，厘清柑橘家族的谱系，弄明白中东的枣和我国的枣的区别，搞清楚美国杏仁和桃仁的关系。

在关于柑橘分类的文章中，我们知道了柠檬、柑橘、柚子等不同口味的芸香科水果是怎么区分的，它们不同的味道又是如何形成的，以及用哪些指标来区别它们。关于一些品种的区别，他的比喻也非常形象，比如关于橘和枳的区别，他以专业分类的角度，认为这两种是完全不同的植物，根本不可能互相改变，他说："如果把橘比喻成人的话，那枳就是只黑猩猩。你可以想象一下，如果把黑猩猩扔到城市里面，即使给它们穿衣戴帽，它们也不会变成人。总而言之，枳只是柑橘们的远房亲戚，它们从来就没有生活在同一屋檐下。"

这是一位热爱吃、有情怀的植物学家才可能写出的故事。

我一向喜欢探讨和吃有关的科学知识，相信很多读者也有同样的爱好。报纸杂志和网络上发表美食文章的作者很多，有大量读者关注我写的科普，说明广大读者对吃的科学还是有需求的。人们渴望知道食物背后的那些知识。我每次推荐史军的食物科普，都很受欢迎。遇到食物出处的问题，我也经常去问他。比如和蓝莓很像的白色果子到底是什么，莳萝和茴香的区别是什么……这时他会马上告诉我，那是雪莓，有毒；莳萝和茴香都是伞形科，当然长得像，前者带点芹菜的味道，后者含茴香醚，味道不一样啊！也有时候，他会去查阅很多论文和资料，写一篇详尽的科普文，从分类学的角度把美国大杏仁到底是杏仁还是桃仁解释得清清楚楚，顺带还会说说怎么做杏仁豆腐，充分体现了吃货的拳拳之心。

当"一次性筷子能变笋干"的谣言疯狂传播时，很多人陷入恐慌。史军按谣传的步骤，一步步亲自试验，终于证明这是完全不可能的。他用坚实的科学理论告诉我们：人类不像食草动物那样，有自己消化纤维素和木质素的肠胃系统，人类只能食用植物幼嫩的茎叶，而已经变成“不折不扣的纤维素和木质素”的筷子是“无论如何也不会对我们的舌头和胃友好的”。

科学是严谨的。即使是日常食物，还有资料可查，也有实验可做来辟谣。除了钻研食谱、遍尝滋味之外，一个有着严谨的科学精神和博爱的吃货精神的作者，能带给我们更广阔的观感。

这个时代，就是要求有技术含量的吃货们的黄金时代了。

人们用舌头尝味，而用大脑做饭。对食物的科学探索是永无止境的，也没有什么比以向往之心享受期盼之食更美好的事了。我很高兴能促成和推荐这本书，愿所有读者都能跟我一样，通过这本书，更享美味。

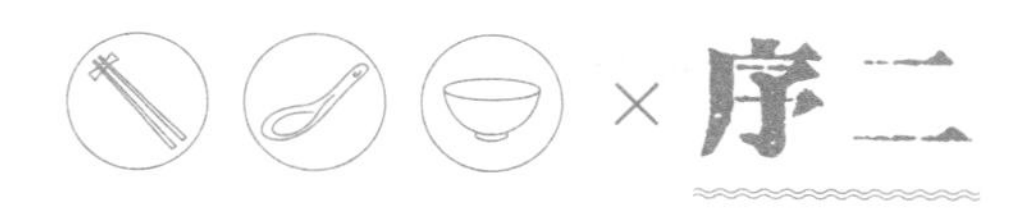

吃的角度

罗毅波

中国科学院植物研究所研究员，中国植物学会兰花分会理事长

2013年7月，南非夸祖鲁－纳塔尔大学（University of KwaZulu–Natal）的史蒂文·约翰森（Steven Johnson）教授第一次来中国。在游历都江堰、黄龙风景名胜区和深圳、北京等地后，我问他在中国印象最深的事情是什么。出乎我意料，他说是中国人餐桌上的饮食结构。他认为中国的饮食结构比较合理，动物类食物与植物类食物搭配比较均衡，并且植物类食物略占主要。毫无疑问，这是一位“吃客”。

这位外国朋友所发现的植物类食物更丰富的特点，我想除了营养、嗅觉和味觉等因素外，可能还与我国历史上反复发生的饥荒有一定程度的相关性。正是由于饥荒，使得一些感观上或嗅觉上有明显“缺陷”的植物种类，也成了中国人餐桌上的美味。如浑身长满“长刺”的五加科木属植物的嫩芽；全株散发出怪味的三白草科蕺菜属植物（又名折耳根、鱼腥草）。

越来越多的奇怪植物上了餐桌，所以在研究吃的方面，植物学家具有天然的优势。史军博士就是一个生动的例子。从我这里毕业后，他做起了植物科普，还写了一本有趣的书《植物学家的锅略大于银河系》。从分类学常识到社会学视角的饮食文化观察，生动得让人看着都很馋。

我们是研究兰科植物的，听起来跟吃没什么关系，其实我国食用兰花的历史与观赏兰花的历史一样悠久。而且我们经常听到的天麻也是兰科，虽然很多“兰花界”的人士都不知道。更让我的“食觉”颠覆的是，有一次吃到的一道名为“天麻刺身”的菜，是根据日本人吃刺身的原理，将新鲜的天麻片成极薄的天麻片，为数有限的几片天麻放在一大盆冰上，佐以北京地道的芝麻酱和辣椒酱。这种吃法真是新鲜有创意。

还有一些奇特的吃法。广东、福建和台湾一带的食客，将一类叶片色彩斑斓、叶表面具有金丝绒质地手感的兰科植物金线莲属植物和开唇兰属植物，拿来煲汤。这种在色彩和质地上美妙无比的植株一投进滚烫的开水中，立刻变成了一种要死不活的棕褐色。这些食客到底想从汤里吃出什么呢？我迄今没有弄明白，不过中华食客的味觉一直都是相当多样的。

做植物研究的人是怎么研究食物的呢？拿天麻来说，它们的栽培难度很大，1911 年日本学者草野俊助（KuSano Susano）首先报道了天麻的营养生长与共生真菌——蜜环菌之间的关系，为人工无性繁殖栽培天麻奠定了基础，并广泛应用于天麻人工栽培生产。但经过三代无性繁殖以后，天麻就明显表现出产量减少、质量下降的种质退化现象。20 世纪 80 年代，徐锦堂等人从天麻种子发芽的原球茎中分离出多种紫萁小菇可以有效促进种子发芽。至此，一个完整的天麻生活史逐渐展现出来，即在天麻种子胚萌动初期、种子发芽、原球茎生长以及分化出营养繁殖茎的全过程中，均需感染小菇属的菌类，而发芽后的原球茎及营养繁殖茎则需与蜜环菌建立营养供给关系，只有这样才能正常完成从种子到种子的生命周期。天麻生活史的揭示，不仅对天麻的栽培史有里程碑式的影响，对兰科植物与共生真菌关系的理论研究也非常重要。

普通的吃客们在吃着奇怪的天麻刺身或者火锅里的天麻的时候，大概根本不会知道这小小的天麻曾有过这么崎岖的经历吧。所以研究植物学会让吃这件事情变得非常细致而有趣，每一种植物都能吃出门道和历史来。

我国对食物的探究角度非常多样，从植物学的角度来整理和探究植物类食物却是很少的，这需要作者本身有专业知识和对食物的极大热忱。在这本书里，大家可以看到做植物研究的吃客关注的是什么，可以从中了解更多普通食材的本质和营养水平，也能让大家在选择食材和自己烹饪的时候多一点背景知识。还有许多其他的研究角度，也有待更多人挖掘。在吃的方面，国人除了勇敢胆大外，对饮食与身体健康的关系方面也非常讲究，我有幸在中国医学科学院中国协和医科大学药用植物研究所的药膳馆内用过一次药膳。这个概念提得很有创意，虽然这次尝试在嗅觉和味觉方面没有给我留下多深的印象，但更多的研究者们在“吃”的道路上孜孜不倦地前行，大概也能为我们提供更多关于食物的美好体验吧。

目录

味觉和嗅觉的高潮

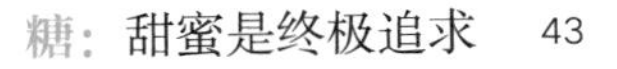

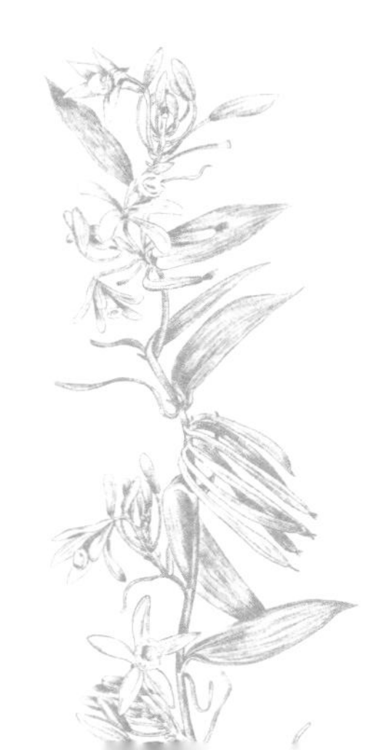

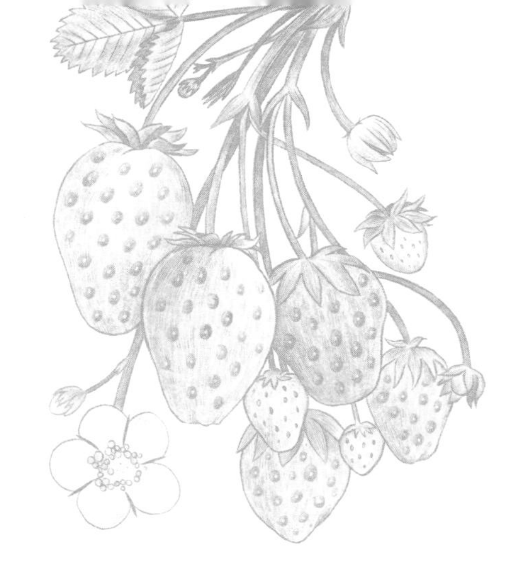

贰 有理有据的外貌党

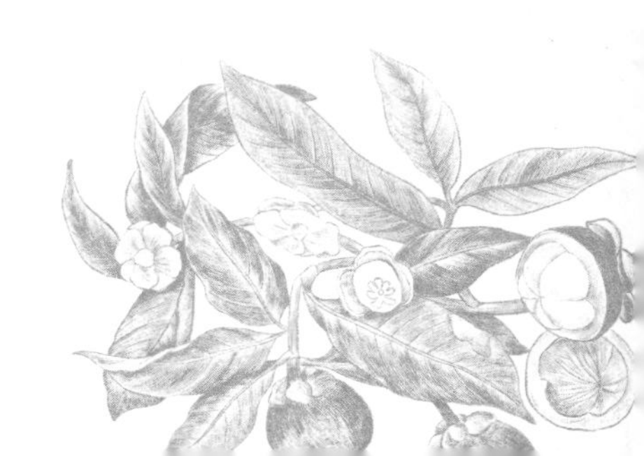

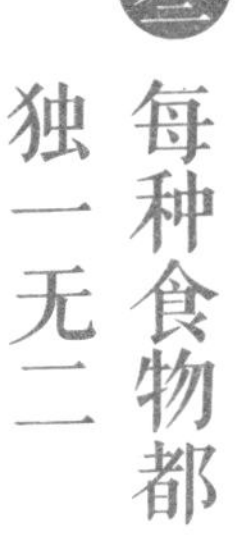

叁 每种食物都独一无二

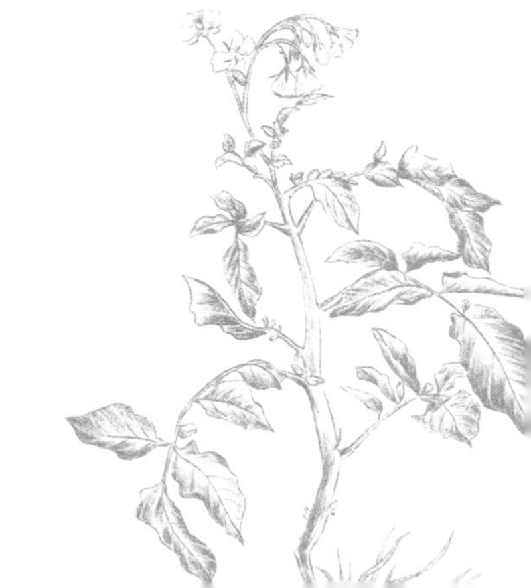

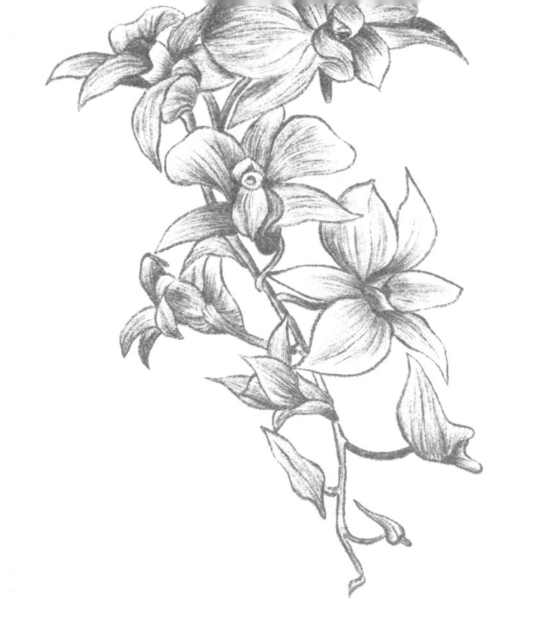

肆 菜情和人情的相对论

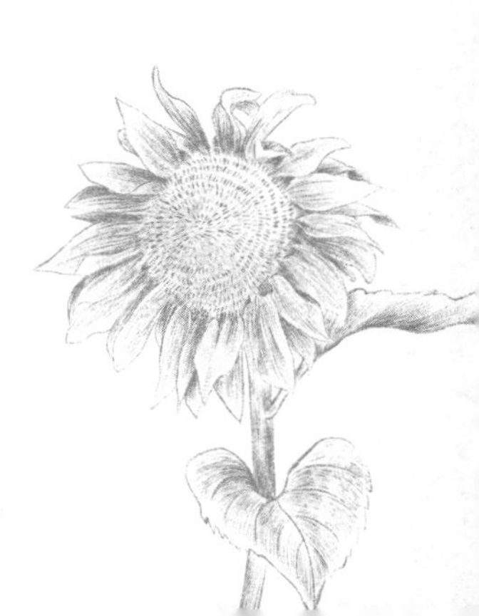

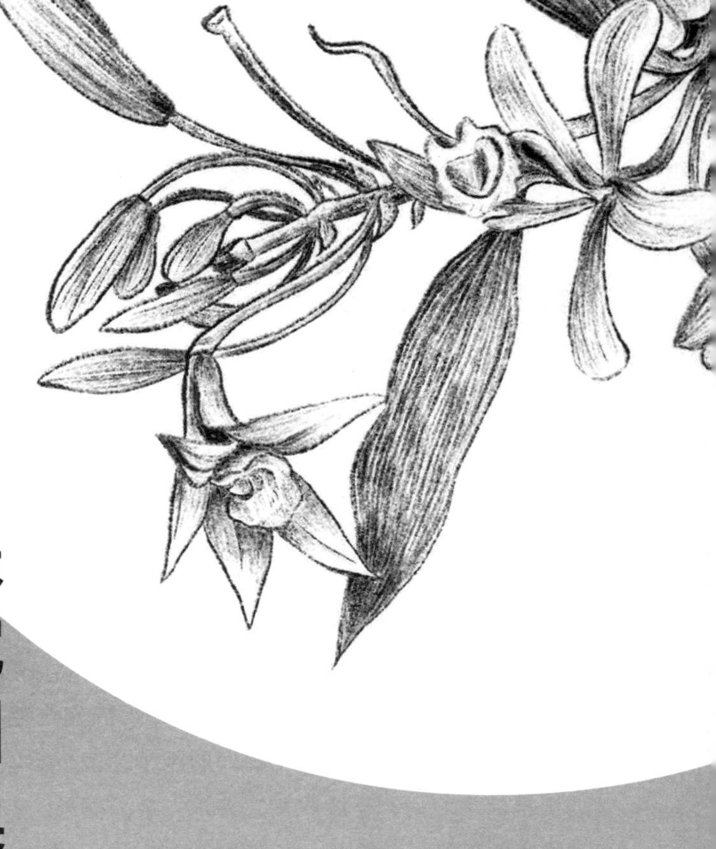

味觉和嗅觉的高潮

壹

PART ONE

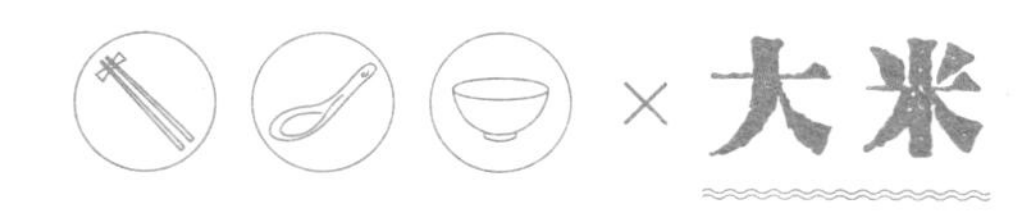

米香是什么香？

西南地区节日众多，有锅碗瓢盆齐上阵的泼水节，有彻夜不眠跳篝火的火把节，有情歌深深的三月三，甚至还有专门为粮食设立的节日——新米节。这是基诺族、哈尼族和水族都会过的一个节日。每当金黄的稻浪填满了山间的坝子，新米节就开始了，在隆重的庆祝活动之后，开镰收割，舂米煮饭。据说，首先尝到新米饭可是贵宾的待遇；又据说，新米特有的清香，才是粮食的真味。可惜，这些对于我这个山西“老西儿”来说，几乎都是浮云。只是出于儿时的习惯，我更喜欢圆粒的粳稻，对长粒的籼稻总是提不起兴趣，即便是后者的阵营中有泰国香米这样的大牌成员。

后来有一年，我在云南省农科院参与水稻基因组图谱的工作，有幸尝到了不同的新米。在那一周的时间里，每天都有八个电饭煲一字排开，大家必须挨个品尝，为每锅大米的色香味打分。不得不承认，这次严格训练，大大提高了我对大米的鉴赏能力。有的大米稍显弹牙，有的大米香气稍浓，有的大米则是两者兼具，于是选对自己胃口的米成了一个技术活。

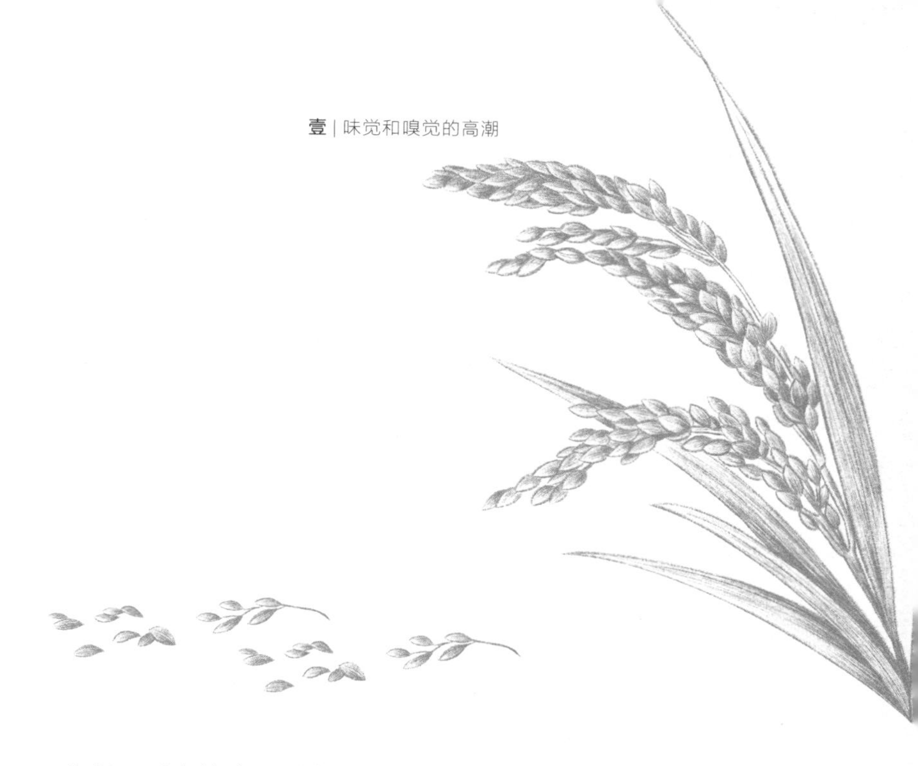

我想，不光是我，所有人都接触到了越来越多的不同的大米。人们对吃饭的要求也越来越高，不仅要饭碗里盛满白米饭，还要米粒晶莹剔透，饭粒能散发丝丝米香。于是，市场上的大米变得复杂起来，不仅有产地区别，还有粒形、光泽的区别，整个一个选美大赛。面对让人眼花缭乱的大米货架，我们该如何选择呢？

✳ 晶晶亮的是好米吗？

二十多年前，每次煮米饭都需要细细把大米挑拣一遍，因为咬到石头子儿的感觉着实让人难受。如今，市场上的大米不仅去掉了秕谷，筛掉了小石头，样子也是晶莹饱满。很多大米的包装袋子上，都写着大大的“免洗”二字，于是老妈煮米饭之前的挑拣工作成了一个象征性的仪式。可是，这样漂亮的大米总让人有不真实的感觉，总感觉这里面添加了什么额外的东西。那么，加工厂究竟是如何让大米变漂亮的呢？

首先要过的“关卡”就是去石和磁选。简单地说，就是模拟我们扬谷的动作，利用机械设备中的风力和重力把稻谷和石子分开，这样的技术已经非常成熟，所以我们就很难有机会体验嚼石头了。之后就送入了碾米机械进行脱粒处理。以往，脱粒之后的大米就可以包装出售了。但是，这些大米上还有很多细碎的谷糠，看起来就像白霜一样，虽然这层物质不影响营养和口感，但是在感官上总是不舒服。于是大米抛光技术应运而生了。

大米抛光的基本原理是，通过让大米在抛光机中互相摩擦，或者与钢刷等机械结构摩擦，去除表面的浮糠。不过，抛光还有一个更好玩的功能，那就是在高温水蒸气的作用下让大米表面的淀粉部分糊化（可以简单理解为弄成糊糊，煮米汤时，米粒变得黏黏的过程就是典型的糊化过程）。当然了，这里糊化的目的显然不是煮米饭，而是让米粒的表面更圆滑，一些小的缝隙都可以被填充起来。经过这番美容，大米就变得晶晶亮了。

还有一种投机的方法就是用矿物油来处理米粒，同样也能让米粒拥有美丽的面孔。少量摄入矿物油，并不会危害到我们的健康。在针对小鼠的实验中，未经纯化的矿物油（含磺化基团和芳香族基团），经口急性毒性半数致死量（Lethal Dose，50%，LD50）为每千克体重 5 000 毫克，那基本相当于喝石蜡了。至于精制矿物油（白油），在致癌可能性上则被世界卫生组织划在第三组中，也就是说，一般不归类于致癌物。实际上，真正的危险在于，这些虚假矿物油大米的原料多是陈年老米，这些米甚至已经发生了霉变，其中含有的黄曲霉毒素等成分才是健康的终极杀手。

✳ 米香是调出来的吗？

大米晶晶亮的外表似乎成了标配，所以它们最好还能散发香味。于是，香米汹涌而来，这边泰国香米攻势未减，那边国内本土的香米已然异军突起，这两年被热捧的五常香米就在其中。可是谁又知道，你闻到的那丝米香是天然的还是人工的呢？

其实，我国本土的香米品种并不少，调查显示仅太湖流域和苏北地区，就分布着30个香米品种，而在云南西部的文山州和德宏州等地的香稻品种甚至有上百种。不过，这些区域品种一般产量有限，并且其香味受到地理因素严格限制。一方面，种植区域土壤中的营养元素会影响香气物质的积累；另一方面，生长期的气温也会影响香气，只有在气温较低时，香气物质才能更好地积累，所以走出原产地的香稻也就难得再香了。再加上产量远远不及杂交水稻，大大限制了香米品种的推广种植。据说，正宗五常香米的年产量只有80吨。

国际上，对于香米的关注开始于20世纪30年代。算起来，目前国际上产量较多的香米品种都是巴基斯坦1993年选育出的香米品种的后裔。此后，香米的家族不断扩大，产量逐步提高，而对其香味的研究也日益深入。最终，科研人员锁定了一种叫2-乙酰-1-吡咯啉、有爆米花香味的物质，虽然米香并不是简单地由一种物质决定的，其中的醇、醛、酸都会影响大米的香味，但是2-乙酰-1-吡咯啉堪称香米特殊味道的精髓。其后的研究，少不了利用这种物质来提高大米的可食用性。其实，大米调香并不是什么新鲜事，早在十多年前就开始相关技术的研究了。只不过，当时的目的只是为了改善口感，现在却被一些商家当成了“山寨香米”的绝好包装。市场上巨大的五常香米缺口，自然也可以通过“勾兑”来实现了。

不过吃米的大伙儿也不用过于担心，即使有添加，2-乙酰-1-吡咯啉也不会被用得太多。通常，每千克香米中2-乙酰-1-吡咯啉的含量达到0.6毫克，就已经是极值，如果过量就不是香味，而是肥皂味了。还好，到目前为止，在正常添加量的基础上，还没有关于此种物质致病或致癌的报道。

同很多香精一样（比如香草味的香兰素、苹果味的异戊酸异戊酯等），除了给食物增香，勾起人们的食欲外，2-乙酰-1-吡咯啉没有什么对人体健康有益的地方。况且，除了这丁点儿香味的差别外，我们从香米中能得到的基本也是同普通大米一样的淀粉，目前还看不到香米有什么特殊的营养功能。所以，吃不吃香米，那是萝卜白菜的选择问题了。对于扒两碗饭下肚就成的我来说，即使吞下有天然香气的昂贵香米，自己也觉得是浪费了。

还有个有意思的研究报道——香米中的香气物质主要集中在稻壳和糙米皮层中。如果制成精米，香气物质会大量流失，特别是2-乙酰-1-吡咯啉的含量将降低85%以上，如果想吃到更香的纯正香米，看来最好去吃糙米饭了。

【美食锦囊】

彩色米的营养价值高吗?

除了白色的大米外，还有绿色的、紫色的、橙色的大米。这些大米的颜色通常是由一些色素引起的，比如绿色的叶绿素、紫色的花青素。客观来说，这些色素都有一定的生物活性，但是要发挥它们的作用，单吃两碗米饭是远远不够的。当然了，不同颜色大米的矿物质含量也可能有区别。比如黑米中的磷和钾的含量是普通稻米的 2~3 倍。但是，与其他食物比起来，有色米的营养就有些寒碜了，例如黑米（干重）的钾含量为 256 毫克 /100 克，土豆（鲜重）的钾含量则可以达到 342 毫克 /100 克。考虑到大米在我们饮食结构中的比例日益降低，这种差别的影响非常小。如果你不是天天只有米饭一种食物，是感受不到其中营养成分的差别的。

怎样鉴别添加了矿物油等物质的大米?

优质的大米看上去形状均匀、丰满、有光泽。如果是用矿物油加工的大米，一般颜色发白，有些由于水分减少，表面还有裂纹，用少量热水浸泡时，会有油斑浮出。如果用手搓捻会发黏、有油腻感，甚至会出现油泥。也有一些陈化大米，经过处理后可达到真假难辨的程度，那就必须借助化学手段予以鉴别。基本原则是不要贪便宜买那些价格奇低又漂亮的大米。

淘米会损失营养吗?

简单回答是，会！那还能洗吗？能！

这个主要是考虑到大米里面 B 族维生素（主要是维生素 B_1）。这些维生素是溶于水的，所以多洗很可能会让很多维生素流失，这是事实。不过，还有一个事实是，大米的维生素主要集中在外层，也就是碾米的时候被抛弃的谷糠中。大米抛光得越好，越漂亮，剩下的维生素 B_1 就越少。所以，颗颗晶莹的大米上能有多少维生素呢？维生素 B_1 的来源很多，花生、猪肉、大多数种类的蔬菜、麦麸、牛奶都富含维生素 B_1。只要是正常饮食，都不会因缺维生素 B_1 而得脚气病的。

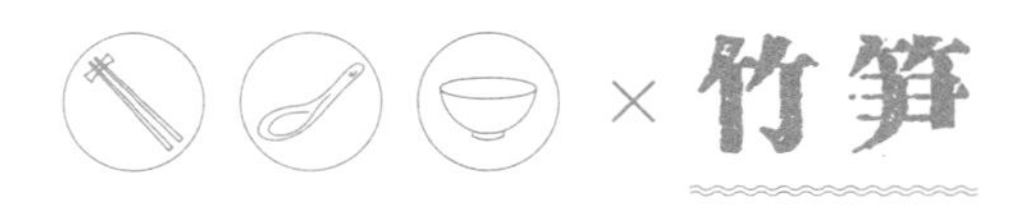

鲜是竹笋的灵魂

竹笋是我最喜欢的蔬菜之一，每到春末夏初，我都会在北京的市场上寻觅。只要发现品相不错的，必然尽数购回，享受几天“清炒笋片”“笋丁炒虾仁”“冬菇炒笋丁”的畅快感觉。不是因为此时的笋最好吃，而是因为出产甚多。春笋在满足江南食客的嘴和胃之后，略有盈余，才得以北上。在北方吃个鲜笋还是不容易的。

在这段日子之外的漫长时间里，若非出游产笋之地，我就只能以水煮笋和各种罐头安抚一下胃中的馋虫了。偶尔能得到一包正宗的笋干或者酸笋，必然会珍视再珍视，用老鸭、肥牛之类的高档材料来配合竹笋的味道。唯恐怠慢了这些来之不易的食材。

✳ 竹笋有甜，竹笋有苦

我出生在黄土高原上，那儿虽然算不上严寒，但也无法给各种竹子提供舒适的居住环境。所以，那种“宁可食无肉，不可居无竹”

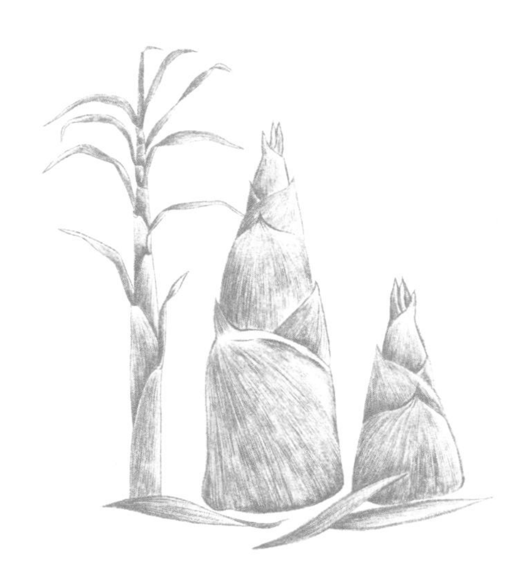

的词句只能存在于想象之中了。偶尔看到有人家在庭院中栽上几丛细溜溜的竹子，怎么也想不出这玩意儿的笋能吃。

后来，我因为学业到了昆明，这才尝到了真正的鲜笋。再后来，由于要跟随开放的兰花游荡在西南各地，顺便品尝到了各种风味不同的竹笋。这才发现，竹笋绝对不是罐头里面，那种带有强烈柠檬酸味道的东西。

实际上，竹笋是个庞大集合体。全球的禾本科竹亚科植物加起来，大约有 70 余属，1 000 种左右。这些植物的新芽都可以称为竹笋。不过，并非每种竹笋都美味。出镜率最高的，大概要算毛竹。毛竹是目前我国栽种最多的竹子，因为它们不仅可以提供竹笋，还可以提供建筑、造纸或者做筷子用的竹竿。更重要的是，毛竹可以在冬季和春季持续提供竹笋。我们冬天吃的“烧二冬”（冬菇烧冬笋），春天吃的“春笋鸡丁”几乎都是由毛竹提供的。总的来说，毛竹笋的味道中规中矩，没啥特殊的香味，也没啥苦味和怪味。就像大白菜一样，毛竹笋为我们的餐桌提供了一个基本选项。要想真正体验竹笋的味道，还是抛弃这些大路货吧。

如果你钟情于竹笋的脆嫩感觉，又要求有些许的嚼劲儿，那选刚竹属的毛金竹绝对不会错。这种竹子的竹竿绝对结实，我们在山上观察兰花使用的脚手架就是用毛金竹搭建的。它们的笋子也继承了竹竿的秉性，又韧又脆。不过，那个时候真的没有细细品味这种笋子，它只是种应急的蔬菜而已。观察的任务很重，进城的道路又很崎岖，向导家栽种的蔬菜又供给不了大队人马，于是，每当缺菜时，向导就会去园子里掰下两根。不管是炒腊肉，还是炒青椒，这笋子都是下饭的好料。并且它们冒头的时间跟硬叶兜兰的花期重合在一起，于是这种味道牢牢地印在了我的记忆里。

其实要论鲜甜味，牡竹属版纳甜龙竹笋要比毛竹笋强得多。第一次在西双版纳尝到这种竹笋时，我还以为厨师在菜里面放了糖。于是，当又一次在街边小店觅食的时候，我特意到厨房舔了一下未处理的材料，发现这家伙真的是甜的。甜龙竹，竹如其名，长得高大威猛，最高可达 27 米，那可是 9 层楼房的高度。成体有如此身姿，笋子自然也不小，一个就可以称上一两千克。单单是清炒就足以抓住老饕的胃。

如果说甜龙竹以清甜取胜的话，那方竹的一点点苦味，跟老鸭、火腿等油腻之物就是绝配。在山上，这种竹子非常好认。因为它们的竹竿是方形的，并且竹节上还长满了尖刺。在上山的时候，如果一不小心抓到了这种竹子，免不了发生流血事件。不过，它们的味道着实不错。更有意思的是，方竹制成笋干后，比新鲜的更好吃。于是，我们总是试图去寨子里面收购笋干，但每次都是悻悻而归。因为制作笋干的过程相当烦琐，要先煮后泡，晾干后还得烟熏。这样的笋干相当入味，所以老乡都要“留着自家吃”，而我们也只能在搭伙的时候偶尔品尝一下了。

✴ 跑龙套的营养

如今，恐怕很少有我这样只关注味道的人。大家几乎都把营养当作第一标准。竹笋被当作减肥食物。据说，竹笋还能够“刮油”，是怎么“刮”的呢？

我们先来看一下竹笋的成分吧。每 100 克鲜竹笋中，有 90% 多都是水分，真正的干货只有不到 10 克。在这 10 克干物质中，大约有 32% 是蛋白质，44% 是糖类，9% 是纤维素，还有 1.3% 的脂肪，除此之外就是各种矿物质和灰分。所以，单就主要营养物质来说，竹笋跟大多数蔬菜都没啥太大差异，只是蛋白质稍高一些。如果只是吃竹笋，确实能减肥，只是，这种减肥跟啃胡萝卜减肥没有太大差别。

竹笋特别的地方就在于它有大量的游离氨基酸，包括赖氨酸、谷氨酸和天冬氨酸。所谓游离氨基酸，就是不构成蛋白质，可以在竹笋里面东游西荡的氨基酸。竹笋的鲜味就是这些氨基酸的表演。

我们时常有这样的感觉，吃了竹笋会很快感觉到饿，所以竹笋有了刮油的“作用”。实际情况是，竹笋中提供不了太多的能量物质，即使吃了满满一肚子竹笋，也很快就饿了。据说，膳食纤维能增加饱腹感，但是我却从来没有用竹笋填饱过肚子。并且，如果没有大油（动物油脂）来对付新鲜竹笋中的草酸，那样的味道着实不好受。

不管怎么样，我选择竹笋的理由还是好吃。要想吃到美味的笋，就不要顾及能量了。然而，在远离竹海的北京，这并不是一件容易的事情。

✳ 尝根鲜笋不容易

选笋的最基本原则就是能嚼动，除非有人有咬竹竿的癖好。不过笋子由脆到硬的过程实在是太迅速了。据说竹子长得快时，能听见拔节的声音。我没听过这样的异响，但也见过竹笋隔天变翠竹的神奇表演。竹笋在飞速长大的同时，细胞中也在快速积累木质素和纤维素，就是这些东西让拔节的竹笋成了硬邦邦的竹竿。把竹笋采摘之后，变硬过程不会停止，反而会加快。因为当竹笋的断面暴露在空气中后，其中决定木质素积累的苯丙氨酸解氨酶（phenylalanine ammonia-lyase，PAL）和过氧化物酶（peroxidase，POD）的活性都提高了，加快了变竹竿的过程。选竹笋时，稍稍掐一下笋子末端，如果已经变硬，就不要再去招惹它们了。

为了让采下来的竹笋还能嚼得动，人们琢磨了不少保鲜方法。有人用亚硫酸钠来处理断面，抑制 PAL 和 POD 的活性。不过，要是使用不当，未免会影响到食用安全。更为安全的保鲜方式是，在断面涂上壳聚糖，再低温冷藏，暂时让鲜竹笋休眠一下，不过总体的保鲜运输成本就会大增。总的来说，到目前为止，还没有什么特别理想的方法。

如今，在北方的市场上能买到嚼得动的鲜笋就算是运气不错的事了。实际上，鲜和甜才是笋的灵魂，竹笋中含有大量的谷氨酸和天门冬氨酸，它们就是竹笋鲜味的来源。至于甜味，主要是因为竹笋储存了大量供生长所需的糖类物质（如蔗糖等）。而这些物质在竹笋采收之后都会迅速下降，失去这些味道的笋肉只能算是老饕们的安慰剂了。

我想大多数北方人对于笋的认识，大概就是一种比萝卜干稍脆点的配菜。这也难怪，等摆到北方餐桌上时，竹笋中的糖和氨基酸都损耗殆尽了。当然，笋的种类跟甜味和鲜味也有很大关系，在西双版纳可以吃到犹如放糖调味的甜龙竹的竹笋。只是这样美味的笋大多产量稀少，非得到产地才能尝到。

如果运气好，买到品质还不错的鲜笋回家，千万不要存放。因为，用不了两天，那些尚存一口鲜甜的竹笋就真的不堪食用了，迅速把它们变成盘中佳肴才不会暴殄天物。如果是一下子抢回来太多，最好放进冰箱冷藏，或者用开水烫至半熟，还能多品两天春笋的滋味。

【美食锦囊】

水煮笋里有石灰吗？

在处理真空包装的水煮笋里，我们经常会见到一些白色物质，不过，这并不是传说中的石灰，这些白色沉淀主要是酪氨酸的结晶。这是竹笋中含量最多的氨基酸之一。在水煮加工过程中，竹笋中的酪氨酸会从竹笋中跑出来，等冷却之后再次结晶，就形成了白色的石灰一样的东西。

为了抑制微生物的生长，水煮笋的 pH 值大多会控制在 5.0~5.3，这样的环境恰恰对应于酪氨酸的等电点。简单来说，就是酪氨酸最难溶于水的环境。结果就是，包装的水煮笋上出现了像石灰一样的沉淀。

把它们吃下去完全没有问题。如果实在觉得碍眼，那就用白醋水（使 pH 值降低点）多泡一下，再用清水一冲就能清除了。

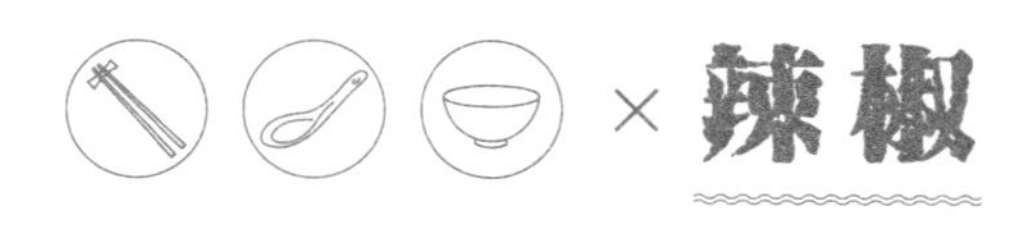

虽辣犹荣，养胃镇痛

我的舅舅是个嗜辣的人，他可以默不作声地消灭一碗切碎的小米辣，只要一点陈醋和盐来调味；或者用油辣椒把一碗清汤面变成红汤面；又或者把烤串在辣椒碟子中深深地蘸两下。每每这时，外婆就会在旁边忍不住地唠叨："吃那么多辣椒，胃都烧坏了。"还好，在我目睹的这30年里，舅舅的胃从来没有坏过，但是外婆的唠叨也从来没有停止过。

后来，我连年在云贵川的山沟里面活动，辣椒也成了不可或缺的调味料。试想一下，在云蒸雾绕的山沟里钻了半天，回到驻地还要钻进湿乎乎的被子，如果没有几分火力劲，恐怕是难以忍受那份阴冷了。除了烤火外，最靠谱的就是辣椒了。几个辣椒下肚，顿时汗如雨下，仿佛一天以来钻在毛孔里的阴冷都被汗水洗得一干二净。

不管怎样，吃辣椒总是一个颇具争议性的行为，比如，医生会反复提醒我，有咽炎的人就要少吃辛辣食物，否则炎症会加重的。每次出去开荤，面对水煮鱼、辣子鸡、麻婆豆腐之类的美食，老婆都会佯装惊叫："啊，你是不是诚心的，光点些辣的菜，会害我脸上长痘的。"说完之后，在我诧异的眼神之下，闷头消灭了大半菜肴。对于辣的挚爱，是让我去拼命寻找吃辣的理由，但吃辣绝不单单是给味蕾找刺激的活动。还好，这理由真的有。

✳ 火辣辣的降压药

吃酸菜鱼时，不小心吃进了一粒小米辣，你的第一感觉是什么？头皮发麻，气血上涌，一不小心就来到晚餐的高潮之处。那种"嗨"的感觉，不能不让人疑心这家伙里面有刺激成分。要是不小心刺激出个高血压，那就不好了。其实，我们完全不用担心，这样的刺激会让你的血压平稳降低。

2010年，第三军医大学的研究人员发表在著名学术刊物《细胞》上的一项研究成果，对于喜欢吃辣椒的朋友来说是个好消息。通过临床调查，发现北方地区人群的高血压发病率（20%）要高于饮食中多辣椒的南方地区的人群（14%）。

为了排除两个地区的人吃的食盐量的差别对血压的影响，研究人员又进行了缜密的动物实验，实验结果为辣椒降压的猜测提供了证据。那些因为基因缺陷患有高血压的小白鼠，在摄入辣椒素后病症得以减轻。

之所以能降血压，是因为辣椒中的主要成分——辣椒素可以让血管的蛋白激酶A和一氧化氮合酶磷酸化水平显著升高，同时伴有血浆一氧化氮代谢物浓度增加（这种作用跟很多降压药的原理是一样的，不过更为温和）。结果会促使血管扩张，使血压得以降低。

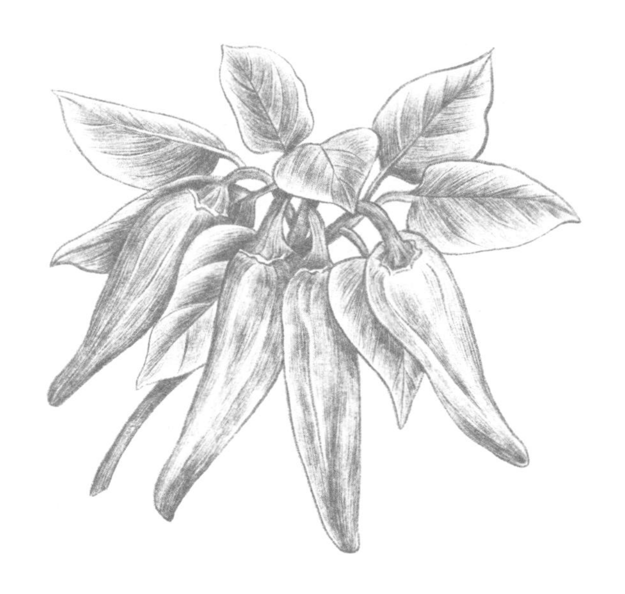

所以，在不久的将来出现一种辣味的降压药也是有可能的。

实际上，对于辣椒功能的开发，早已经火起来了。

✳ 通过控温来控肥

辣椒减肥是个新兴的健康减肥产品。别误会，这种减肥法不是在食物里撒满辣椒面儿让女士们停嘴（好吧，至少我老婆是停不了的），而是靠外敷来燃烧脂肪。据说带有辣椒素的药膏在皮肤上可以促进脂肪燃烧，并且把之后“涌”出的汗液作为证据。附带说一下，那种用保鲜膜把自己包成粽子的方法，也达不到减少脂肪的目的，充其量能让你的身体损失点水分，乍看起来，倒还真的是轻了。

不过，这些涌出的汗液跟减肥没有丝毫关系！辣椒减肥药膏之所以能让人出汗，是因为它们能影响分布于神经系统上的、被称为 TRPV1（transient receptor potential cation channel，subfamily V，member 1，瞬态电压感受器阳离子通道，子类 V，成员 1）的离子通道，这种神经感受器是调节人体体温的重要部件，它的存在随时督促大脑将人体温度维持在 36 摄氏度左右的正常范围内。当然，它也会促使大脑调高体温来应对病菌入侵。我们受到细菌感染时发烧（提高体温抑制细菌活动），也有它们的一份功劳。而辣椒素可以直接刺激这一感受器，促使大脑发出更强降低体温的命令（具体的行动就是出汗了）。这样的出汗，跟我们在桑拿天里出汗的“命令通道”是一致的。那些想瘦身的女士们可以放弃这种自虐行为了。

不过，之前的研究中表明，辣椒素会抑制脂肪的合成，而不是促进所谓的“燃烧”消耗。外敷除了火辣辣的感觉外，对减轻体重并没有什么好处。不过，多吃点辣椒，还是有利于减少肥肉上身的。只是水煮鱼这样的辣味菜肴过于下饭，能不能达到减肥效果还真不好说。

✴ 养胃药

好了，回到舅舅的“辣椒胃”这件事情上，多年吃辣椒的行为对他的胃丝毫没有损伤，让人怀疑他的胃是不是有什么特殊构造，能够抵挡辣椒素。

事实上，辣椒素真的被冤枉了，吃辣椒伤胃就是个流言，外婆的担心和唠叨真的是多余的。虽然辣椒素会让我们的肠胃感受到火烧火燎，但是这个过程却会像按摩一样，给肠胃带来不少好处，只是辣椒素这位师傅的手法重了一些。

研究表明，适量的辣椒素可以抑制胃酸分泌（这大概也是我这个胃酸分泌过多的人嗜辣的原因吧）。同时，辣椒素还促进胃部蠕动和血液流动，以及黏液的分泌，修复损伤的胃黏膜。并且，在一定程度上可以减轻由酒精造成的胃部损伤。如此看来，一向被视为肠胃杀手的辣椒，倒是一副好胃药。

当然，过犹不及的道理在这里同样适用，如果吃下去的辣椒过多，胃里的火辣感觉当然不痛快了。更要命的是排便的时候还辣着“下三路”的感觉着实不好。因为辣椒素不会被我们的消化道分解代谢，所以，基本上是原样进原样出，这就像是在你想方便的时候屁股上抹了一把辣椒面儿，那感觉可想而知了。

✳ 高效镇痛剂

辣椒素会像烧红的铁条一样，从我们的消化道从上穿到下；如果不小心用抓了辣椒的手指揉眼睛，那就更是苦不堪言了。虽然这些刺激会让人无法忍受，但是并不妨碍辣椒素成为镇痛良药。对，没错，是镇痛良药！

目前，研究人员认为，感受疼痛的过程与一种叫作 P 物质的多肽有密切的关系。这种由 11 个氨基酸组成的物质，是神经传导的重要介质。正是它们将机体受到创伤的信号，传入脊髓神经和高级神经中枢。而辣椒素可以抑制 P 物质的合成，从而打破疼痛的传递过程。这样我们身体的疼痛就能缓解了。

在小鼠试验中，辣椒素取得了不错的效果。辣椒素制剂已广泛应用于治疗风湿性关节炎等导致的疼痛症状。

需要强调一点，辣椒素纵然是有诸多好处，我们也不能拿辣椒当药来吃。就像不能吃红豆杉树皮（含有能杀伤癌细胞的紫杉醇）来抗癌一样。我们无法控制药物原料中有效成分的剂量和纯度，药物跟药物原料的差别就在于此。所以，有特别的治疗需求时，还是找医生来得保险。

【美食锦囊】

要解辣喝香油

吃到火爆的水煮鱼之后，喝了几杯冰水也不能拯救火烧火燎的舌头，这恐怕是每个人都会遇到的难题。于是大家开发出了多种解辣方法，比如喝牛奶、用牙膏刷牙等。不过，最有效的方法就是去喝点香油（花生油、豆油等植物油均可）。因为，辣椒素是脂溶性的，用水很难冲掉。但是，让辣椒素溶解在香油中，很容易就能把舌头解放了。

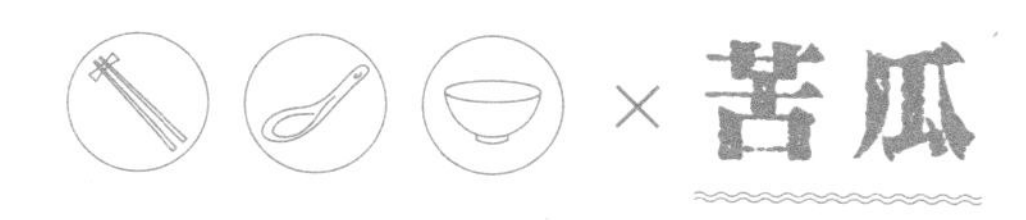

不能“去火”，略有风险

我高考的那一年，天气很会照顾人。几场暴雨过后，天气不凉也不热。不过，这终究敌不过梦想带来的紧张情绪，不管我吃什么，嘴里都没味道。那时就只想吃一道菜——苦瓜。于是，父亲陪着我在城里走了很久很久，路边的小店一家一家问了过去，终于在一家饺子馆里找到了凉拌苦瓜。父亲就在一旁静静地看着我吃，时不时地问一句：“苦吗？”我只是“嗯，嗯”地应付，因为脑子里飞舞的都是公式、概念、作文集。在接下来的几天考试中，我们的晚餐都是在这个餐馆里解决的。

如今，苦瓜已经不是什么稀罕菜了。每逢盛夏，各个美食网站满是吃“苦”的建议，苦味食品仿佛成了祛除热气的灵丹妙药。其中，苦瓜尤其受到追捧，似乎比那个广告中咬一口能把人冻成冰棍的雪糕还要有效，不仅如此，据说在吃苦瓜消暑的同时，顺带还能降降血糖。我们究竟需不需要吃点“苦”呢？

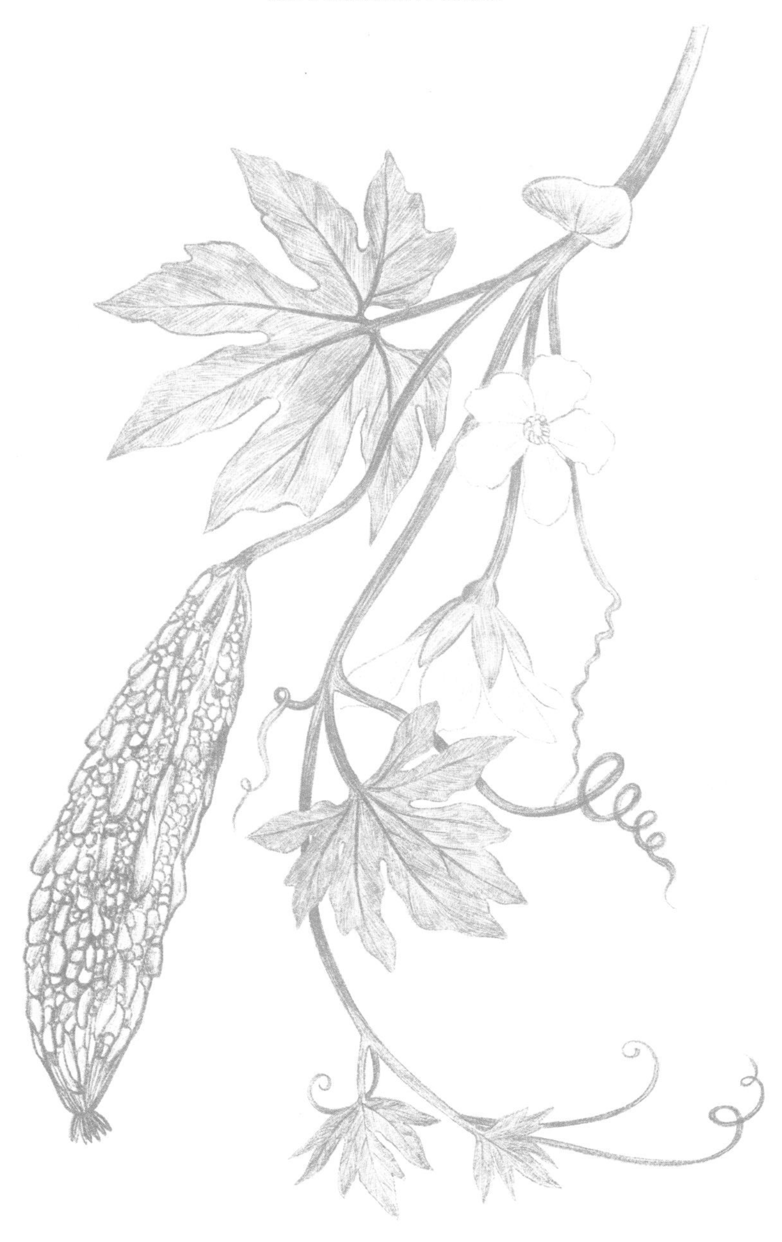

✳ 苦瓜的甜和苦

说来也奇怪，我对苦瓜的印象是从甜开始的。在我国北方的广大地区，苦瓜最初只是作为观赏植物来栽培的。爬满棚架的藤蔓可以送来绿荫，成熟的橙色果实还能为窗口或者小院增添几分情趣。但是，像我们这样的馋嘴孩子，关心的是那个橙色果实好不好吃。趁父母不注意，偷偷摘两个成熟的苦瓜，掰开果皮，露出裹着红色外衣（假种皮）的种子，兴致勃勃地把这些包裹物一点一点地吮下来，至于味道嘛，除了甜味还有淡淡的青草味。那时，我只知道苦瓜的小名——癞葡萄。

后来去云南旅行，这才发现，青涩的苦瓜原来可以当蔬菜！其实，这种葫芦科的植物在很久之前就被亚洲热带地区的居民当作蔬菜了。不过，挑剔的国人直到明末才接触到这种特别蔬菜，在《救荒本草》中有了最早的关于苦瓜的记载。

相对于其他葫芦科蔬菜，苦瓜苦苦的果皮就显得很另类，且不说那些水嫩的冬瓜、香甜的南瓜，就算是啃剩下的西瓜皮也可以在腌制之后，凑一道清爽小菜。但是，苦瓜的苦味让很多人至今无法接受。

没办法，对于我们的舌头而言，苦味并不是一种友善的味道，它通常意味着有毒或者强刺激性等对机体有危害的物质。在长期的进化过程中，我们对这种味道也比对酸、甜、咸这些味道的判别能力要强得多，一般人只能尝出浓度在 0.5% 以上的糖水，但是对苦味的奎宁水的分辨率却可以达到 0.001 6%，有些超级味觉者甚至可以辨别出一杯水中以分子计数的苦味物质。

植物性来源的苦味物质主要是生物碱、苦味肽、萜类化合物。经过漫长的吃苦过程，人类知道了很多苦味物质的用途。很多生物碱都已经开始被人利用，比如黄连素被拿来抗菌止泻（杀伤性不局限于细菌），苦杏仁甙被用来镇咳平喘。总之，这些苦味东西都是双刃剑，少了可以治愈病痛，多了可是要取人性命的！

苦瓜中含的苦瓜甙也是这样一种生物碱。奇怪的是，这种物质在没有明确效用的时候，却被我们赋予了一些诸如消暑、抗癌之类的作用。这样的苦又值不值得吃呢？

✳ 苦瓜的苦是良药吗？

不可否认，像茶碱、咖啡因这样的苦味生物碱可以提高神经兴奋度，在夏天能给我们一个清醒的头脑。至于被热捧的苦瓜中的苦瓜甙等，其消暑作用就多少有点不靠谱了。这些苦味对于缓解热天的症状没有丝毫的用处，倒是有可能降低糖尿病人的血糖。

想想也是，作为防御物质的苦瓜素会让那些偷嘴的动物都血糖降低，然后在苦瓜藤下一坐不起，这算得上是妙招了。不过，苦瓜可替代不了降糖药。相关的研究人员也表示，大量食用苦瓜并不能达到针对性摄入降糖物质的目的，甚至还可能因摄入过量其他物质而产生副作用。

在一些宣传中，苦瓜素变成了癌细胞的克星，所以苦瓜成了抗癌良药。不过，这些物质也会把人体的免疫系统“照顾”一下（产生抑制作用），这多少有点像治疗癌症的化疗手段的感觉。不仅如此，高剂量的苦瓜素还会抑制胚胎发育，影响正常的生育。要想吃苦瓜抗癌，恐怕比用它来降糖还要难实现。我们中国人喜好的“药补不如食补”还真不适用！

苦瓜对动物的生殖能力有明显影响。有实验每天给狗 1.75 克苦瓜提取物，60 天之后，公狗失去了射精能力。而在另一项研究中，每天喂老鼠苦瓜叶子榨的汁，结果母鼠的怀孕率从 90% 下降到了 20%，而一种分离出来的苦瓜素则使得怀孕老鼠中止了妊娠。

可能还有朋友会说，即便没有啥药用价值，那用来消暑也算功效一桩吧。遗憾的是，苦瓜连这点也做不到。一般来说，消暑食品的作用是快速补充水分和矿物质，以保持人体内的水分和电解质平衡。不过从矿物质等营养元素来看，苦瓜并没有什么特殊的地方，如果用它补充矿物质还不如喝绿豆汤来得直接。如果说要补水，那还不如啃上两块大西瓜呢！

✳ 苦味野菜的凶险

不管怎样，我们还没听说过吃苦瓜吃到中毒的病例，那是因为苦瓜太苦了，况且苦瓜素的毒性也不够大。但是，有些苦味的野菜就不这么友善了，寥寥数片就可以取人性命。屡屡发威的断肠草就是其中之一。

实际上，有毒的野菜通常有明显的苦味，还是能引发人们的警觉——夺命的断肠草也会因此被发现。据福建省云霄县医院的报道，在该院 1986 年到 1996 年间收治的 257 位断肠草患者中，因为误食引起的只有 2 人，其他 255 人都是想自杀才吞下了断肠草的（吃下断肠草过程着实痛苦，切勿尝试）。这样看来，傻到乐呵呵吞苦叶子的人还真不多。

如果有人坚信吃点“苦”是好的，那麻烦就大了。2001 年，广东一名患者将断肠草误认为“凉茶”，吃下了大约 20 克叶片，还好因为抢救及时，脱离了危险。

其实，如果中毒了也不用慌乱，要立即求救，并前往医院就诊。目前的治疗方案是，通过洗胃尽可能地将胃中的毒素排出体外，同时使用阿托品等抗钩吻素子药物，在症状严重时需要进行胸外按压和呼吸机辅助呼吸，从而维持中毒者的心跳和呼吸。至于民间流传的“用绿豆、金银花和甘草急煎后服用可解毒”，其实并不能真正解断肠草之毒。

一般来说，断肠草的苦味会影响人们的进食情绪，吃下的剂量往往是有限的，远远不到立马取人性命的剂量，所以及时就医，转危为安的希望很大。千万不要冒险尝试什么土办法！

有一种说法，断肠草的名字来源于那位尝遍百草的神农氏。据说，神农氏之所以能尝百草，是因为他随身携带着一种万能解药。在吃下毒草时立即服用，就能化险为夷。有一天，神农氏吃下了一根藤条上的叶子之后，顿感腹中翻江倒海，火烧火燎，于是立马服下万能解药，但也无济于事，因为他的肠子已经断成数节了。这个传说过于戏剧化了，如果不是吃下锋利刀片或者强酸强碱，我们的肠道是不至于在瞬间断成数节的。所以，在一般的改良版的民间传说中，断肠草的属性被改成了“吃下后肠子会断”，在没有外科技术的情况下，神农氏就这样英勇牺牲了。他吃下的最后一片叶子，就是断肠草了。这种叶片使得“断肠变黑粘连，人会腹痛不止而死”。

实际上，断肠草引起的肠胃症状并不是因为其中的毒素会破坏肠道，我们的中枢神经才是它们瞄准的目标。断肠草中所含的生物碱——钩吻素子是一类效力极强的神经抑制剂，它们会抑制呼吸中枢和运动神经的工作，甚至会直接让心肌停止收缩。中毒后，心跳和呼吸会逐渐放缓，四肢肌肉也失去控制，最终使人因为呼吸系统麻痹而死亡。

至于在中毒初期表现出的口咽灼烧、呕吐，感觉像是肠子被斩断了一样（不知道有谁想体验一下这种感觉），不过是神经系统受到干扰的外在表现罢了。实际上，有些心脏病患者也会有类似的症状。

说白了，断肠草的厉害之处不在于把人的肠子搅断，而是把人活活憋死。如此惨烈的死法，与吃野菜的“降火”价值怎么都画不上等号！

对于像我这样的北方人来说，吃苦瓜不过是近十年来兴起的新鲜事，即便是南方人也不是全喜欢那份苦味。话说回来，苦味可以刺激人的味蕾，增进人的食欲。啤酒特殊的风味很大程度上要归功于啤酒花特殊的苦味。有研究显示，啤酒促使人长胖的根本原因，并不在于它能提供大量的能量，而是因为它能刺激人吃下大量的下酒菜，而在这点上啤酒花起了很重要的作用。对于那些不能喝啤酒的人，吃点苦瓜也许同样能达到增进食欲的效果。

如果想解解夏天烧烤的油腻，开开胃，吃点苦瓜也不错，如果是为了消暑去火，大可不必吃这些“苦头”了。

【美食锦囊】

苦味黄瓜能不能吃？

不建议吃。黄瓜的苦味主要是由于葫芦素C引起的。这种物质产生的原因很复杂，品种、种植过程中的光照、土壤、温度都可能会促使黄瓜产生这种物质，并不像流言说的那样全是由农药引起的。虽然葫芦素C毒性不强，但是多少会引起不适，所以最好还是不要吃这些变苦的黄瓜。

绿苦瓜比白苦瓜更苦吗？

苦不苦，主要是由品种决定的，所以颜色并不是好的判断标准。如果实在受不了苦味，可以先用盐进行简单的腌渍，或者用开水焯，苦味就会大减。另外，个人经验是，用动物油脂炒苦瓜会比植物油炒的苦味更淡些。

为什么苦瓜冰镇了好吃？

在低温条件下，味蕾对苦味的敏感度会下降。所以，冰镇苦瓜是有几分道理的。在家也可以试试。

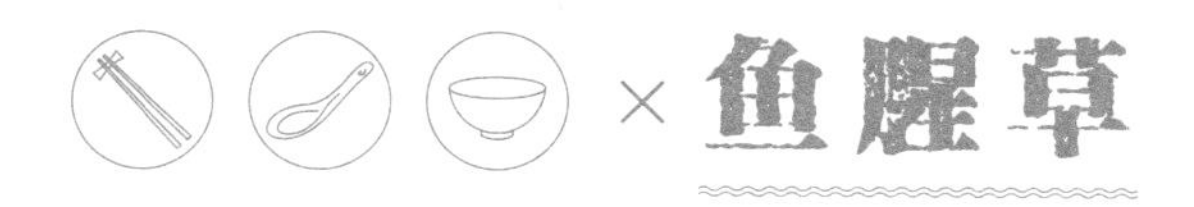

怪味菜也有春天

去云南餐馆吃饭，总觉得点一盘凉拌鱼腥草——细竹子模样的白色小菜——是很必要的。可是尝试过的同事都大呼上当，那种似鱼非鱼的特殊腥臭足以让他们打消再来一筷子的想法。

就我的个人经验来说，鱼腥草在味道怪异蔬菜榜上，只能排行老三。第一名是种叫臭菜的东西，它是含羞草科植物羽叶金合欢的嫩芽。那种臭味的穿透力，就像是混合了臭豆腐卤汁的臭鸡蛋。鱼腥草的鱼腥与之相比只能算是小儿科了。第二位，应该是发酵过的竹笋——酸笋了（北京餐馆里的酸笋基本都是改良版本）。但是，这些臭味蔬菜都担当了地域美食招牌的重任。比如臭菜就是西双版纳地区傣味菜肴的重要组成部分，臭菜烘蛋、杂菜汤都由它们担当主角。不过，臭菜的产量毕竟有限，而且怪异得连很多云南人都接受不了，于是活动范围就非常有限了。鱼腥草则顺着滇味和黔味餐馆风行的浪潮，攻入了北方的菜市场。

为了打开北方市场，就需要特别的广告语："这是鱼腥草，吃了能下火。"于是就有了鱼腥草下火的理论。那么，我们有没有必要捏住鼻子囫囵吞下这种有“下火功能”的佳肴呢？我们感冒发烧的时候，医生有时会开出鱼腥草注射液的处方，同样名字的药和菜又是什么关系呢？

✳ 从野草到餐桌

头一次去云南的时候，我尝试了两种味道奇异的菜——薄荷和鱼腥草。前者就像嚼着青草质感的口香糖，而后者就像是陈年的臭鱼干。不过，这两种怪菜都成了我日后的挚爱，这是最初下嘴时，无论如何都想象不到的。

其实，把鱼腥草当作新奇菜只是北方人的看法，这些三白草科蕺菜属植物的根茎，在广大的南方地区特别是西南地区，早就已经是餐桌上的重要角色了。它可以出现在火锅蘸料里，可以作为炒腊肉的极佳陪衬，也可以同辣椒油为伍，成为桌上的一道亮丽小菜，并且它还有个特别的名字——折耳根。名字的来源已无法考证，但是这种植物亦菜亦药的重要角色在西南地区早已不可替代。

鱼腥草，菜如其名，最初就是在田埂旁漫无目的生长的野草。《本草纲目》是这样记载的，“其叶腥气，故俗称鱼腥草”。以此为菜，不过是顺手采摘的一道野味而已。不过，野菜也有春天。有一年，我们到贵州南部进行一个月的考察，那里根本没有菜市场，当地居民也没有吃青菜的习惯。只要有大米、辣椒、黄豆和猪油，他们的胃就满足了，所以我们这些人每天的吃饭是个让人头疼的问题。其实这四种主料已经搞定了淀粉、脂肪、蛋白质，连维生素（辣椒中有维生素 A、维生素 C）和矿物质（大豆中的钙、铁、镁都挺多）都不缺。只是我们这些外乡人，完全适应不了缺乏青菜的日子。于是田埂边的鱼腥草便成了我们的蔬菜。

这些菜不难找，那些荞麦叶一样的叶子就安安静静地趴在山路旁。摘下叶片一搓，就能闻到熟悉的鱼腥味。当时，正值夏日，鱼腥草的根状茎还有待生长。况且，生长在碎石旁的鱼腥草也不容易刨出来。费尽一番力气之后，只搞出几段短短细细，又颇有嚼劲的东西。想到它们在这么恶劣的地方能生存下来已是不易，我们也就不苛求什么了。

鱼腥草的白根看似根却不是根，每个节上的须状物才是它们的根，这条条白根其实是根状茎。根状茎是特殊营养生长器官，蔓延

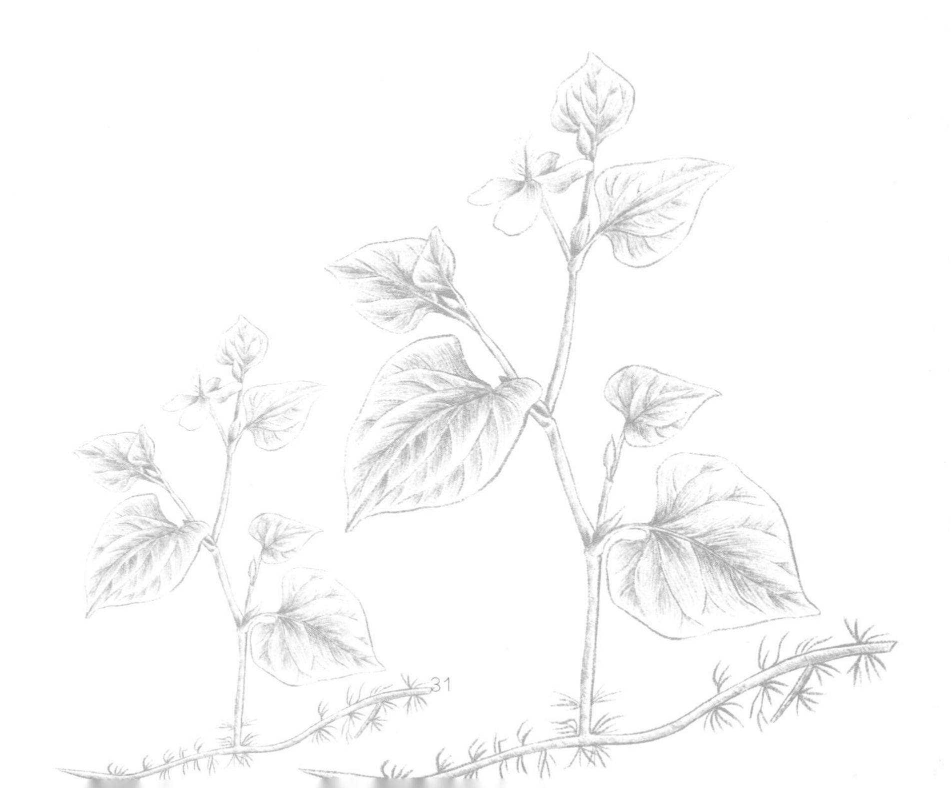

的根茎是植物扩大地盘的重要方式，特别是对于那些柔弱的草本植物来说，更是如此。这些茎从来不露出地面，全在地下扩展着鱼腥草的生活地盘。同时，根状茎里面还储存了足够的营养物质，以备寒冬之需。不过，在土里的日子并不轻松，很多细菌、真菌、放线菌早就在窥探其中的营养物质了。于是，在长期的斗争中，鱼腥草有了对抗这些强盗的生物武器。

✳ 黑泥中的抗生素

我始终觉得，鱼腥草与人的关系应该是从治病开始的。否则，谁会去尝这么难吃的东西。有一个传说是，宋朝时芷江地区突遇洪水。洪水过后，疫病横行，人人拉稀。但是某户人家的猪啥事没有，敏锐的主人发现，猪草里的鱼腥草是人未曾吃过的。于是，紧急派发鱼腥草救了大伙的命。

虽然鱼腥草的腥味不大讨人喜欢，但是鱼腥草的药用价值正在于此。发出这种味道的是被称为鱼腥草素（癸酰乙醛）的化学物质。不知道它跟菜市场大妈的“下火”理论是如何搭上关系的，但要肯定的是，它们拥有抗菌消炎的能力。鱼腥草素可以有效抑制金黄色葡萄球菌、流感嗜血杆菌、肺炎链球菌等病菌生长，这些病菌可是让我们发烧、咳嗽、嗓子疼的罪魁祸首。

鱼腥草素被发现之后，人们就开始尝试将这种有效成分提纯，让它更好地发挥抗菌消炎的作用。

✳ 炒熟的鱼腥草没有鱼腥味

提取鱼腥草的有效成分并不容易。鱼腥草素是种娇气的物质，它们容易被氧化水解。在传统的水蒸气提取条件下，它会被氧化变成癸酰乙酸，进而分解成甲基正壬酮，而这种物质既没有气味，也没有抗菌作用。炒熟的鱼腥草鱼腥味小得多，也就是这个原因。

目前，制药厂是将鱼腥草加工成亚硫酸鱼腥草素，这样得到的合成鱼腥草素就不会被分解了，并且还能保持大部分的杀菌效力。不过，我们家用的菜锅可不能制造合成亚硫酸鱼腥草素，所以要想通过吃鱼腥草来治嗓子疼，最好还是忍忍它的鱼腥味，凉拌来吃。

虽然鱼腥草含有的有效成分效果都不错，但毕竟不是药物，使用不当还会惹出乱子。有一个朋友笃信自己的判断力，一次在野外嗓子疼，于是挖来了一大堆鱼腥草，煮成了一杯浓浓的药汤喝了下去。结果，嗓子没治好，直接被扛到医院去了。这位朋友的遭遇并非个案，前些年因为鱼腥草注射液产生不良反应的报道也不鲜见。虽然鱼腥草素的毒性比较低，但这些植物中还含有大量挥发油等植物活性成分，贸然吃下大量的鱼腥草很可能会引发过敏反应。

说到底，鱼腥草就是个调节餐桌口味的小菜。就像我们不能靠吃青霉来获得青霉素一样，把鱼腥草当药用也是不明智的选择。

如果真的出现了严重的嗓子疼、发烧，看医生才是最佳选择。

【美食锦囊】

鱼腥草怎么吃?

夏天的时候不要去买鱼腥草的根了，这时的鱼腥草根茎比较“老”，可以选择比较嫩的叶子来吃。

简单的吃法就是，拣好洗净后，用少许醋浸泡一段时间，就可以开吃了。如果实在适应不了鱼腥味，那不妨放在锅里跟腊肉快炒一下，这样就可以在很大程度上减少鱼腥味了。

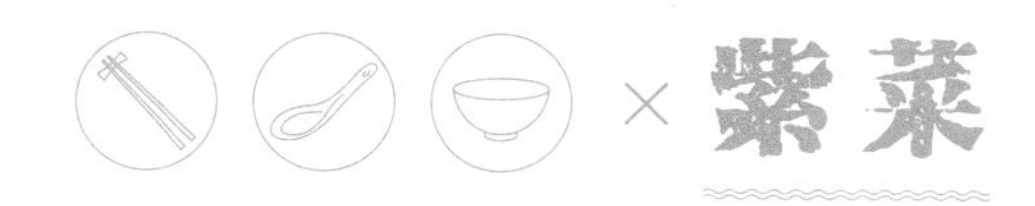

海味和绿的关系

我从小就对紫菜的味道有种莫名的嗜好，而我的厨艺生涯确实始于紫菜。有段时间，父母的工作都比较忙，很多时候，我只能自行解决饮食问题，吃饼干、吃面包、冲奶粉。可是，这些干粮的味道会对味蕾造成长期的不可逆的摧残。

还好，商店里出现了一种特别的速食食品——紫菜。吃紫菜，不需要什么特别的厨艺，只要把紫菜掰碎，放上一小撮虾皮，加点香油，少放几粒盐。紧接着冲入沸水，一碗荡漾着大海气息的紫菜汤就做好了。很多朋友都会说，最简单的菜是西红柿炒鸡蛋，我敢说他们定然没有冲紫菜汤的经历。

如今，吃的东西多了，在北京也能吃上冰鲜的海鱼，吃紫菜的机会反而不多了。某日，翻看儿子的海苔零食，赫然发现配料栏里写着两个字——紫菜！原来，紫菜从来都没有离开过。

✳ 海味从哪儿来？

说实在的，除了简单易用外，紫菜最吸引我的就是那股海味了。我出生在黄土高原，对大海有种莫名的向往，来自大海的东西我都感兴趣。自从发现紫菜的鲜味儿之后，各种紫菜汤料就成了我家厨房里面的常客。后来，终于有机会来到海边，在海风中深深地吸下一口气，一股熟悉的味道冲入鼻腔！天！难道这个海就是一锅浓浓的紫菜汤？！

这是一种与鱼贝虾蟹既像又不像的特殊气味。通过成分分析，我们发现这种气味是由醇、醛、酮、烃等复杂的化学成分决定的。不过，紫菜那种特殊的大海腥味多半是由其中两种特殊物质引起的。第一个是叫 1-辛烯-3-醇的物质，这是水产品中常见的风味物质，很多鱼和海藻都有这种物质。另一个叫庚二烯醛，鲫鱼的那种特殊味道很大程度上要归功于这种物质。正是有了这些物质，紫菜这种与鱼不搭边的植物，反而比鱼肉更有大海的气味了。

当然了，紫菜的特别不在它的“腥”，而在它的“鲜”。跟大多数陆生植物不同，藻类植物中的鲜味氨基酸含量会更高一些。比如在紫菜中，将近三成的氨基酸都是谷氨酸和天门冬氨酸，如果你对这两个词还有些许陌生，那去翻一下家里或者超市里面的味精包装袋吧。所以那些怀疑调味的海苔片中放了过多味精的人纯属杞人忧天，紫菜内部的鲜味物质已经够多了。

每克紫菜中含有的谷氨酸可以达到 25~45 毫克。按理说，谷氨酸含量如此高的紫菜，理所当然应该成为生产谷氨酸的好材料，但是，谷氨酸却是在海带中发现的。不为别的，全是因为当时的紫菜都是野生的，要找够提取谷氨酸的量实属不易，一般的化学家无论如何是买不起的。在 20 世纪 50 年代之前，我们还只能去大海里面捞这些稀有菜品。那时我们完全不知道这家伙是从哪儿冒出来的。

紫菜的生长过程完全不像大豆和玉米。“种下一颗种子，等着它们开花结果”，这样的过程不适合紫菜。每年冬天，气温低于 15 摄氏度的时候，紫菜的繁殖开始了。在它们叶片状的身体上，会产生精子和卵子。前者急匆匆地跑去跟后者约会，就产生了爱情的结晶——果孢子（类似种子的细胞）。你要是认为这些孢子会直接长成紫菜，那你就错了！这种果孢子泡在海水里是永远不会长成紫菜的。它们需要特殊的生活环境——贝壳！没错，就是牡蛎或者文蛤的壳。不过，我们为啥没见过紫菜长在贝壳上呢？很简单，紫菜寻找的不是立足点，而是温暖的居室。萌发产生的那些丝线一样的紫菜会钻进贝壳，当然了，我们的植物学前辈完全不知道这个过程，于是丝状体被认为是另外一种藻类植物，同时还有了一个名字——壳斑藻。

在贝壳里好吃好喝的壳斑藻也没有闲着，它们会产生另一种孢子——壳孢子。从这个孢子长出来的，才是有紫菜模样的东西。不过大多数情况下，这些紫菜的个头都比较小，小到冲一碗紫菜汤需要几十片。更奇怪的是，它们要长大就必须在低温中，当海水温度低于 15 摄氏度的时候，小紫菜才会“神奇”地长成大紫菜！所以，整个冬春季节才是紫菜生产的黄金季节。这个过程直到 20 世纪 50 年代才被破解，1959 年在日本有明海有了第一个紫菜养殖场。后来，为了促使紫菜迅速长大，摆脱水温限制，又出现了低温挂网。之后，紫菜才进入寻常百姓家的餐桌。

我忽然明白，寿司店里面的紫菜卷为何高贵了，那在很大程度上依赖于野生紫菜的高贵。而如今，高贵不高贵只能看它们包的“馅料”了。看着紫菜包装上大大地打着“野生”二字，我都忍不住要发笑，因为市场上绝大多数紫菜都是人工种植的。

我时常在想，如果大海中的盐再少一点，会不会因为紫菜的存在而真的变成鲜汤呢？至少在紫菜生活的浅海应该如此吧。

整个紫菜家族的成员超过百位，这些海藻散落在海洋各处，我们平常吃到的紫菜也只有条斑紫菜、坛紫菜等几种。只是它们都是紫色的，味道也差不多，吃货就都自觉地按照同种紫菜来处理了。

✳ 变绿的紫菜还是好紫菜

中国人对食物有种特别的评判标准，色香味艺形，色总是放在首位。即使是对紫菜这种作用仅为提味的海草也不例外。于是，大家就认定了紫菜一定是紫色的。当下，食品安全问题屡屡曝光，大家早已草木皆兵，于是当锅里的紫菜慢慢变成绿色，肯定有人惊呼：“天哪！买到假货了。”

紫菜之所以是紫色的是因为紫菜中含有一种叫作藻红素的特殊色素蛋白，这种色素是紫菜生活在海水中所必备的工具。与陆地上的光照环境不同，太阳中的长波光（如红、橙、黄光）行进到海水几米深的地方就被吸收掉了，只有波长较短的绿光和蓝光才能深入海水深处。像紫菜这样生活在深层海水中的植物就需要利用这些短波光线，它们为此“定制”了能高效吸收绿光和蓝光的藻红素。

藻红素可以溶解于水，同时这种色素蛋白并不稳定，特别是遇热容易分解。所以，我们在煮汤时，失去藻红素的紫菜就褪去了它

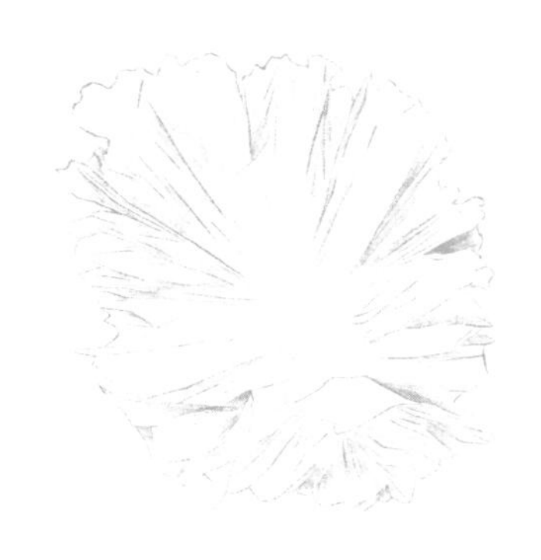

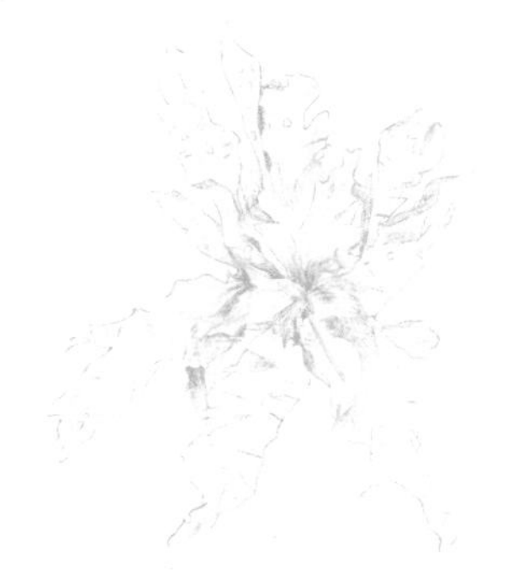

们原有的紫色。

不过，在褪去藻红素之后，紫菜没有变得无色透明，而是变成绿色了。这是因为，除了藻红素外，紫菜中还含有叶绿素、胡萝卜素和叶黄素等色素。在它们中间，叶绿素的含量最高。正所谓“山中无老虎，猴子称大王”，取代了藻红素位置的叶绿素就将紫菜叶片“变成”绿色的了。当然，这些绿色色素同菠菜、油菜、小白菜这些常见蔬菜中的叶绿素是一样的，自然也不会有什么毒性。

那些长期储存的紫菜，会因为藻红素逐渐降解而变成绿色，也是正常的现象，不会因此变得有毒。实际上，在自然情况下，也会有一些紫菜发生遗传突变，部分或完全丢失藻红素，变成绿色的紫菜。

把变绿和有毒联系起来，大概是从土豆变绿的过程引申过来的。不过，将其放在紫菜身上就有点无厘头了。将紫色深浅作为评判紫菜品质的标准，很可能会适得其反。如果有些人利用消费者的这种心理，用颜料将紫菜染成深色，那样的紫菜就真的成为有毒的陷阱了。

紫菜变绿，不过是其中的藻红素被降解之后叶绿素露出了真容，因此可以照吃不误。不知大家有没有注意过，以紫菜为原料的海苔同样是绿的。

✳ 产油的紫菜好吃吗？

除了鲜味和大海味儿的物质外，紫菜里面也有其他的营养，比如大量存在的蛋白质和脂肪。特别值得一提的是，其中不饱和脂肪酸的含量比较高，比如我们经常在广告里听到的 EPA（二十碳五烯酸）、DHA（二十二碳六烯酸）等。并且，这些不饱和脂肪酸占到了紫菜脂肪酸总量的 50% 左右，这对于渴望健康的人类来说，不失为一大诱惑。只是，紫菜中含有的脂肪有点少，满打满算只占干物质的 0.5%。让紫菜多产油，让它变成健康油品来源，就是一个很好的思路。

实际上，科学家们一直在研究产油的海藻，这被视为解决能源问题的一条出路。藻类植物——这些最简单的植物，却有着数一数二的能源转化效率，想想每年爆发的赤潮和水华，没有强大的能源系统支撑，是不会有这么大阵势的。不仅如此，海藻储存的油脂经过简单加工就可以像普通柴油那样加入油箱，不用像玉米和甘蔗那样经过烦琐的处理。当然，野生的海藻不会把油料主动贡献出来，所以我们要“敲碎”它们的细胞壁才能得到油料。理想的方法是让它们像松树分泌松脂那样把油料“吐”出来，实际上，自然界还真有这样的海藻，只不过要把它的这种本领通过生物工程手段嫁接到高产油的兄弟身上。

除此之外，还有一个问题就是收集海藻比较费事，因为 1 升水体只能供干重 3 克的产油海藻生活，能量密度低使得我们必须准备足够大的空间进行种植才行。所以，到目前为止，海藻还是放在我们的餐盘里更靠谱一些。

✳ 变绿的海白菜

有一段时间，卖朝鲜小菜的小摊十分火爆，我觉得很重要的一个原因就是它们在出售各种各样的海藻。裙带菜和石花菜就是两个主力品种。

裙带菜是我很多年以后才知道的大名，在此之前，它们都被叫作海白菜。这个名字，大概就是为了强调这种菜品是从大海远道而来吧，只是叫白菜怎么都不贴切，既没有宽大的叶片，也没有脆嫩的菜帮，倒是真有点像美女们搭配的裙带。不管怎么样，这种略带嚼劲、有些黏滑，又有些海味的藻类植物在菜摊上着实火了一阵。后来，大家不再买裙带菜了，因为它们掉颜色。

只是，这个掉颜色真的是人为的，是人们的消费习惯引发的。作为一个大陆国家，我们不自觉地就形成了一些对蔬菜的固定看法，比如新鲜的蔬菜都要够绿。这有点难为裙带菜了，人家本来跟海带一样都是褐藻门的成员，它们的主力色素还是叶绿素 a（蓝绿色），缺少了叶绿素 b（黄绿色）的裙带菜注定无法像韭菜那样嫩绿。同时，裙带菜中还含有一种叫墨角藻黄素（褐色）的色素，它们在很大程度上掩盖了叶绿素的颜色，让裙带菜穿上了褐色外套。

褐色显然不是我们熟悉的蔬菜颜色。所以，有些人为了让裙带菜绿得更“自然”一些，就用上了绿色色素。后来这些绿色色素的用量越来越多，最后有些海白菜就像是用彩笔涂过的一样，连放在它们旁边的豆腐皮都会被瞬时染成绿色。再后来，食品色素成了过街老鼠，染色的裙带菜被打入冷宫，很快从人们餐桌上消失了。

至于石花菜，倒是没有什么变化，始终保持着自己的清白。因为这种长得像珊瑚，口感脆爽的藻类植物本身就是白色的。其实，活的石花菜是紫红色的。若论亲戚关系，它倒是与紫菜的关系更亲密，它们都是红藻。不过，在采集之后，石花菜会很快褪去彩色的外衣，变得通体晶莹了。

我时常在想，为什么大家对这种由红变白的海藻没有歧视，反而去苛求紫菜和裙带菜的颜色。这大概都是出于我们的臆想。慢慢地，这种想法成了规则，规则变成了定律，这些来自遥远海域的植物究竟是什么颜色，竟然不是它们自身能决定的。

说起来，我们对陌生的食物都有几分戒备之心，而且会拼命把它们变成自己熟悉的样子。这样看来，我的厨艺处女秀献给了紫菜，倒是有几分大无畏的精神。不熟悉和熟悉只有一线之隔，跨越的动力就是好奇心。

【美食锦囊】

简单区分染色紫菜

紫菜中的藻红素可以溶解在水里，所以它们的汤也可能是红色的。但是，藻红素不耐热，也不耐酸碱，所以不妨多煮一会儿，如果是真的紫菜，那就会变成无色的紫菜汤，而紫菜也变绿了。如果那锅汤怎么煮都是红色，那八成就是买到染色的假货了。

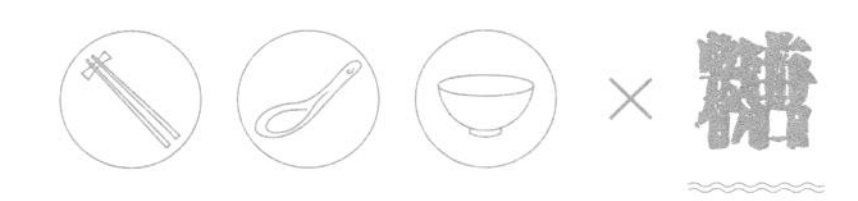

甜蜜是终极追求

我们家有一个传统，在每年初一的饺子上桌之前，每人都要毕恭毕敬地喝上一碗红糖水。母亲始终笃信，这个仪式会让全家在来年“甜甜蜜蜜，红红火火”。我从来没想那么多，只是觉得，好久不碰的红糖，竟然有种特别的水果味。

如今，糖早就不是什么稀缺商品了，我会严格限制儿子吃糖的量，认真跟他解释糖和蛀牙的关系。事实证明，这一切都是我一厢情愿罢了，他还是会偷偷地从壁橱里摸出两颗糖，满足地大嚼起来，这简直就是30年前场景的重现——不过那时买糖还需要用糖票，那时吃糖还是大白兔，那时写作文还会用“心里像吃了蜜糖一样甜”，那时外婆会从糖罐里挖出一勺白砂糖，让我们用刚出锅的馒头蘸着吃，那种满足感绝对不是什么比萨、寿司、生煎包能够比的……

于是，我也不再追问壁橱里糖果的去向，因为，人对甜的渴求是永远不会改变的。虽然过多的糖带来了龋齿，带来了肥胖，带来了诸多健康问题，但是，我们应该庆幸自己出生在一个甜蜜的时代。

✳ 从甘之若饴说起

我们经常会用到一个成语“甘之若饴”，那么饴究竟是什么，它真的那么甜吗？在《礼记》中，是这样描述最初的食品甜味剂的，“枣、栗、饴、蜜以甘之”。在这4种甜味剂之中，有3种（大枣、板栗和蜂蜜）都是天然形成的，但是一来受采收时间限制，二来甜度不高，只能给那些渴望甜的嘴巴以稍稍慰藉。

从整个人类历史来看，吃糖绝对是件新鲜事。糖的出现不过千年，在此之前的数千年时间里，“甜”只是从果实和蜂蜜中偶然得到的奖赏。从某种意义上来说，使用这些天然的甜味剂更像是人类对自然的顺从，甚至是一种妥协，而吃“饴”就大不一样了。

其实，只要是上点儿岁数的中国人对饴都不陌生。中国农历新年时有一个讲究——祭灶，每到腊月二十三的时候，大家都从街上买来糖瓜，供在灶王爷的画像之前。据说灶王爷吃了糖瓜，在向玉帝汇报的时候，只会说这家人的好话，于是有了“二十三，糖瓜粘”的歌谣。我并不关心这灶王爷的牙齿到底粘没粘上，反倒是一直在琢磨，那些卖糖瓜的师傅们是用了什么神奇的手段，把糖罐里面的白砂糖自制成糖瓜的。

很多年后我才知道，它们根本就不是一种糖，白糖是蔗糖，饴则是麦芽糖。根据汉代古籍《方言》的记载，最早的麦芽糖是在周朝出现的，当时的麦芽糖真的是用麦芽的汁液熬煮而成的。那么，麦芽中的糖又是从何而来呢？

一般来说，植物种子都会为萌发而储存大量能量物质，而在小麦籽粒中，这种物质就是淀粉。虽然是由很多葡萄糖链接而成，但是淀粉一点都不甜（如果有兴趣可以舔舔家中的食用淀粉，看看是什么味道的）。与此同时，淀粉并不能直接为植物生长提供能量，小麦必须将它们分解成更小的能量分子——麦芽糖。而这项工作就是由麦芽中的特殊蛋白质——淀粉酶来完成的（如果你真的舔了淀粉，就会发现嘴里出现了微微的甜味，那就是淀粉酶在起作用了）。很快，种子中的储备被消耗一空，而麦苗就得以茁壮成长。如果这些糖在被用于生长之前被我们提取了出来，就出现了最原始的麦芽糖——饴。

既然可以把小麦中的淀粉转化成麦芽糖，那其他淀粉也一样可以被淀粉酶变成麦芽糖。那些淀粉含量更丰富、蛋白质更少的稻米自然是再合适不过的原料了。于是，我们只要把麦芽汁与蒸熟的米饭充分混合，给予适当的温度，稻米中的淀粉就会被转化为麦芽糖。

等淀粉变糖的过程完成之后，我们再从发酵的原料中挤出汁液。这时的汁液已经是富含麦芽糖的糖浆了，经过适当熬煮，脱去水分，再经过适当捶打，最终麦芽糖就以糖瓜之类的形态出现在我们面前了。顺便说一句，这个把淀粉变成糖的过程也是啤酒酿造工艺的基础，但是欧洲人学会了酿啤酒，却没有学会制糖。所以，在很长的一段时间里，欧洲人获得甜味的途径只能是通过蜂蜜。

无论怎么看，这个生产麦芽糖的过程都跟我们现代的生物工程产业并无二致。这个过程不仅需要原料——大米，还需要酶制剂——麦芽，甚至还需要精准地调控温度以及投料时间。只有精准的技术，才能获得品质理想的麦芽糖。

遗憾的是，麦芽糖有着先天的缺陷，因为它们的甜度远不及蔗

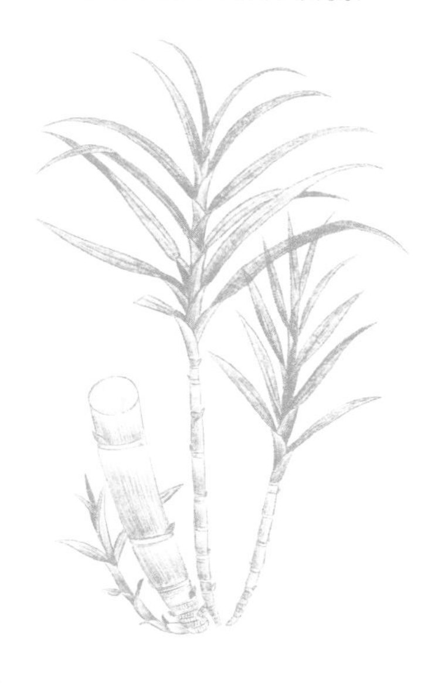

糖，作为糖瓜之类的甜品单吃还不错（北京的龙须糖、贵州的波板糖都是麦芽糖的代表作品），倘若是用作甜味剂就显得捉襟见肘了。还好，自然界为我们准备了更甜、更直接的糖料库——甘蔗。

✳ 有甜味的竹竿

同麦芽糖一样，蔗糖也是由两个葡萄糖分子组合而成的双糖。但是，无论甜度和名气，后者都占有绝对优势，如今我们一提到糖，首先会想到的都是蔗糖（木糖醇之类的代糖不在讨论范围内）。没办法，甘蔗已经是最重要的食用糖作物了。不过在中国，蔗糖要比饴糖晚出现 700 多年。

第一个啃甘蔗的人的勇气绝对不逊于第一个吃螃蟹的人，因为野生甘蔗的茎秆太硬了。虽然它们的芯很甜蜜，但是获取的过程却相当艰苦，牙齿不好的人恐怕早就知难而退了。直到今天，榨糖用的糖蔗还保留着“坚硬”这一原始特征。我第一次深入广西的甘蔗田，实在禁不住诱惑，拔起向导家田中的一根甘蔗，顾不上让向导削皮，就一口咬下去。结果，门牙差点被崩了下来，当时的感觉就是，这哪是甘蔗，分明就是一根铁棍。

我还依稀记得，童年时在乡下的姑姑家，她们忙完农活回来的时候，经常会带来几根玉米秆或高粱秆。大人们对这样的植株颇为厌恶，把它们叫作“公高粱秆”或者“公苞谷秆”，意思就是这些植株不会贡献出籽粒，如同房顶上那只只会打鸣的公鸡。不过，小孩子超级喜爱这些秆子——咬开外皮，中心的甜蜜滋味就会萦绕在舌尖了。其实，这不过是高粱和玉米把营养送错了地方，本该进入种子的糖类物质被囤积在了茎秆之中，于是成就了这种奇特个体。而甘蔗就是放大版的“公高粱秆”。

其实，甘蔗也是会开花的，它们的花朵有些像芦苇。但是，甘蔗几乎放弃了这种主要的繁殖方式，它们更相信“克隆”的力量。甘蔗可以靠穿梭于地下的横走茎进行繁殖，只要把甘蔗砍成小段插在肥沃的土壤中，它们就能变成完整的植物体。而在茎秆中储存的糖分，不过是它们应对发芽生根所做的战略储备罢了。显然，我们人类发现并开始劫掠这个战略储备库了。

就目前的资料来看，栽培甘蔗很可能起源于印度，在西汉时期传入我国。最开始，人们也只是嚼嚼，尝尝甜味而已。不过，铁棍一样的糖蔗显然不太适合。当时的人嚼的应该是内芯比较松软的果蔗，“果”就意味着它们是能当果品直接享用的。如今我们在市场上能看到的紫色甘蔗都是果蔗。后来印度的制糖技术传入中国，于是人们开始架起大锅来熬制蔗糖了，糖蔗因为含糖量高、产量大，这才成了甘蔗界的老大。

制糖的工艺并不复杂，但是需要极大的耐心。最初的制糖不过是把压榨出来的甘蔗汁进行浓缩，等放凉之后，有一部分糖浆会形成结晶，这就是我们需要的糖了。不过，这样简单制得的糖中还混杂了很多蔗糖之外的成分，所以看起来并不洁白，也不透亮，我们把这种微微发红的糖称为红糖。

很多人认为，红糖之所以发红是因为甘蔗皮的缘故，同时红色意味着红糖中含有丰富的铁元素。实际上，制糖用的糖蔗外皮根本就不是紫色的，它们长着一副竹子模样，因而有竹蔗之称。让蔗糖变红的物质，主要是甘蔗汁中的多酚类物质，在加工过程中会被氧化并结合成有色物质，就像香蕉变黑、苹果变褐一样。另一方面，甘蔗中含有的氨基酸会跟糖发生美拉德反应，简单来说就是氨基酸和糖紧密结合在一起，变成了有色物质。当然了，甘蔗中的铁元素确实与颜色有关，它们可能与一些分子结合，显示了更强的红色。不过，说红糖的红色代表铁含量丰富是不靠谱的。

如今，红糖作为原生态的制品受到了追捧。但是，古人却异常执着地去追寻甜味精华所在，如何给红糖脱色就成了需要解决的问题。在我国，最先使用的吸附剂是黄土，把黄土加入熬制好的糖浆中，绝大部分有色物质都会被它们吸附，经过过滤，就可以得到比较纯净的糖浆。等这些糖浆冷却，洁白的砂糖就出现了。

至于冰糖，不过是在红糖或者白砂糖的基础上重新结晶的产物。做法也很简单，就是把这些糖重新熬制成糖浆，或者把制成两种成品糖之前的糖浆，直接放置于竹片之类的依附物容器之中，糖浆中的蔗糖会在依附物上慢慢地形成结晶。过一段时间之后，我们就能得到纯净而漂亮的冰糖了。

直到今天，我们还沿用这样的制糖工艺，不过是把黄土换成了新的吸附剂，竹片换成了新的凝结核。就上面这个制作过程来看，红糖、白砂糖和冰糖不过是粗制品和精制品的差别。如果说，红糖跟其他二者存在成分上的差异尚可理解，那么白砂糖和冰糖就完全是一种物质。也有人会提出，红糖中保留的那些杂质对我们的健康大有裨益。那么实际情况呢？我不排除红糖中可能有我们没有注意到的惊喜，而这种惊喜可能对人体健康有所贡献，但是，从目前的资料和分析结果来看，红糖的营养并不比白糖高多少。

即便如此，我还是很乐意让红糖出现在我们家的开年第一餐上。你去哪儿再找一个如此有口彩的替代品呢？

✳ 战争催生的甜萝卜

其实，从发现甘蔗的那一天开始，欧洲人就一直在寻找它的替代品。因为甘蔗喜欢湿热的环境，特别是在生长季，温度和雨水对它们尤为重要。显然，这样的条件是欧洲无法提供的。于是，当印度的蔗糖第一次被波斯商人运入欧洲的时候，几乎被奉为圣品，只有富人阶层才能享受这种奢侈品。据说，红茶加糖的习惯就是那时养成的。不是因为红茶加了糖就更好喝，而是因为贵族阶层要显示自己与贫民的差别，于是向茶里加上了贫民买不起的糖。久而久之，竟然成了喝红茶的定规。这个轶闻的真实性，我们无从考证。但是有一点可以肯定，从那时起，糖已经成为世界食物的重要组成部分，每个人、每个国家都需要找到稳定的蔗糖供给。

从某种意义上来说，西班牙对西印度群岛的开拓，很重要的原因就是为了将那里变成甘蔗和蔗糖的生产基地。但是，殖民地的数量是有限的，并且这种长距离的运输潜藏了太多的风险，很可能导致供应链断裂。这不，英法战争期间，拿破仑就碰到了这个难题。

因为英国对于海上交通进行了严密封锁，法国很难再从西印度群岛获得糖料，于是自主种植糖料作物成了最后的希望。还好，植物界含糖量高的不仅有甘蔗，一种叫甜菜的苋科植物早就静静地趴在西亚和欧洲的海滨上了。其实，早在公元 1 世纪，这种植物就已经被当作蔬菜食用了，只是当时的人们可能还无暇顾及什么甜味，或者野生的甜菜根本就不甜，所以根本没有往这个方面进行培养。

到拿破仑时期，有研究人员发现，这种长得像大萝卜的植物竟然可以产糖。虽然它们的蔗糖含量只有 6%，但已经完全适于提取蔗糖了。于是，拿破仑御批了大面积的土地，供甜菜种植和实验所需。功夫不负有心人，甜菜育种不断取得突破，现代甜菜的蔗糖含量已经可以高达 18%，这已经是最初栽培种的 3 倍。现在的甜菜才是名副其实的“甜”菜了。从 1801 年在西里西亚建立的第一个甜菜工厂开始，甜菜制糖业很快就遍布欧洲的各个角落。如今，甜菜已经被广泛种植于欧洲和北美，甜菜糖的产量占蔗糖总产量的 40%，甜菜成为与甘蔗齐名的糖料作物。

值得一提的是，某些甜菜品种直到今天仍然是重要的蔬菜，著名的俄罗斯红菜汤就是用甜菜的根熬制而成。色彩的来源，就在于甜菜根含有的甜菜红色素（betalain），甜菜色素分为红色的甜菜红素和黄色的甜菜黄素。前者占总色素的 75%~95%，所以甜菜的菜汤就是红菜汤了。

每 100 克甜菜根中含有的色素高达 200 毫克，可以当作很好的天然色素来源。目前，西欧每年大约产出 20 万吨以上的甜菜根，其中大约有 10% 是用来加工作为色素使用的。不过，甜菜色素比较娇气，对热、氧气及光线很敏感，所以到目前为止，只是用在了冰激凌、凝态优酪乳、干混食品及糖果等食品中。

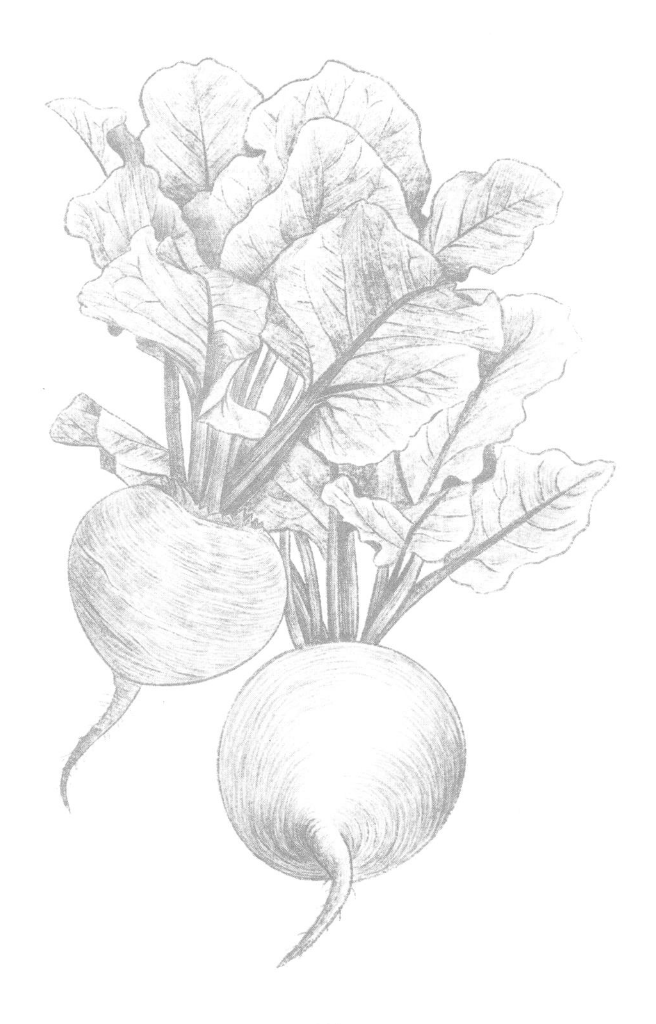

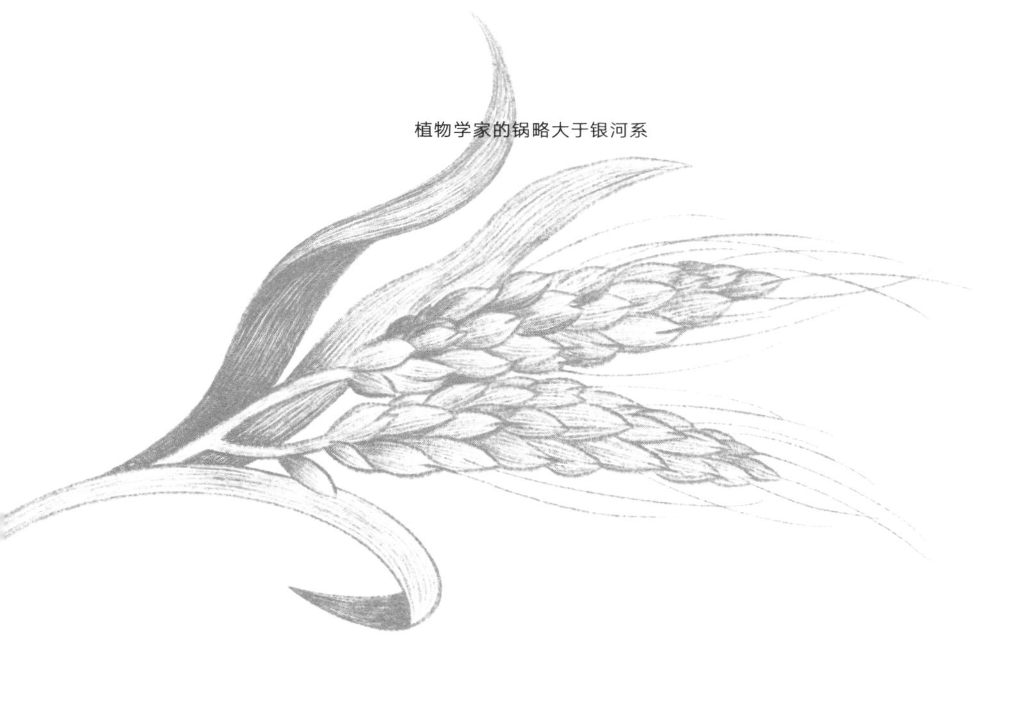

✴ 面粉谷物皆可为糖

虽然甘蔗和甜菜每年为我们提供的蔗糖已经达到了1.68亿吨，但是人类仍旧没有停止对甜蜜的追寻。

在可乐的配料表上，我们会看到一个特别的成分“果葡糖浆”。与蔗糖比起来，这个名字显然更有诱惑力，每每看到它，脑子中就会不自觉地闪现出“满园丰硕的果实，串串晶莹的葡萄，沁人心脾的香味和甘甜”，配合舌头体验到的清甜滋味，这不就是我们向往的完美甜味吗？等一下！事情并不是这样的，我得告诉你，这种糖浆跟果实和葡萄都没有半毛钱的关系，玉米才是它们的老家。

通常我们一说到糖，首先进入脑海的就是蔗糖，顶多会联想到葡萄糖。实际上，世界上有类似结构的物质非常多，除了葡萄糖的兄弟果糖（它们的差别只在于一个氢原子“长”在了不同地方，一个是醛，一个是酮)，广义上的糖还涵盖了所有以葡萄糖为基本单位的物质，这里面就包括了上文提到的麦芽糖以及馒头、米饭中的淀粉。更广泛一点说，我们身上的棉花纤维也可以算是糖这个大家族的成员。你可能已经想到了，既然这些物质是由葡萄糖组成的，那么把它们分解开来，自然能品到甜味了。化学家也是这么认为的，于是他们开始琢磨怎么让大家尝到甜味。

至于过程，就像麦芽糖的生产过程一样，只不过我们这回用上了酸和高压设备。在这种特殊的环境下，庞大的淀粉分子被拆分成了小块。但是问题来了，切成小段的葡萄糖并没有蔗糖甜啊（喝过葡萄糖冲剂的人都会有这样的感觉）。实际上，淀粉的酸解很早就被日本人发现了，但是一直都没有得到广泛应用，究其原因还是因为产物不够甜。

就在果葡糖浆将被历史掩埋的当口，发生了三件事情，彻底逆转了形势。第一件事，是从 20 世纪 70 年代开始，美国人对蔗糖征收重税了。美国本土的蔗糖售价飞涨，价格可以达到原产地的 2~3 倍。作为普通消费者，可能感受不到这种价格的变化。但是，对于可口可乐这样的用糖大户就不一样了。消费者可不管糖贵不贵，只关心喝到的可乐是不是还一样甜。第二件事，是借助先进的种植手段，美国玉米的产量越来越高，而价格则跌入了谷底，想贱卖都找不到出路。第三件事，是科学家们找到了把葡萄糖转变成果糖的方法。当这三件事情凑在一起的时候，果葡糖浆就可以成功逆袭了，大量的玉米淀粉变身成为甜蜜元素。

就甜度而言，果糖最高，蔗糖次之，葡萄糖最低。而果葡糖浆就是用最甜的和最不甜的来兑出的适中的结果，跟我们调出温度适中的洗澡水一样。如果我们稍加注意，果葡糖浆有一些编号，比如

42、55、90，这些标号就是糖浆中果糖的含量了。比如在55号糖浆中，55% 是果糖，45% 是葡萄糖。同时，55 号糖浆也是与蜂蜜的配比和甜度最近似的糖浆，于是有不法商家会以此来冒充蜂蜜。

可口可乐从 1980 年开始使用果葡糖浆，虽然在推广的初期，果葡糖浆受到了种种抵制，但是它的优势慢慢地显现了出来，它不仅仅价格低廉，而且由于特殊的配比，在低于 40 摄氏度时，温度越低，我们能感受到的甜度就越高。这种特性对于汽水来说，简直是梦寐以求——谁不希望冰镇可乐更清甜一些呢。

另外，果葡糖浆具有一定的吸水性和保湿性，糕点业的师傅们特别喜欢这一点。这就意味着，蛋糕和面包的松软状态可以保持得更久。同时，对于防止微生物侵染也有一定的作用，防腐保鲜两相宜。于是，果葡糖浆在食品工业中逐步取代了蔗糖。

不过，看似完美的果葡糖浆也有自己的缺陷。人们一度认为，果糖饮食降低了人类摄入蔗糖和葡萄糖的食用量，但事实没有这么理想。2009 年，《临床医学杂志》有一项研究，所做的实验是让一组被试者每天喝 3 杯含果葡糖浆的饮料，一组被试者喝相同量的葡萄糖饮料。经过 10 周实验，结果显示，与葡萄糖相比，果葡糖浆更容易造成人体脏器内脂肪的沉积，降低胰岛素的敏感度，从而导致胰岛素抵抗升高。这意味着，喝下过多果糖的人在未来患糖尿病的风险会增加。高果葡糖浆摄入还会升高三酰甘油、低密度脂蛋白和其他一些胆固醇。美国波士顿大学的崔英（Hyon Choi）等人在 2010 年发表于《美国医学会会刊》（*The Journal of the American Medical Association*，JAMA）的一项研究结果表明，如果在日常生活中用果葡糖浆替代其他糖类（蔗糖和米面等），痛风的危险性也会显著增加。因为，果糖提高了实验者体内的尿酸含量。一时间，广受赞誉的果葡糖浆又背上了危害人类健康的骂名。

人类在这条甜蜜的道路上会走向何方，再次成为谜题。像木糖醇这样的代糖能不能力挽狂澜，也还是个未知数。只有一点可以肯定，我们不是缺少糖，而是吃下了太多的糖。任何食物只要过量必然会引起问题，对甜蜜的穷奢极欲必然会带来无尽的烦恼。说到底，任何新的食品都不能帮我们脱离困境，适量均衡地享受甘甜，才是终极的解决办法。

我时常在想，当年第一个啃甘蔗的人绝不会想到，自己小小的举动在很大程度上改变了人类的饮食方式、食品工业，甚至国家格局。但是，反过来说，不管是谁去啃这根甘蔗，历史的车轮都会按照这条固有的轨迹运行，因为对甘甜的追寻是人类永恒的追寻。

【美食锦囊】

黄糖和黑糖是更高级的糖吗？

咖啡厅侍者常会问你是不是需要黄糖，市面上又出现了一种叫黑糖的东西，据说营养更为丰富。实际上，前者不过是脱色不完全的白砂糖而已，而后者只不过是比红糖多了点焦糖色而已。至于营养值不值这个价钱，还是仔细掂量一下吧。

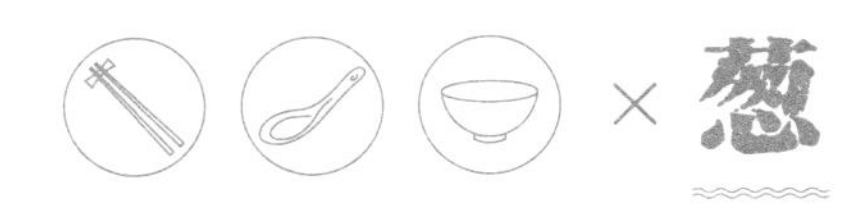

南北大不同

我的口味可以说是外婆调教出来的，而我印象最深的不是外婆得意的黄焖鸡，也不是粉蒸肉，而是那碗普通的葱花面。葱花面用到的材料寥寥可数——挂面、酱油、猪油和葱花。做法非常简单，先用宽汤把挂面煮熟，同时调好酱油、猪油和葱花的底料，加入开水或者煮沸的面汤，再把面条放入，就成了一碗冒着温暖雾气的葱花面了。酱油的鲜，猪油的黏，和着葱花的清香，让普通的挂面陡然成为美食。想来，如果没有葱的滋味，那碗面恐怕就成为咸腻不堪的次品了。

葱总是菜肴中的点睛之笔，从小葱拌豆腐到葱烧海参，从葱花饼到葱香大虾，处处都少不了葱的身影。还别说，葱大概是味道最多变的蔬菜，生吃时的刺激，烤制过后的软糯，油煎过后的焦香，都让人食欲倍增，只有久放过后的死葱味着实让人不舒服，算是个小瑕疵吧。

如今市场上的葱也越来越多，相貌差别也越来越大，它们的味道有没有区别，我们又该如何选择呢？

✳ 大葱的白裤腿

人类吃葱的历史堪称久远，它同大蒜和韭菜一样都处于石蒜料葱属的阵营之下。在众多的葱中，尤以大葱的地位最高。大葱的原产地在中国西部以及相邻的中亚地区，这算得上是华夏大地最早栽培的蔬菜之一。在汉代的《尹都尉书》中就有《种葱篇》，只是原文已经失传了。在公元2世纪成书的《四民月令》中有这样的记载，“夏葱白小，冬葱白大”，想见当时的人已经一年四季都在种葱了。虽然葱几乎渗透到我们餐桌的每一个角落，但是这种蔬菜独自出镜的概率却不高，大葱蘸酱算得上是它屈指可数的个人表演。

我依稀记得，有一次在烟台的饺子馆吃饭，吃了什么饺子已经全然不记得了，只记得他们的大葱。山东产好葱，山东人也好大葱，于是很多山东馆子都会赠送一盘大葱，当作调节口味的配菜。一大把洗净的大葱盛在盘子里，足有一斤多，拿起来稍微卷起葱叶，蘸上店里自制的虾酱，一口咬下去，甜甜的汁水和葱香混着虾酱淡淡的腥咸，在嘴里蔓延开来，让人完全感觉不到葱的辣，说话间一盘大葱已经被5个吃货分干净了。于是，我们忍不住又向店主讨了一盘……讨到第三盘的时候，店主惶恐地说：“抱歉了各位，大葱没有了，菜市场也关门了，买不到了。”不管怎么样，还是感谢实诚的店主吧。从那之后，我再也没有吃过那么好吃的葱。

北京的大葱就没有这么温和了，生吃葱叶尚能接受，但是要生啃整段整段的葱白，还是算了吧。原因很简单，辣！不过，北京葱尚没有火爆到难以入口。要是吃烤鸭，就真的需要葱白了，只有那种特有的辣味，才能压住鸭子的骚味，让整个鸭卷变成无上的美味。

很多朋友既想体验大葱的香，又怕大葱的辣，那就该好好选葱了。选葱的关键就在于葱白。我们通常会把葱白当作葱的茎，其实不然，葱的茎只是葱头部那块比较硬的部分。至于葱白，其实就是葱叶的一部分，叫作叶鞘。这些叶鞘一圈一圈地包裹起来，看起来就像是大葱的茎了。从这些白色部分的长短和形态上，可以把葱分成长白型、短白型和鸡腿型。

不用说，长白型就是葱白比较长，这类大葱的特点是辣味比较平衡，适合生吃，我们平常说的章丘大葱和京葱（品种名是北京高脚白）就是长白型的典型代表了。与长白型比起来，短白型会更辣一些，它们的葱叶适合凉拌菜，代表的品种有寿光八叶齐。不过，现如今大家都喜欢葱白长的葱，其他品种的前景堪忧。至于鸡腿型的大葱，辣味堪称顶级，作为调料和配料都不错，但是要想用它们来蘸酱吃，那还是悠着点吧。

不过，在市场上，这三种大葱很少有同台出现的情况。如果我们手头只有一种大葱可选，那又要怎么吃呢？

✳ 炖煮的葱白拌的叶

葱的辣味来自特有的含硫化合物，通常是以蒜氨酸类物质（S-烃基半胱氨酸亚砜，CSOs）的形式存在，这种物质是无色无味的。所以，如果我们不掰开或者切开大葱，就感受不到那种特有的葱味。而一旦大葱的组织受到损伤，CSOs就会在蒜氨酸酶的作用下，分解成一组复杂的化合物，比如正丙硫醇（肉味）、二甲基二硫醚、二甲基三硫醚（青草味、辛辣味）等，葱的辣味因此显现。一般来说，葱叶部分的辣味物质含量要低于葱白部分，所以凉拌菜大多用葱叶，而煎炒烹炸通常就用葱白了。

不过，即使是葱白，熟制之后也会失去特有的辣味，变得温和可人。这是因为，上面说到的那些含硫化合物在加热的条件下会逐渐分解，特别是大葱辛辣味的主谋（二甲基三硫醚）的成分含量在加热 15 分钟后会迅速降低，在加热 30 分钟之后就会消失殆尽。不过，有一些物质被保留了下来，那就是正丙硫醇，这种物质有种特殊的肉香味。

不过，并非煮的时间越长越好。在上海海洋大学的一项试验中发现，加热 15 分钟的葱白和葱叶最受欢迎，而最让人不能接受的则是那些加热 30 分钟的样品。这时的大葱虽然完全不辣嘴，但是已经稀烂，还多了几分蒸煮的杂味，比青葱的辛辣还要难以入口。所以，很多菜肴都必须在出锅的那一刻撒上葱花，端上桌时，恰恰是最美味的，倘若之前就放入锅中，那只能增味（不舒服的味儿），不能添香了。

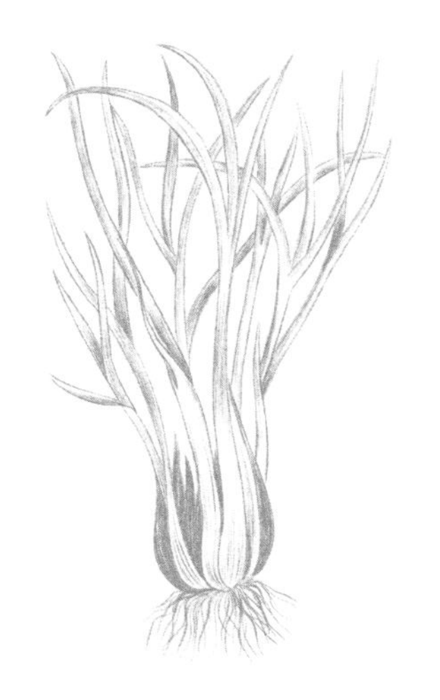

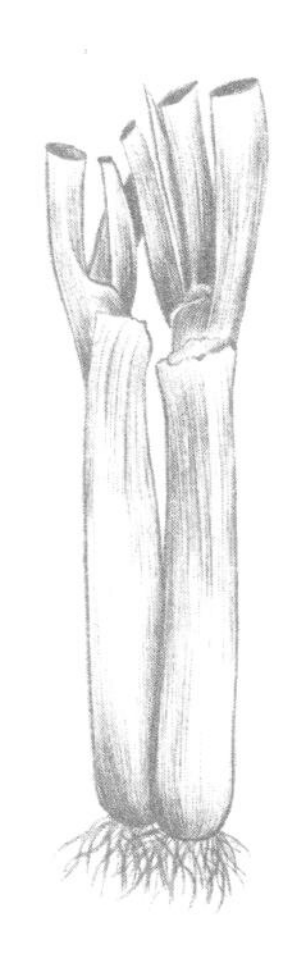

至于，先入锅炒制的葱花，我们要取的就是油煸葱花的肉香味和焦香味。当然了，在这个过程中，辣味物质也会大量分解，留下了肉香味的正丙硫醇，再加上一堆叫噻烷和噻吩的物质，于是葱油就有了一种肉香、焦香、葱香交织的奇异味道，这大概也是葱油拌面的魅力所在。

✳ 不是所有的细葱都是香葱

作为一名土生土长的北方人，我骨子里早已习惯了大葱的粗犷。即便是用煎饼裹住大葱，咔嚓一口，也能享受那种辣的痛快。但是，在南方找大葱就不容易了。记得有一次在广西，实验的间隙我跟师弟一起琢磨做红烧肉，花椒、大料和酱油、姜、糖都不缺，唯独没有大葱。市场上，只有细细的一丛一丛的小葱。于是在试探性地切了些葱白入锅之后，发现还是不够味，索性把一整丛小葱都扔进了锅里，煮好之后全然不见了踪影，师弟还在一旁唠叨："这些人也不会把葱种大点"。后来，我们才知道，这葱就这么大，当地人只是拿这些葱当汤粉的出锅调料，这些葱叫分葱。

与大葱独行侠式的生长不同，分葱总是扎成一堆。从分类上讲，它跟大葱算得上是亲兄弟，它们都是葱的变种。如果把分葱棵棵剥开，还真是像极了幼年时的大葱。只不过比之大葱，它们的辛辣味就要淡多了，于是我每次吃汤粉的时候，碗里的葱花都会加了一勺又一勺。

分葱在南方广为分布，想来是得益于它的生长期很短，从种子发芽到收割只要短短的 50 天时间，与生长期动辄一年的大葱相比算得上是快销产品了。加上分葱耐寒，所以一年四季都可以供应中国南方的餐桌，同时还提高了菜园土地的利用率。而那些需要大量储存空间的大葱，在南方反而没有了立足之地。

后来，我在北京的菜市场上也发现了如此小葱，只是它们有个新名字——香葱。其实，香葱确有其葱，这种植物跟大葱和分葱只能算是表亲。它的大名叫细香葱，这个品种曾经广泛分布在欧亚大陆，至今在北美地区还能找到它们的原始种类。听这名字就知道，它们的特点在于香，但是除此之外就乏善可陈了。至于相貌，倒是跟分葱有几分相像，只是细香葱的葱白更短，叶子更细，辣味也更淡。如果你喜欢在小葱拌豆腐里面加辛辣味，那还是不要选择细香葱了。

另外，细香葱有一点特别之处，就是它们的花朵是紫色的，一朵朵小紫花聚成了一个紫色的圆球。这与大葱和分葱的白色花球有着明显的区别，所以在很多地方，细香葱被当作园林植物来种植。这么看起来，细香葱倒是可玩、可看、可吃，出现在农家乐采摘园中是再合适不过了。

✴ 特别的葱

其实，整个葱属有 700 多种植物，山上的葱远远不止大葱、分葱和细香葱。还有一些特别的种类活跃在我们身旁，比如楼葱和胡葱就是这样的偏门葱。

楼葱还有个别名叫倒栽葱，如果你看到它们，立马就会明白为什么会有这样的诨号。整个植物下小上大，层层展开，根本就不是大葱那样亭亭玉立，这全都是因为它们奇特的珠芽结构。楼葱的花通常不会结子儿，但是会长出小的鳞茎，并且慢慢长成小的植株。一般情况下，当小植株长成的时候，母株已经枯死，小植株会独自扎根地面，开始自己的生活，不过很多时候母株并没有死亡，在小植株的花上又长出了小植株，楼葱因此得名。不过，楼葱看个稀奇倒好，至于味道就没什么特别了。

如果你觉得大葱的味道不够冲，那选择胡葱准没错。因为，它们还有个别名叫火葱。从长相上看，胡葱的模样介于葱和蒜之间，上半段像葱，下半段像蒜（想象一下单瓣生长的大蒜，就是那个模样）。这种葱原产于中亚，在唐朝时被引入我国，炒着吃或者腌制咸菜都是不错的选择。

国庆假期回家，我放下行李就匆匆跑到外婆家看了一眼，外婆直唠叨："也不早打个招呼，我还没有给你准备饭。"其实，已过耄耋之年的外婆，很久之前就不炒菜了。打开火，烧上水，下上一碗挂面，切上细碎的葱花。虽然没有猪油（外婆已经许久不吃肉了），那一碗热气腾腾的葱花面，依旧是暖暖的。

【美食锦囊】

在家种根葱

大葱的生长期长达一年，所以这个品种可以直接忽略。分葱和香葱都可以考虑。分葱可以用种子繁殖，而香葱就需要用到种苗了。分葱和香葱对生长条件要求不严，可以忍耐干旱和寒冷（当然，水冻得梆硬的天气还是算了）。不过，它们都害怕炎热，所以要想有个好收成，还需要给它们安排一个凉爽的环境。播下种去，不出两个月就能吃到亲手种的葱了。

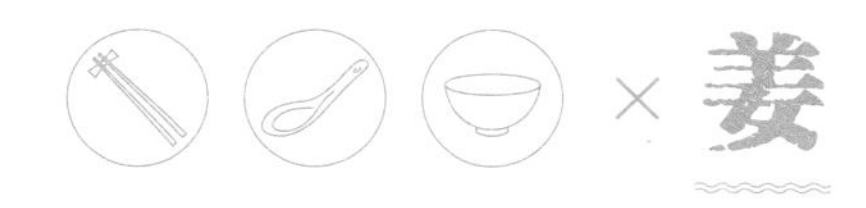

辣嘴暖心

如今，去餐馆吃饭绝对是个技术活。且不说别的，在点菜终了，服务员总是会问一句：“有没有忌口的，葱、姜、蒜？”每每此时，我必须环顾餐桌各位，礼貌地询问大家的意见。其实，我在心里默念，多放点姜，多放点姜。虽说我对葱、姜、蒜都没有偏见，但唯独爱姜更多一些。

每年新姜上市，我总是会买回一大包。新姜不用去皮，稍微清洗一下，切成薄片，连同切成薄片的里脊肉一起，热油快炒，一道鲜姜肉片就出锅了。鲜姜的妙处在于无筋无丝，微辣之中还透着几分鲜甜。不过，吃鲜姜的时间很短，半个月过后，家里的鲜姜和市场的鲜姜就都变成了老姜。但是这并不妨碍它们继续成为厨房的中坚力量，清炖排骨、红烧鸡块、清蒸鲈鱼，再有秋风吹起时的大闸蟹都还等着姜丝姜片鼎力相助。

既然是种广泛应用的调料兼蔬菜，那关于姜的说法讲究就不会少，于是我们经常听到“冬吃萝卜，夏吃姜”“吃姜暖胃”“早上吃姜赛参汤，晚上吃姜赛砒霜”等言论。母亲对姜极为珍视，端上红烧鸡块

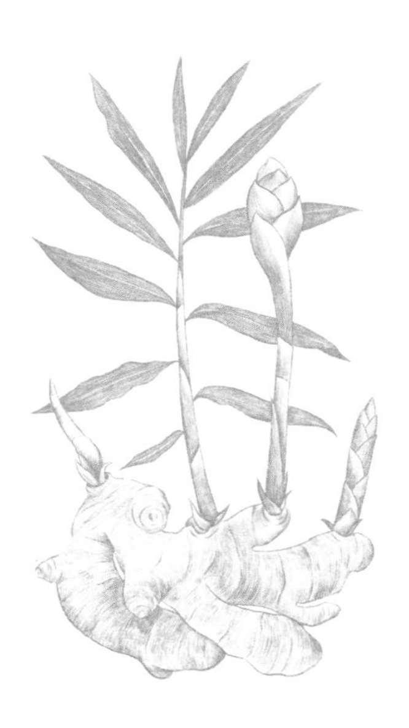

的时候，总见她把姜放在自己的碗里，筷子避开了那些丰腴的鸡块。

这姜究竟有没有神奇的地方，这吃姜究竟有没有时间限制呢?

✳ 神农尝过姜吗？

人类的味觉有时确实超乎自己的想象，比如辣味明明就是一种让舌头不甚舒适的味觉，但是我们却乐此不疲。特别是第一个去尝试姜这种植物的人，堪称谜一样的人物。

传说神农在尝百草的时候，有一条义犬终日相伴，随神农一起风餐露宿，吃不饱住不暖。但奇怪的是，这狗一点都没有病态。一日，神农特别注意观察了这条狗的行为，发现它会啃食一种特别的植物根茎，神农取来一点尝尝，一股温暖的辣味从喉咙深入五脏，顿感神清气爽。于是，他以自己的“姜”姓为这种植物取了名。

由此，姜有了一段同其他神奇植物一样的神奇故事。事实上，它们跟神农的姜姓没有半点瓜葛。在古籍中，姜的名字都是被写成“薑”的，恰如它们在土壤中茁壮成长的样子。只是在简化字方案中，“姜”才取代了复杂的“薑”字，成为这种神奇植物的名字。

说起来，姜是姜科姜属的植物，它们的原产地在东南亚的热带雨林里。想来，神农恐怕很难去这些地方品尝百草，这也再次说明了姓氏和植物同名只是人为操作的技术问题罢了。

“薑”倒是与姜的形态更像，草字头代表地面上的芦苇一样的茎叶，而下面的“两田三横”更像土壤中的根状茎（顾名思义，长得像根的茎），当初造字的时候，大概也就是模仿它们特殊的形态吧。

✳ 荤菜将军和甜品参谋

虽然姜的老家地处偏远，但是中国人对姜的爱拉近了这个距离。我国关于姜的记载出现在《论语》当中。早在商周时期，就有了食用姜的记载。孔子说，不撤姜食，大致的意思就是每顿饭都要有姜相伴。孔子为什么要这么做？有人说那是孔子的零食，有人说是为了看书前提神，有人说是为了治疗老胃病，还有人说那不过是孔子喜好姜的味道罢了。从古至今，姜一直是中国菜肴的核心调料，甚至有“菜中之祖”的名号。

虽然中华餐桌上也有腌姜、泡姜这些小吃咸菜，但是与鸡鸭鱼肉同处一盘通常才是姜的最终归宿，姜就像一位将军，统率中华荤食的味道。这些要归功于生姜中的香气成分，其中又以各种萜类物质为主。在炒菜下锅之前，先用油来煸炒姜片，让香味溢出，那些香气成分就主要是这些萜类物质了。

但是在西方的烹饪世界里，姜似乎走上了完全不同的道路。在那里，它们混入甜品之中，成为姜饼、姜糖、姜汁啤酒的重要组成部分，从将军一下子就变成了参谋军官。这大概是因为在公元10世纪，姜去欧洲闯荡的时候，欧洲的荤菜调料瓶已经被胡椒、罗勒、鼠尾草等香料占领了，于是只能在甜品屋里找了个清闲的活儿。

无论是在中式炒锅里，还是在西式烤箱中，都不妨碍姜来施展自己的魅力。不管在东方还是西方，姜独特的辣味都是无可替代的。

✳ 温和持久的辣味儿

有句老话，“姜辣嘴，蒜辣心，辣子辣眼睛”，这正是我们吃这三种辣味调料的真实写照。辣椒的辣让人无处躲藏，不光是嘴辣、手辣，连眼睛也辣。辣椒素的威力可以扩展到我们的每一个毛孔，因为只要有温度感觉细胞，辣椒素就能跟上去，让人里里外外辣个痛快，连大便时都不会放过。于是，辣椒成了爱者深爱、厌者深厌的一种蔬菜。

大蒜就不一样了，平常不显山不露水的，即使在嚼蒜瓣的时候也不会让人火辣难耐，但是一旦吞下过多的大蒜，那麻烦就来了。胃里火辣辣的感觉，就像吞下一块没办法消化的红火炭，这是因为大蒜素平常都是以蒜氨酸形式藏在蒜瓣之中，只要没人打扰，一切都显得宁静、祥和。但是一旦被吃入肚中，蒜氨酸迅速变成大蒜素，一场火烧火燎的纠结在所难免。而姜的辣味总是那样持久、恒定，却又温和。即使不能吃辣椒的人，对些许的姜丝姜末也不会有反感。更妙的是，在历经煎炒烹炸之后，姜的辣味还是姜的辣味。它不会像辣椒那样把辣椒素贡献到油中，也不会像大蒜那样干脆变成了无味的“面团”。

姜中的化学物质是姜辣素，这是姜酚、姜酮、姜烯酚这一类化学物质的统称，它们的共同特点就是辣味以及让姜具有独特的香味。姜辣素被发现的时间并不长，1879 年才第一次被提取出来。在随后的几十年里，人们逐渐认清了这个负责的家族，目前分离确定的姜酚类物质有十多种。因为姜辣素的沸点非常高，可以达到 240 摄氏度，所以熟姜丝依然是辣的。

比较而言，辣椒像是一位严师的教导，从里到外，从上到下，五体辣个通透。大蒜更像是挚友的箴言，虽然入口平常，但是回味之下，却独具个性。而姜更像是家人的唠叨，虽然入口时可能会有辛辣之感，但吃下去之后总是会暖暖的。

姜可以常吃，全然不用担心，因为没有吃多了烧心的烦恼。不过，秋后不吃姜，晚上不吃姜之类的说法开始盛行，老妈已经开始唠叨了，这姜究竟应该怎么吃？

✴ 人参和砒霜的抉择

我们在野外工作，每逢阴雨天下山，每人都要灌下一大碗姜汤。那些不喝酒的师弟师妹们更是指着姜汤取暖。不知道是不是姜汤起了作用，反正在野外考察中，我们都很少感冒。不管怎么样，喝了姜汤之后，胃总是暖暖的。

关于姜的作用，《名医别录》中有这样的记载，“主治伤寒头痛鼻塞，咳逆上气”；《本草经集注》中也有“止呕吐”的记载。目前的实验也显示，姜辣素可以抑制胃肠道的过速运动，从而减轻胃肠道症状，至于暖胃的说法跟这种效用就没有太大关系了。

不过，喝了姜汤之后，我们确实能感受到暖流在身体内奔涌。虽然有很大一部分效果是热水带来的，但是毫无疑问，姜辣素有扩张血管的作用，同时可以加强心肌收缩，促进血液的循环，这样喝下去热水的热量就会传递到全身。从这个角度来讲，生姜还是能够让我们从风雨之后的冰冷中缓过劲来。喝完一碗热姜汤，出一头汗，还是挺舒服的。

不过，这个方法并非对所有人都适用，比如已经感冒发烧的朋友就要慎用了。在发热的时候，人体更需要的是降温。如果喝下姜汤，还要捂个大棉被发汗，很可能适得其反，对身体造成更大的伤害。

另外，越来越多的报道声称，生姜可以抗癌，可以抗氧化，甚至可以降低胆固醇，我们姑且听之。这些报道的实验结果都是用纯化的物质在动物身上取得的，至于平常姜末能为我们带来多少健康，就不得而知了。但是有一点可以肯定，坚持正常均衡的饮食比每天啃两大块生姜要有用得多。

至于传说中的不合时宜的吃姜（好吧，是我把它归为传说），就更没有明确的依据了。有“专家”说，生姜吃多了会促进血液循环，引起失眠。可如今，随着生活习惯的变化，晚餐到睡眠至少还有 4 个小时的时间，即使精神一点又有何妨？况且到目前为止，还没有因为吃姜的时间错误导致病痛的报道。况且，就算我这样的嗜姜之人也受不了天天吃鲜姜炒肉片，姜只是调味料而已，吃点不碍事，那种“赛砒霜”的言论更是耸人听闻而已。

✳ 那些冒名的姜

除了正宗的姜（小名生姜）外，我们的菜市场里还有其他“姜”在活跃，其中名头最大的当属沙姜、姜黄和洋姜了。

沙姜的大名是山柰（*Kaempferia galanga*），在广西和广东一带是当红调味品。沙姜其实是姜科山柰属的根状茎，同姜比起来，沙姜的根茎就要干硬许多，适合用来炖煮或者红烧。不过，新鲜的沙姜也可以用在凉拌菜中，比如凉拌沙姜猪手就是在煮好切块的猪蹄中加入新鲜沙姜拌制而成。

姜黄（*Curcuma longa*）则是物如其名，它的黄色已经成为咖喱的代表色。这是一种姜科姜黄属的植物，除了特别的黄色素外，还可以提供特别的辛香味。可以说，正是姜黄让我们认识和定义了咖喱。另外，作为一种色素，姜黄非常安全，经过动物实验，姜黄被定级为无须限定量添加的食用色素。你完全可以把食物都染成这种黄色，当然前提是你还能吃得下去。

如果说沙姜和姜黄仍然与姜沾亲带故，那洋姜则是八竿子也打不着的路人。洋姜的大名叫菊芋，它们是菊科菊芋属的植物。之所以叫姜，只是因为它们的根茎有些像姜，同时有点辣味而已。实际上，洋姜的花朵就像缩小版的向日葵，这跟姜是完全不同的。至于味道也没有什么特别的，菊芋可以用来腌制咸菜，倒和腌姜一样，是一道下饭送粥的小菜。另外，洋姜里面还有菊芋多糖，可以促进肠胃蠕动，所以偶尔吃吃也不错。

晚饭的时候，儿子从鸡汤中捞出一块姜，准备放到我母亲碗里，高兴地说："奶奶喜欢吃姜！""爸爸也喜欢吃！"我接过儿子那片姜，放在嘴里嚼着，心里暖暖的。

【美食锦囊】

生姜保存秘籍

生姜的最佳保存条件是在 10～13 摄氏度的避光环境中。因为低于 10 摄氏度，生姜就有可能因为冷害而腐烂变质，如果高于 15 摄氏度，生姜又会发芽。

姜在腐烂的过程中会产生一种叫黄樟素的化学物质，实验显示，这种物质跟肝癌的发生有很密切的关系。虽然烂姜确实不烂味儿，但是带来的风险却比变味儿要大得多。所以如果碰上已经腐烂的生姜还是扔掉吧。

吃不了的姜种起来

如果你觉得生姜保存的条件过于苛刻，那不妨把吃不完的生姜种起来。你会发现，老姜没有少，新姜又长了出来。这是因为姜的根茎有着特殊的习性，在生长过程中种姜是不会干瘪死亡的，甚至还有 7% 左右的增重。收了新姜，老姜更重，何乐而不为。

因为姜既不耐旱又不耐涝，所以需要土壤良好的地块来种植。另外，注意不要让姜暴晒，姜是喜光又好阴的植物，所以要在阳台上种姜，还要准备好遮阴网哦。

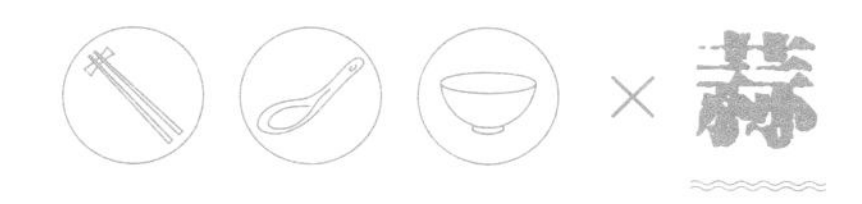

看我中西通杀

快到年关时，老妈把厨房里的杂物统统清理了一遍，这才发现还有一大堆顶着绿芽的大蒜。这些预防涨价的大蒜储备，早已失去了多汁的蒜肉，变得干瘪。遥想 2010 年，大蒜一日一价，眼看着从一块钱两斤变成两块一斤，接着冲三破四，沾着泥巴的家伙竟成了金贵菜。像我这种热衷于蒜蓉西兰花和大蒜烧鲶鱼的大蒜爱好者，都要掂量每次使用的蒜瓣数量了。于是，每次在市场上看到便宜的大蒜都会扫货，这样我就可以在炖黄焖鸡的锅里多扔进一小碗蒜瓣了。还好，“蒜你狠”的威风没有再来，储备大蒜也就被遗忘了。

不过，出芽的大蒜没有被请进垃圾桶，老妈找来两个大泡沫箱，填上不知从哪里挖来的黑土，把出芽的大蒜一行一行地插了进去。我不奢望能得到新长出的蒜头，只要有两根新鲜的蒜苗吃就不错了。

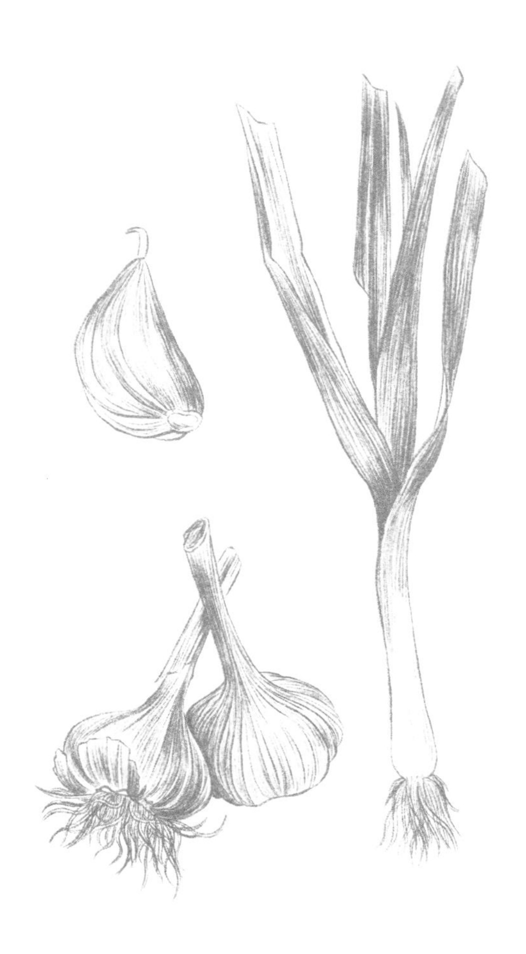

✴ 从药到菜

不得不承认，石蒜科葱属的植物都相当有个性，这家子里的葱、蒜和韭菜完全不是一个味道。很难想象，大蒜会成为东西方通用的调味料。早在古埃及和古罗马时代，大蒜就被欧洲人从它们的中亚老家请到菜园里去了。在埃及第一位法老艾玛哈萨的陵墓中就发现了大蒜模样的泥塑——一个小圆柱被瓣状物包围着。如果说，这些大蒜雕塑不能直接证明大蒜闯入人类生活的悠久历史的话，那从另一位法老墓穴里真的刨出了 6 头货真价实的大蒜则足以证明，大蒜在人类世界已经活跃了至少 4 000 年。

只是这种辛辣的东西是如何被端上餐桌的就不得而知了。有一种说法是，大蒜最初是被当作药物使用的。后来蒜头被赋予了一些神奇的用途——帮逝去的法老王抵挡邪恶生物（插一句，在中世纪时大蒜还被用来对抗吸血鬼）。这些用来防御的大蒜究竟有没有效果，我们自然无从得知。只有一点可以肯定，这些蒜头没有挡住考古学家的镐头，法老的棺木和木乃伊被送到了千里之外的博物馆展出了。

相对来说，大蒜在中国的身份要简单得多。西汉时，从西域成功返回的张骞顺便带回来几头大蒜。不曾想，这种最初被称为“胡蒜”的引进调味料，迅速风靡神州大地。从东北乱炖到西南的蒜泥白肉，从新疆凉菜到广东的蒜子瑶柱，大江南北的餐桌之上都有大蒜活跃的身影。自给自足的小菜园里即使只有方寸之地，也有为大蒜预留的住所。

张骞带回的这些蒜被命名为“大蒜”，自然会让人联想到，有没有对应的小蒜？这个确实有。时至今日，在南方的很多地方小蒜还是腌菜的主要原料，只不过它们的大名叫“藠头”。第一次在云大食堂看到这种东西的时候，我还以为找到了熟悉的糖蒜。结果一口咬下去，一种介于大蒜和韭菜之间的味道弥漫开来，就像喝下加酱油的牛奶。说实话，我对这两种味道都不排斥，可是把它们混到一起就有些怪异了，于是我与小蒜的第一次亲密接触以送它们到垃圾桶告终。

某日，我在感冒冲剂的成分表上看到一个超级生僻的文字“薤”（音同“谢”），于是去检索了半天，发现这家伙竟然就是藠头的兄弟，区别在于薤白是单独的鳞茎，而藠头鳞茎是丛生在一起。原来，我始终都没有逃出小蒜的影子。原来，它和大蒜都以药的身份闯入了我们的生活。

✳ 通杀中西餐桌的秘技

在大江南北的山头上，很容易找到大蒜的表亲，因为葱属植物大约有 1 250 种之多。但是它们的味道大多数都不愠不火。在野外，我也经常碰到山蒜、滇韭、沙葱等“野菜”，随手拈来嚼嚼，可是这些“温吞水”实在无法吸引我的味蕾。

只要稍微注意一下就会发现，我们餐桌上的调料都有自己特殊的刺激性味道——辣椒的辣、花椒的麻、胡椒的刺激，还有大料和豆蔻那种怪异的甜味。而大蒜也因为够刺激才在餐桌上活了下来，并且受到了东西方人群的追捧。

虽然人们都喜好大蒜的辛辣，但是在 1844 年之前，人们都不知道这辛辣从何而来，直到德国科学家用高温高压水蒸气给切碎的大蒜“洗桑拿”，得到了犹如大蒜般刺激的精油。后来，美国人卡瓦里特（Cavalito）使用了新的提取方法，给大蒜洗“乙醇浴”，得到了更为辛辣的洗澡水——蒜素。正是这些富含硫元素的小分子化合物，给食蒜客的味觉打上了标记。

说起来，大蒜是一种挺怪异的东西。在没有受干扰的时候，它们显得异常温和，即便是那些已经被剥去“外套”的白胖蒜瓣，也不会放出丝毫的辛辣味道。但是，一旦放在嘴里一嚼，那火辣的汁液就飞溅开来，并且顺着食道奔涌而下。“姜辣嘴，蒜辣心”，这个云南的民谚并非虚言。那大蒜精油是如何躲藏在蒜瓣里面的？谜底在大蒜精油提取成功100年之后才被揭开。大蒜的味道其实被封印在无色无味的蒜氨酸（学名叫作S-烯丙基-L-半胱氨酸亚砜，也叫S-烯丙基蒜氨酸）中，一旦大蒜细胞遭到破坏，它们就会在特殊蛋白质的作用下分解产生蒜素。说到底，我们的火辣感受不过是大蒜的一个防御行动而已。让大蒜没有想到的是，人类竟然喜欢上了这种嘴巴“挨整”的感觉。即便那股特殊的臭味能破坏花前月下的美好氛围也难舍难弃。

✳ 为健康嚼大蒜

在这个需要为吃找理由的时代，“找刺激”这个理由实在是过于苍白无力。我们迫不及待地给每种食物打上营养和功能标签，连大蒜也不能免俗。最近，对于大蒜素能够降血糖、降血压的保健功效宣传声一浪高过一浪，我们姑且听之。

不过，它确实是我们值得信赖的抗菌能手，细菌、真菌、寄生虫都是它讨伐的对象。在外就餐吃瓣几大蒜成经验之谈，它甚至被赞为“土里长出的青霉素”。每次在外面的小店打牙祭，笃信大蒜杀菌论的父亲总会逼我吃下两瓣蒜。

大蒜素抑制细菌繁殖没得说。大蒜素能够潜入病菌细胞，控制细菌对甘氨酸和谷氨酸的摄入量，最终饿死细菌。不过，想要完全替代抗生素却有相当难度，网上流传的稀释10万倍的大蒜素还能杀灭流感病毒的消息只是个传说而已。

当然，除了满足味蕾外，人们相信大蒜还有不少附加功能（包括驱除恶魔……）。每到夏天，外婆会在我们身上虫叮蚊咬的地方轻轻地涂上蒜汁。每到这时，我都会感觉自己成了一道凉拌菜。只是大蒜素的瞬间刺激作用维持不了多长时间，痒还是那么痒。还好蚊子确实不再近身了，它们显然不喜欢这种怪味。

止痒还说得过去，要是“强加”新功能，就着实不厚道了。据说2011年大蒜价格暴涨就是因为发现了它的新用途——抗击甲流病毒。可是到目前为止，没有证据表明大蒜素能够对抗甲流病毒，也没有像八角那样成为合成“达菲”的原料，并且大蒜素保健品开发也只是刚刚起步，还到不了把厨房里的蒜头都抢走的地步。实际上，成功控制大蒜的睡眠时间，才是涨价的幕后推手。

✴ 沉睡的大蒜

大蒜是活的，在采收后两周就会萌芽，在冬天时蒜瓣头上几乎都会顶上小绿芽，即便天寒地冻亦是如此，所以让大蒜睡觉并非易事。民间流传的习俗是，腊月初八这天大家要泡腊八蒜，想来最初的目的并非取其美味，因为如果不泡就只能吃蒜苗了。这些处理方法显然满足不了对“留有新鲜口感”蒜的需求，为此，五花八门的抑制大蒜发芽的手段登场了——直接放进冷库，用低温欺骗蒜芽，让它们沉睡不醒；或者用放射线直接把蒜芽封杀在萌动之时；抑或是用化学药剂青鲜素“装扮”成合成RNA（核糖核酸）的原料，潜入蒜芽阻碍RNA的合成，干扰幼芽的生长。只是，这些手段都不是普通蒜农能简单操作的。

不过，对于有技术、又想以此牟取暴利的商家来说，这些事情就很小儿科了。他们可以大量收购大蒜，然后让这些大蒜陷入沉睡，同时减少市场上的大蒜供给，以提升大蒜的价格。可以这么说，抑制大蒜发芽技术的发展，让大蒜交易的利润顺利地流向了少数商家手中，在市场价格高达每斤（0.5 千克）5~6 元的时候，蒜农每斤得到的钱还不到 2 元。想到这儿，我不禁想念那些会出芽的大蒜了。

另外，在家里无法抑制大蒜出芽，但是囤积的大蒜总是要处理的，怎么办呢？泡腊八蒜是个经济便捷的方法。在醋里浸泡几天后，蒜瓣就会逐渐由白变绿。老妈第一次泡腊八蒜时，就将变绿的两大罐腊八蒜全都倒进了垃圾桶。其实这个时候不用惊慌，那不过是蒜瓣中的蒜氨酸转化成了黄色和蓝色的色素。更有意思的是，只有经过低温处理，大蒜才能发生如此变化。而新蒜和高温储存的大蒜是不会变色的。如此说来，腊八节才能泡出腊八蒜还是有扎实的科学根据呢。

用醋泡过的腊八蒜，可以一直吃到来年新蒜上市。

【美食锦囊】

茶水能祛除大蒜味吗？

茶叶确实是个不错的选择。实验显示，茶多酚可以与含硫化合物发生反应，从而减轻吃蒜引起的口臭。不过，此种方法要消耗大量的茶多酚，所以跟喝茶比起来，还是嚼点茶叶比较保险。当然，有条件的情况下，还是去刷个牙，或者嚼个口香糖好了。

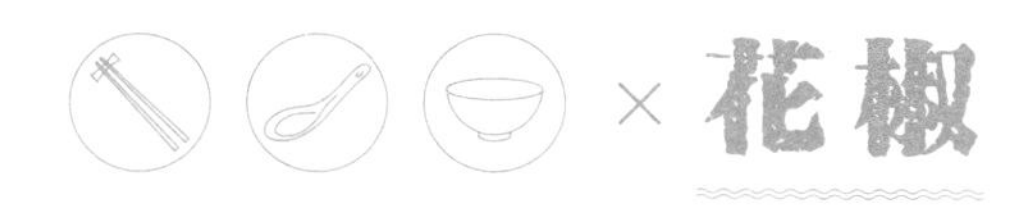

中国味的脊梁

我曾在斯德哥尔摩点了一碗牛肉汤面，奶白色的汤头、整齐的面条和着嫩黄的白菜和火红的牛肉片都笼罩在喷香的热气中。它们在暖暖的灯光下闪耀着诱人的色彩，不觉让人食指大动。等等！那些白菜上怎么会有黑色的颗粒？一口尝下去，果不其然，那些就是胡椒，至于汤头，虽有鲜味，但是略显空洞。这个中餐馆的越南大厨显然没有领会中餐香料的奥秘，因为他们不会也不曾使用一种中国调料——花椒。

如果要选出东西方餐桌的典型调味料，那非胡椒和花椒莫属。虽然在中国餐桌上，花椒调味罐出现的频率不如西餐馆中的胡椒瓶，但是花椒的味道已经渗透到中餐的每一根神经之中。从五香脱骨扒鸡到椒盐虾，从红焖羊肉到侉炖大鲤鱼，都少不了花椒的味道，更不用提那些靠花椒成味的夫妻肺片、椒麻鸡、麻婆豆腐、水煮鱼等一众川菜了。

在川菜盛行的今天，花椒进一步巩固了在中餐调料界的霸主地位。不光是原有的五香味和麻辣味被发扬光大，各种新的，堪称麻

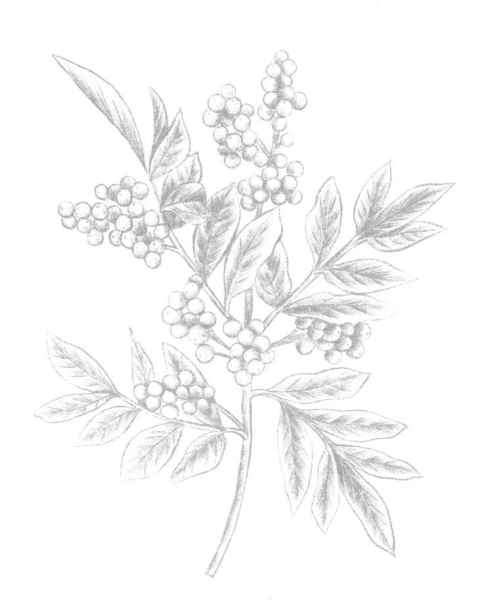

味加强版的麻椒、颇具清新气味的藤椒以及出场频率越来越高的青花椒，让我们的舌尖进入新的狂欢时代。我不止一次被问到这样的问题，这些花椒为什么会有不同的味道，它们的真身究竟是谁？但是，最吸引我的问题就是，第一个吃花椒的人，为啥会去摆弄这种让舌头震颤的植物呢？

✳ 从神的食物开始

虽然如今大家对麻辣香锅都分外痴迷，但是花椒一开始并没有立马摆上人类的餐桌，而是在敬神的供桌上。想想也是，这种会让舌尖麻木的植物，肯定会让人提高警惕，就人体的感官原则来说，不正常的刺激都意味着危险。

还好，花椒不仅有麻味，还有香味。而香味在我国古代是颇受重视的特征，因为古人认为香气是给神灵最好的礼物。而花椒则同兰花、桂皮一样被视为重要的香料。在《楚辞》（王逸注）中就有这样的记载："椒，香物，所以降神。"正是在这种认识的推动下，从商周时期开始，花椒就出现在了祭祀仪式上，这个传统一直延续到了隋唐时期。

至于贡品的形式，不仅有纯的花椒粒，还有升级版的形式——花椒粒泡到酒中制成椒酒。后来，大概是有人为了在神的贡品上沾点光，或者是为了祈求好运，开始尝试喝这些神的饮品。于是花椒总算开始跟人的肠胃打交道了。不过，直到这个时候，花椒仍然是一种象征物。而喝椒酒，更像是祭祀仪式的补充部分。

既然花椒是神的食物，那在墓葬中更是必不可少了。在商周和秦汉时期的古墓中，都发掘出土了大量的花椒实物。虽然有学者认为，这些花椒可能是出于防腐目的添加的，但是就发现的数量而言远远达不到驱虫避菌的效果。相对而言，此处的花椒更像是生人对死者的美好祝愿。当然了，此时的花椒还是一种身份和地位的象征，因为在秦汉时期还没有人工栽培花椒，所有的花椒都是从野外采集的，这需要消耗大量的人力。事实上，所有的花椒陪葬物都是在富人的墓葬中被发现的，平民是无法触及这种昂贵的香料的。

✴ 椒宫中的辛香味

在接触花椒的过程中，人们不仅让它有了敬神之责，还赋予了它其他的用途。宫廷历史剧中，我们经常听到后妃住的地方叫"椒房殿”或者叫“椒宫”，这些地方还真与花椒有关。据说，汉成帝迎娶赵飞燕之后，这位可以在手掌上跳舞的美女久久不能怀孕。于是，汉成帝命令工匠把赵飞燕寝宫的墙壁上都涂满了花椒，尽管如此，赵飞燕也一生没有子嗣，但她居住的宫殿也被称为椒宫。据说这样做的依据是，花椒的果实繁盛，用这种多子的植物来装点宫殿也算是讨个好口彩吧。至于花椒的气味会不会影响生育，就当是个美好的愿景吧。至少在魏晋之后，这种习俗连同“祭祀、椒酒”一并被放弃了，想来杨贵妃的椒房殿里应该是没有花椒墙的。

我忽然在想，当年赵飞燕在花椒满墙的宫殿里会不会觉得憋闷，抑或是为了怀上龙种一切都忍了。因为，花椒的香味似乎并不适合出现在菜肴之外的地方。有一年，我去甘肃南部的白龙江流域调查兰科植物的分布，恰逢当地花椒丰收。在一个月的时间里，只要进了公交车的门，浓郁的花椒味就会扑鼻而来。那是一股浓烈、有冲击力，却又似香非香的气味。每每这时我就会想到，那些住在椒房殿里的后妃们得有多大的忍耐力呢。

不过，我很快发现，确实有人喜欢花椒的气味。一日，我们去踏青，儿子兴冲冲地举着一片叶子给我看，“爸爸，这片叶子有橘子味。”可是那分明就是一片花椒叶。花椒的叶子里面多少带点柑橘味，其实这也不奇怪，因为花椒同柑橘一样，也是芸香科的植物。摘下一片花椒叶，对着光看看，就会发现叶片上有很多半透明的圆点——油点。这是包括柑橘在内的所有芸香科植物的共同特征。油点里储存了大量的挥发油（柠檬烯、芳樟醇等），柑橘叶片和花椒叶片的浓烈气味也就由此而来。于是，我们采了很多有“橘子味”的花椒叶带回家。

其实，并不是所有的花椒叶片都是有柑橘味道的，我们平常说的花椒实际上是芸香科花椒属植物的大集合。这里面至少包括了花椒、竹叶花椒、川陕花椒、青花椒和野花椒等 5 个种。这 5 个种的气味大不一样。就拿花椒和青花椒来说，花椒中富含柠檬烯和芳樟醇，所以柑橘的气息更浓；而青花椒中占主导地位的则是爱草脑，所以它们的味道更加清冽，偏向于胡椒。当然，我们关注花椒更多是在于它的麻。

✳ 不一样的青花椒

近来，市面上多了一些青色的花椒，其特有的麻味极具穿透力，不仅与鲈鱼和谐相伴，还与麻辣花生携手共舞，最绝的当属麻辣海瓜子。每个小小的海瓜子中都藏满了青花椒的麻，每次吮吸麻辣海瓜子之后，感受到那种舌尖的震颤，怎一个爽字了得。于是，这些青色的花椒有了特别的名称——麻椒。

有消息说，这些青色花椒之所以麻，是因为它们是在完全成熟的时候被采摘下来的。但是事实并非如此，目前市场上青色花椒主要有两个来源。

其一是青花椒种的果实，它们的特点是外表比较光滑，油泡比较少，不像花椒的表面那么粗糙。刚刚成熟时，它们的果实还带有红色，但是经过储藏之后，颜色会变成深绿色或者近似黑色。

另一种则是藤椒，这是竹叶花椒的一个变种。这类花椒的果实形态与普通花椒近似，它们成熟时的颜色依然是绿色，当采摘储存之后，这些花椒的颜色会渐渐泛黄。通过这种颜色的变化，我们可以分辨出两种不同的青花椒。但是在实际的烹饪过程中，除了川菜师傅外，很少有人去区分两者味道的差别，因为它们都有一样的麻。

人类能适应花椒的麻味，算得上是一件奇异的事情。因为，这种味道甚至算不上一种基本味，而是一种轻微的痛觉。引发这种痛觉的物质就是花椒中特别的酰胺类物质——山椒素，其中又以α-山椒素的麻味最强。之所以会给我们带来麻味，是因为山椒素可以与我们舌头上负责感觉的TRPV1受体结合，让舌头感觉到刺麻感。有意思的是，辣椒素在我们的舌头上也是通过与TRPV1受体结合发挥作用的。如此看来，麻辣一家相得益彰倒是有几分道理。

✳ 麻能带来健康吗？

在养生理念盛行的今天，我们总期望饮食能为我们带来额外的健康加分，于是各种传统饮食被贴上了莫名的保健标签，花椒作为八大调味料之一，自然也不会被放过。遗憾的是，除了刺激我们的舌头外，花椒中的成分并没有太多的神奇功效。

如果非要跟健康扯在一起，那还得说α-山椒素。就目前的结果来看，这种物质对蛔虫有很好的毒杀作用。只是，在卫生条件逐步发达的今天，蛔虫感染率已经越来越低（我儿子吃下驱虫药之后，兴冲冲地在马桶里找虫子，也以失望告终）。这种化学武器还有没有用武之地都值得考虑了，但至少我们已经用不着嚼着花椒粒驱虫了。

另外，有实验说花椒可以在粮仓中抑制曲霉和青霉的生长，这看起来倒像是个不错的用途。回想起来，母亲确实在米箱里面放过花椒。可如今，这种方法似乎也落伍了，一是商品流通迅速，那种粮食堆满一屋子的阵势已不多见；二是米粒吸收的花椒味着实会影响米饭的风味，这样的存粮技术不要也罢。

不管怎么说，花椒带来的辛香味，确实可以让我们多吃两碗饭，这也算得上是花椒的功效吧。

✳ 牙膏里的花椒

虽然花椒和花椒素在效用比拼中得分甚少，但是花椒的兄弟——两面针却在此方面表现突出。两面针有个小名叫蔓椒，同花椒一样，它也是芸香科花椒属的植物。其特征就是叶片两面的叶脉上都长着尖刺，两面针也因此得名。至于它们的花朵，则一如花椒属的其他同伴那样微小、低调。

大概在20年前，靠着同名牙膏，这种植物走进了我们的视野。实际上，在《神农本草经》中就记载了两面针的镇痛功效。至于治疗牙痛的记载则最早出现在《岭南采药录》中，“患牙痛，煎水含漱”。

通过化学分析，我们已经能比较清晰地认识两面针的有效成分。比如，其中的香叶木苷有抗炎作用，对于牙龈的消肿不无裨益。另外，两面针中的生物碱有镇静作用，对于缓解疼痛也是有益的。但是，这并不意味着我们可以通过嚼两面针来获得好处，相反，随意吃这种植物会危害我们的健康。

两面针中的毒性物质——氯化两面针碱和氧化两面针碱等生物碱，可导致外周神经系统和中枢神经系统的损害。曾经有口服两面针汤药导致头昏、眼花、呕吐等中毒症状的报道。当服药量过大时，甚至会损伤呼吸中枢，引发昏迷抽搐。所以，还是放弃上山采药、熬汤进补的想法吧。

在川菜盛行的今天，花椒的香味和麻味已经弥散在神州大地。这大概是当初主持敬神仪式的祭司所不曾想到的。把花椒弄上餐桌，堪称中餐大冒险中最成功的案例之一。虽然花椒并没有带来特别的营养，但是大家依旧可以沉浸在它的香与麻之中。所谓一方水土养一方人，大概就是这个道理。

【美食锦囊】

如何识别劣质花椒？

第一招，水泡，正常花椒浸出的水是浅褐色的，染色花椒的水是红的；第二招，手捏，优质花椒易碎，而劣质花椒很强韧；第三招，嘴尝，优质花椒的麻味很浓，而劣质花椒的麻味很淡。

花椒也是现磨的好

因为花椒中的酰胺会逐渐降解，所以它们的味道会越来越淡。磨成面的花椒中，酰胺降解尤其明显。所以，购买花椒面时不要贪多。如果有条件的话，现磨现用是最好的。

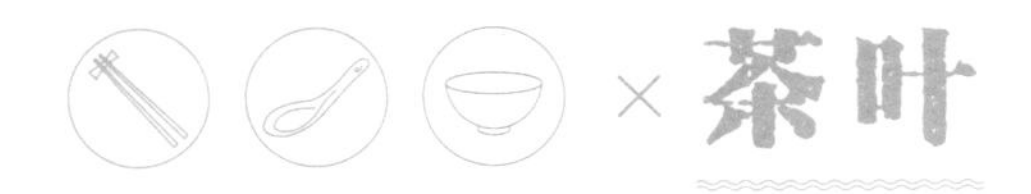

茶之味

我一直对喝茶这件事不感冒，这跟童年时不甚愉悦的喝茶经历有很大关系。我出生在黄土高原上，对于喜好酸性土壤的茶树来说，这里简直就是蛮荒之地。所以呢，能喝到的茶叶都是从遥远的地方运来的。而在20世纪80年代初，物资的流通还很不便利，根本没有什么淘宝、团购，像茶叶这样的商品都摆在副食商店或者供销社的柜台上面。不知道是为了便于运输，还是为了将茶叶的碎末也混在一起出售，我对茶叶的第一印象就是一块块像砖头一样的东西。对，就是像普洱茶那样的硬块，以至于多年之后，我一直奇怪普洱茶这样的“廉价”玩意儿为何能价比黄金。

即便砖茶的卖相很差，这种茶叶也不是随时都能喝到的。只有在年节的时候，大人们才会从砖茶上敲下一小块泡在茶壶里，往炉火旁一放，烹煮一壶真正意义上的“茶汤”。一天下来，壶中的液体不断更新，只是茶叶就那么点，除非来了重要的客人或者茶汤实在没了颜色，才又从砖茶上敲下一小块放进茶壶里。那时的茶叶似乎只是出于待客之道的道具，至于实际的味道，很多时候甚至混杂了橱柜的油漆味、油腻的饼干味，或者是已经不新鲜的苹果味。不过，没有人深究这个茶汤的味道，倒茶、喝茶不过是作客时所要完成的礼仪而已，至少我那时是这样认为的。

✴ 为什么要喝茶？

很长时间以来，我都搞不明白，人们为什么会对这种山茶科山茶属植物的苦涩叶片产生感情。直到有一次跟朋友聊天，喝了一晚上的茶，也兴奋了一晚上，虽然话题并没有什么刺激性——我忽然发现，这才是这种小叶子的奇妙用处。传说中，茶叶确实是作为一种兴奋剂被发现的。故事是说，达摩祖师面壁打坐多年，已经是昏昏欲睡，眼皮都能把牙签压折的时候，他干脆撕下自己的眼皮扔到地上。结果达摩的眼皮就变成了两棵绿色植物。在好奇地嚼了嚼这个植物的叶片之后，达摩顿感精神百倍，最终圆满完成了参禅。

不过，达摩“种”茶树的传说多少有些纰漏，因为在达摩出生之前就有很多人在使用茶叶了。所以流传更为广泛的传说是，神农尝百草时发现了一种可以解百毒的仙草，于是带在身边，每当中毒的时候就嚼上一片。当然，这种万能解药是不可能实现的，就算是生扁豆里的普通毒素也对付不了。唯一的用处就是可以让神农氏能集中精神来精确分辨香花毒草吧。

反过来看，世界三大饮料多少都跟“兴奋神经”有关系，除了茶外，咖啡和可可的作用大抵也是这样。至于口味嘛，也都没有脱出“苦”的基调。没办法，让人精神不正常的物质基本上都会被我们的味觉系统定义为“苦味”，像咖啡因这样能产生有益副作用的亦是

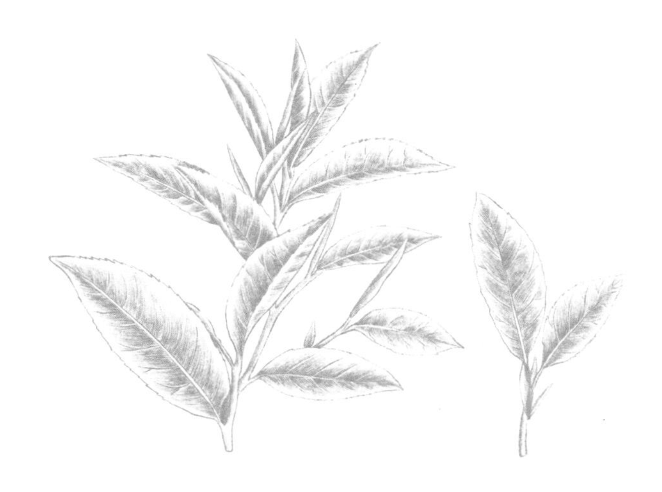

如此；另外，还有的混杂了其他苦味物质，比如茶叶中以儿茶素为代表的茶多酚类物质，只不过这些苦味植物里面还混杂着另外一些或甜或鲜的风味物质（如氨基酸），让口味变得不同起来。

✴ 色泽和鲜味才是真性感

我对茶叶味道的重新认识，还是进入21世纪后的事情。2000年年初的时候跟随老师进行生物课的野外实习，来到了普洱。当时正是春茶上市的日子。整个小城都弥漫着茶叶的味道。也不知道是导师的赞许影响了我的认识，还是实习的兴奋劲儿影响了味觉，抑或是春茶固有的鲜味，我总算对茶客们“泡一壶心仪的春茶”的愉悦感有了些许了解。

一般来说，色和鲜确实有着不同的标准。决定茶叶品质的主要是影响色泽的叶绿素，以及影响口感的茶多酚、氨基酸和一些脂类物质。春天时由于太阳光还不甚强烈，所以新长出的茶树叶芽需要更多的叶绿素来吸收阳光，自然也就显得更鲜绿一些。而作为发育枝条尖端的部位，建设细胞所需的氨基酸和酯类物质都会云集于此。由于温度的影响，这里的细胞建设工作会比较缓慢，因而大量的提供鲜味口感的氨基酸都被积累了下来。当然，代谢不紧不慢地进行，也让茶多酚（产生茶叶特殊的苦味）这些次生代谢产物积累在一个适合的水平上，获得平衡的口感。

随着夏日来临，气温升高。茶树生长进入了旺盛时期，临时仓库里的氨基酸储备自然不多，代谢旺盛的叶片中聚集了过多的茶多酚，使得苦味过重。其实在夏天的强烈阳光下用不着太多的叶绿素，并且防止强光破坏叶绿素还得生产出作为保护剂的花青素，而后者的苦味也不会让舌头痛快，这样一来，茶叶色味都大打折扣了。

有研究人员尝试着为夏日的茶树遮阴蔽日，模拟茶树在春天的生长环境，据说也能大大改善口感。至于茶叶采摘是否出自少女之手，更像是个炒作的概念，只要捻得合适的新叶嫩芽，出来的茶汤都是一样的滋味。

不过，商家的广告并非全是虚言，对于绿茶来说，越新鲜滋味确实越好。因为前面提到的那些影响色泽味道的物质都愿意跟氧气打交道，然后变身成灰暗、怪味的家伙。有实验表明，在常温光照储存条件下，叶绿素很快会被分解，让绿茶变成黄茶杆；氨基酸会被降解，让茶叶鲜味尽失；本来与味道相安无事的脂肪也会降解成小分子的、散发怪味的醇、醛、酸，让茶叶的滋味大打折扣。所以，把绿茶请进低温、避光且隔绝氧气的小环境中，能让它们的鲜活口感保持得更长些。

当然也有些茶叶的味道不管怎么处理总是不大对味，于是就出现了类似于调味果汁的茉莉花茶。总的来说，这种茶叶的口味比砖茶有了很大的改善，至少这种茶叶闻起来还算是香的。不过我还是不喜欢，那时流行空气清新剂也是茉莉花味的，只是这种化学制剂只要剂量稍高就会显露一股怪味，于是也影响到我对茉莉花茶的判断。比起茉莉花茶，我更愿意跟同期盛行的健力宝、椰汁、芒果汁亲密接触。再后来，听说茉莉花茶不过是将等外品茶叶包装出售的一种方法，所以对茉莉花茶还是持将信将疑的态度。虽然后来也有了碧螺春、毛尖等不同名字的茶盒，我却懒得去碰它们，除了给客人泡茶的时候。

✳ 此发酵非彼发酵

绿茶的特点就是在茶叶采摘之后，快速杀青，阻止茶叶内部的酶继续发挥作用，使茶叶的色泽和风味出现变化。并且用炒干和烘干的方法来处理绿茶，在炒制过程中，因为糖类和氨基酸之间发生的美拉德反应，于是又形成了新的风味物质。

在炒青绿茶出现之后，后续的干燥过程都是依靠快速炒干。顺便说一下，大家经常说的普洱生茶实际上是一种绿茶。新鲜茶叶采摘之后稍加凋萎，就进行炒青加工，然后进行揉捻，只是在干燥时不使用烘干和炒干设备。

在原叶绿茶发展起来之后，黄茶和黑茶自然就出现了。黄茶最初的产生很可能是因为在鲜茶叶杀青之后没有及时揉捻，堆积的时间过长，所以才变成了黄色。与此同时，炒青时候的温度太低，也可能导致杀青不完全，那些残存的酶类继续发挥自己的作用，因而产生了黄茶特殊的风味。

至于说黑茶更是一个大生产的结果，因为最初的用于黑茶生产的原料本来就是老茶树叶子，同时加工量大，火温又不高，所以在杀青结束的时候，叶子已经变成深褐绿色了，在揉捻后渥堆又加深了茶的颜色。这样看来，黑茶更像是一个大量供给茶叶的简版解决方案。

红茶在 1560 年之前就出现了，因为在 1556 年来到中国的葡萄牙人科鲁兹，就在他书中有关于红茶的描述，“凡上等人家皆以茶敬人，此物味略苦，呈红色，可以治病”。说明这个时候中国人已经开始喝红茶了。

与绿茶的制作原则完全相反，制作红茶的时候，需要让茶叶进行完全发酵。当然这种发酵并不是我们想象中的制作臭豆腐那种充满霉菌的发酵过程，也不是酿酒那样的发酵过程，而是依靠茶叶自身的变化过程。在简单的日晒萎凋之后，经过揉捻，让茶叶的细胞尽可能释放出里面的各种酶，将茶多酚转化为茶红素和茶黄素以及各种风味物质。再经过晒干或者烘干，红茶就产生了完全不同于绿茶的感觉。

至于说以乌龙茶为代表的青茶，则是在加工工艺上结合了绿茶和红茶的手法，既不像绿茶那样直接杀青，完全不让茶叶发酵，也不像红茶那样，让茶叶完全发酵。结果就让青茶有了自己独特的风味。

✳ 普洱茶的成熟味

并非所有的茶叶都要趁鲜喝为好，普洱茶便是如此。倘若你不是对浓烈的茶味有特殊爱好的话，一定会对初制而成的普洱茶失望透顶。作为原料的云南大叶茶中的茶多酚含量较高，于是带来的苦味也异常强烈。如果说西湖龙井的茶叶像红酒，那普洱的茶叶就如同度数很高的老白干和二锅头了，若非老茶客，恐怕难以抵挡这种猛烈攻势。我的很多云南亲友喝外省的茶叶都会觉得不够味，大抵也是因为茶多酚含量不够高的缘故了。

还好，普洱茶可以陈年发酵，在这个过程中，苦味会被削减。虽然一提到发酵，我们立马想到的总是酸奶、酱油、豆腐乳之类的东西。但是这种过程真的发生在普洱茶身上，而且也必须经过这个过程，普洱茶才能化身可口的饮品（当然红茶也是如此）。普洱的精妙之处就在于其发酵之美。附着在上面的根霉菌会分解淀粉，让茶汤展现出美妙的甜味，酵母菌产生的蛋白质和氨基酸让茶味更为醇厚，而茶多酚转为茶红素和茶黄素，这样可让茶汤染上亮丽的红色。经过这些微生物打扮，普洱茶的美丽才会显现出来。

那些采摘后的茶叶，并非如绿茶一样经过炒制，而是在太阳下面晒干之后就储存了起来。所以，还有些许水分可以供上面提到的微生物休养生息，让云南大叶茶展现出柔美的另一面。还有一种粗暴的工艺，就是有意向普洱茶上喷水，促进微生物生长发酵。

不过，普洱茶的发酵工艺却并非有意研发。晒干后的茶叶在储存过程中不断受到微生物的骚扰，于是丢掉了最初的“青涩”，变得“成熟丰满”起来了。我觉得，这种工艺的开发过程，应该与臭豆腐的开发没啥两样。至于砖茶这种特殊的形态，也是为了便于运输开发出来。要知道，当年从云南运出茶叶可都是需要肩挑马驮，翻山越岭的。把茶叶压紧制成砖茶无疑可以在背篓里多放进一些茶叶，提高运输效率。

2005 年，曾经有人设计了一场运茶秀——特意用马队将精选的砖茶从云南运到北京。据说在运输过程中，这些茶叶还会不断发酵，产生特别的风味物质，从而得到更为纯粹的普洱茶，在当时引来围观者无数。这其中是有几分道理的，确实有研究表明温湿度的变化会影响普洱茶的发酵结果。近年来，普洱茶发酵菌种以及发酵温度的黑箱已经逐步打开，整个过程完全可以在厂房中实现，那就不用辛苦那些马匹和赶马人了。马队送茶的行为更像是一个广告表演而已。不过，这个广告的效果出人意料的好，一两（50 克）茶叶的售价曾经高达上万元。

只是这种特别的普洱茶的营养成分并不会与普通绿茶有多大差别，特别是维生素 C 在发酵过程中已经损失殆尽了，其他的矿物质等营养元素（况且，这些物质更容易从其他食物中获得，用喝茶的方法来实现无异于缘木求鱼）也不会因为发酵提升。最大的变化就是影响口味的茶多酚的含量，所以选择绿茶还是普洱茶，不过是选可乐还是选雪碧的问题而已。

✳ 泡茶的功夫

有了好的茶叶，怎样冲泡还真是一门学问。我碰到的最奇怪的冲茶方法还是在云南。为了寻找麻栗坡兜兰，我们造访了滇西南的麻栗坡。整个花期都是阴冷潮湿的，每天的热乎劲就靠一杯浓茶。每天早上向导会拿出一个布满茶渍的锡罐，在里面填上小半壶的茶叶，然后放在火塘上烘烤，直到茶叶散发出焦香味，这才把准备好的沸水冲入壶中。等壶中的水和茶叶翻腾一阵过后，倒出两小盅药汤一样的茶。来上一杯，在山上跑一天都不会打盹。什么茶香在此时都不重要了，关键是浓缩茶的提神功能。

对于老茶客来说，对冲泡茶叶的水也是极尽讲究，至少是对温度极其敏感。那温度真的会影响茶汤的风味吗？

茶多酚需要一定的温度才能从茶叶中溶解出来。一般来说，要用80摄氏度以上的热水，才能迫使它们进入茶汤。当然温度高了，茶水的苦涩味就更为明显了。那杯特制的麻栗坡浓茶就是如此。

不过茶水本来就没有一个标准温度，有一些特殊的需要展现甜味的茶（如玉露）就需用50摄氏度的低温水来泡，这样才能让苦味的茶多酚素尽量待在茶叶中，同时让呈现甜味的氨基酸充分释放出来。而且相对来说，绿茶和普洱茶的个性还算单纯，只要跟水亲密接触就可以了。但是红茶，很多时候就需要糖、牛奶来搭配了。

其实，茶的滋味并没有极致，就像云南人热衷大叶茶，麻栗坡人喜好烤茶，北京人喜欢茉莉花茶，只要是对了自己的口味，是新、是旧，是甜、是苦，那又何妨？

【美食锦囊】

隔夜茶究竟能不能喝？

隔夜茶汤的变化主要是茶多酚类物质发生了化学氧化，导致茶汤颜色变深，同时，氨基酸等呈味成分的减少和香气物质的挥发等导致茶汤的香气和滋味变差。因此，科学地讲，隔夜茶只要没有发生微生物污染（如变馊、变质、发霉等），还是可以喝的。

当然，隔夜茶由于冲泡时间过久，又没有采用任何保鲜措施，可能会造成部分营养成分变化，但最主要的还是风味的丧失。因此，要想品出茶中真滋味，最好是现泡现喝，不提倡喝隔夜茶。

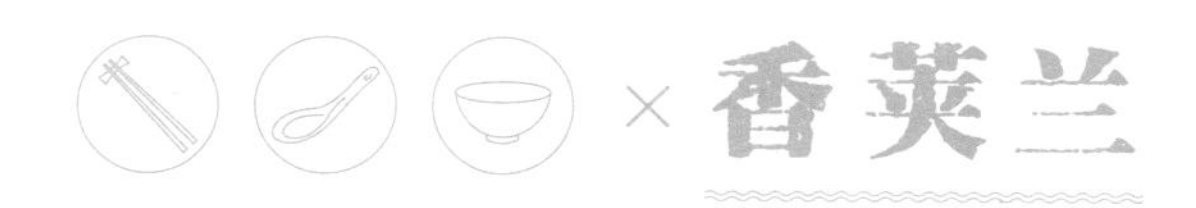

香草味儿是复杂的存在

我依然记得第一次吃冰激凌的场景。那是20多年前一个闷热的夏日夜晚，父亲带着我来到新开张的冰激凌店。那可是小城里的第一家冰激凌店，还是国营的。先去交了钱，买了票，然后去排队领冰激凌。那阵势，比起吃麦当劳午餐的都有过之而无不及。在队伍的最前端，掌勺的售货员守着三个大保温桶，里面都装满冰激凌。排队的孩童们都眼巴巴地看着他们的半圆勺子在桶里进进出出。空气中有一股淡淡的冰激凌香味在轻轻地荡漾着。

终于排到我了，交上号票，换来装着两个冰激凌球的纸盒。然后用小木片挖起一大块填进嘴里，一股脑从嗓子眼儿滑了下去。这感觉是什么小豆冰棍、奶油雪糕完全无法比拟的。排队用了15分钟，而解决这两个小小的圆球只用了不到5分钟。至于那两个冰激凌球有多甜，我已经记不清了。只记得吃完后嘴边还留着淡淡的冰激凌味儿，于是舔嘴角舔了很久。

如今，冰激凌的味道越来越丰富，不仅有了传统的牛奶原味，还有草莓味、巧克力味、哈密瓜味、香草味、香芋味，超市的冷柜

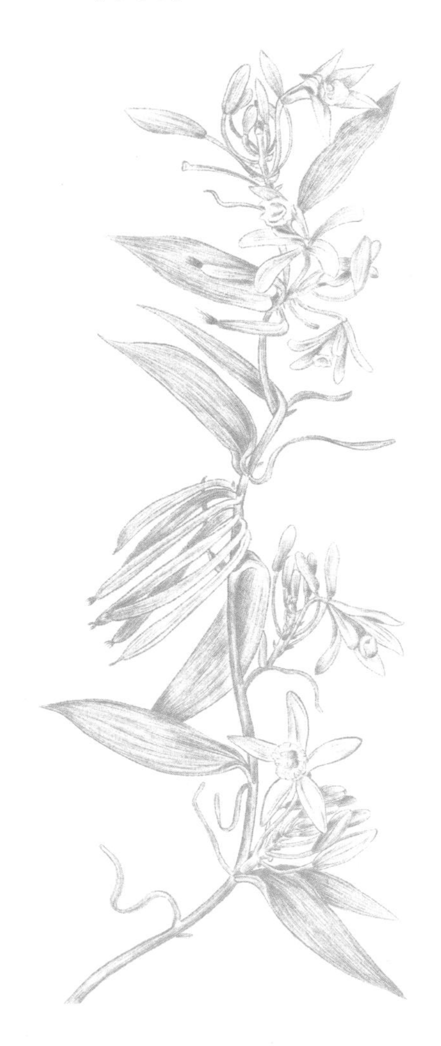

被各种口味的冰激凌挤得满满当当。但是我大多数时候都会选择草莓味的冰激凌，至少我能看到一些草莓碎屑。而其他的味道，总觉得有种勾兑的嫌疑，特别是叫香草的那一种，虽然这种味道正是我的第一个冰激凌的味道。

直到我拜入植物学的门下，才知道香草真的是一种草，而且是一种兰草！

✳ 香草本是兰

如果只是听到香草二字，我们脑海里出现的恐怕是薄荷、艾草、芫荽（对于喜欢的人来说）之类的东西。因为是“草”嘛，必定是有宽有窄、有薄有厚的叶片，或者有长有短、有粗有细的草茎。不过，我们吃的香草既不是叶也不是茎，而是它们的果。在那些开裂蒴果内，有上千粒黑色细小的长圆形种子，香荚兰（*Vanilla*）的香味主要源于此。那种又像奶油又像巧克力的味道就是它们散发出来的。只是那些被炮制过的香草豆荚既黑且瘦，一点卖相都没有，看起来就像是茶叶梗，而且还是泡过的……

香草的大名就是香荚兰，是一种典型的兰科植物，这种兰被叫作香子兰、香草兰。在港台地区的美食读物中看到的“云呢拿”也是它们，那不过是香荚兰名字的音译罢了。不管叫什么名字，这些高贵的“茶叶梗”们都是香料中的极品。在超市出售的香荚兰果通常会装在一个密封极好的玻璃瓶中。在著名的 C2C 购物网站上，香荚兰的售价都是按根或者按克来计量，名贵的身份可见一斑。

在第一次收到网购的香草时，我迫不及待地打开它们精致的包装。剥开香草的豆荚，来了一个深呼吸。一股浓烈的，像墨汁一样的气味直冲脑门。我的天，当初吃的那个香草味的冰激凌里面真的有这样的仙草吗？

✳ 从泔水到冰激凌

今天，我们买到的香草可能来自马达加斯加，可能来自塔希提岛，也可能来自印度尼西亚或者塞舌尔。不过就在 500 多年前，它们还在墨西哥老家的热带雨林中攀爬生长。对于中南美的土著居民来说，香草和可可豆一样，被视为奉献给神的食物。不过，西班牙访客并没有体会到香草的甜美，因为那个时候阿兹特克人是这样调制香草饮料的——以巧克力浆为主料，添加了红木、玉米粉、辣椒面和香草碎屑，然后打出了丰富的泡沫。这种又苦又辣又涩的饮品，即使有香草来提味，也只能由土著居民来享受了。西班牙人对此饮料的评价是，“它似乎是给猪喝的泔水，完全不像给人喝的饮料”。不过，瑕不掩瑜，香草的价值逐渐被世人知晓。

后来，贵妇们用蔗糖替代了蜂蜜，用桂皮和肉豆蔻替换了辣椒，于是香草饮料展现出了现代化、世界化的一面。再后来，香草和可可豆的简单搭配，构成了当今巧克力的主味。香草开始成为一种世界流行的香料，它的身影不仅遍及甜品铺、蛋糕房，香草的提取物还出现在了化妆品甚至香烟中。如果你抽到了一根冰激凌味的香烟，那八成是添加了香草提取物。

无论在巧克力中，还是在糕点中，香草终究还是个配角。而香草冰激凌的出现，真正让香草成为世人口中和心中的明星。《香草文化史》一书的作者雷恩提道，在美国的冰激凌消费者中喜欢巧克力味的占 8.9% 左右，而喜欢香草味的高达 29%，这足以说明香草在冰激凌界的霸主地位。于是，默认的冰激凌味道是香草味也就不值得奇怪了。

✳ 纯手工植物

中国有句古话，樱桃好吃树难栽。不过，要跟香荚兰的获取过程相比，种樱桃就显得小儿科了。香荚兰对生长环境非常挑剔，终年的昼夜温度都不能低于 20 摄氏度，而白天的温度更是要达到 30 摄氏度才够痛快；至于湿度嘛，还不能低于 70%。即使在这样舒适的生长环境中，香荚兰也需要生长 3 年才能够开花！不过，这仅仅是万里长征才出发而已。

同其他大多数兰科植物一样，香荚兰的自然结果率很低。一株香荚兰上的 200 多朵花中，只能结出 10 来个果子，这全都是由它们特殊的花朵决定的。我们知道，在开花结果的过程中有个很重要的桥段就是传播花粉，我们之所以能吃上脆甜的苹果、醉人的荔枝，全靠那些在花丛中飞舞的蜜蜂。在香荚兰的老家，特定种类的蜂会为它们完成授粉过程，只是这些蜂的工作效率太低了，只有不到十分之一的花朵能享受它们的服务。所以，香荚兰藤上的果子也就寥寥无几了。

增加产量的方法只能是人工授粉，但是这个方法却不容易。同其他兰科植物一样，香荚兰的花粉聚集成了一个花粉块，并且被一个“小帽子”——药帽遮盖着，这注定一朵花的花粉不可能与柱头自然结合。然而这种精巧的设计却给香荚兰生产带来了麻烦。直到

1833 年，一个小男孩找到了为香荚兰人工授粉的办法，他用一根小竹签把花粉挑入柱头的腔室，这个简单的动作推动了整个世界香草行业的发展。看到这儿，你也许会说，原来如此简单，那香草高昂的价格不过是行业暴利的产物了？

情况并非如此！即使了解了授粉原理，如何顺利地完成此项工作仍然是个挑战，因为香荚兰的花期太短了！要知道，香荚兰通常会在凌晨两三点时开花，到中午 11 点左右就凋谢了，所以整个授粉过程必须在这短短的七八个小时内完成。如果你觉得做完这事可以喘口气了，那又错了，这仅仅是万里长征走完了第一步而已。

在接下来的 6~9 个月里，你得看护好这些娇嫩的果子，防备那些偷嘴的昆虫和鸟类，直到它们慢慢膨胀，长成一个小香蕉的模样。不过，即使是已经成熟的香荚兰果实也没有诱人的香味。如同成熟的葡萄也不会自动变成美酒一样，要想让这些果实溢出芳香，就必须继续给它们提供良好的服务。

在这个过程中，工人们要先把新鲜香草荚送到特制的烤炉里面烘烤，有点像绿茶制作的杀青工艺。在接下来的 6~9 个月里，每隔一天就要把这些香草荚搬到太阳下晒日光浴，直到豆荚被晒得发烫，之后还要对它们逐个进行按摩。只有这样，豆荚才能充分发酵，展现出迷人的香气。但是在此过程中，它们散发的气味却令人作呕，而工人们每天都在这样的气味地狱中工作。我打开香草包装一刹那的浓烈味道，恐怕还不及工作场所气味的百分之一。随着时间的推移，气味的稀释，这种味道才逐渐变成了我们熟悉的那种令人愉悦的味道。

✳ 调出来的味道好不好？

香草的复杂生产过程，让它们注定无法像薄荷、柠檬一样成为大众食品。于是，人们开始寻找它的替代品。1891年，一名法国化学家从丁香油中提取出了丁香酚，然后加以改造成为香草醛。这种物质的香草气味很假，因为香草中所含的呈味物质多达50种。还好，后来人们发现一种叫香豆素的物质可以缓和香草醛的刺激性。香豆素的提取很容易，苜蓿中就有很多。于是，这两者开始以黄金搭档的身份，让我们感受到亦真亦幻的香草味了。可以说，合成香料的使用，在香草冰激凌成为大众消费品并取得冰激凌霸主地位上，发挥了极其重要的作用。

如今，我们都期望了解食品的真实成分，冰激凌当然也不例外。不过，当你走进冰激凌店时，如果服务员问你是要乙酸异戊酯口味的，还是要异戊酸异戊酯口味的冰激凌，你会不会觉得摸不着头脑？其实，第一种就是我们称为香蕉味的冰激凌，而第二种则是苹果味的冰激凌。这并不只是幻想，而是可能出现的事实。

在《食品安全国家标准 食品添加剂使用标准》中，有这么一条规定：所有食品要写明添加剂的种类。也就是说，在以后的成分说明中，再不会出现苹果香精、橘子香精之类的模糊词语。但是要公布出这些化学名称，会不会让消费者心里犯嘀咕——“天哪，我们天天就是在吃这些化学原料吗？”

猛然发现，化学原料我已经吃了很久了。20年前，我会用果子露兑水冲调出或浓或淡的饮料；10 年前，我热衷于不知道有没有杧果的芒（应作“杧”）果汁，直到有一天吃了真正的杧果，才发现芒果汁给人的印象完全是错误的。即使在今天，在超市大堆的水果饮料中，不添加任何香精的纯天然果汁仍然是少数派，就连儿子喝的奶粉里也少不了香荚兰素。

不过，人工的香味总是让人有种别扭的感觉。这是因为决定植物香气的挥发性成分有着复杂的组成，香草（香荚兰）中有 50 种左右，桃子中有 90 多种，有些苹果品种的甚至可以有 200 多种。别说把它们定量调配出来，就是将这些化合物的种类定性地分辨出来也不是件容易的事情。并且，很难以量的多少来衡量某种组分在整体香味中所起的作用。有些看似痕量（浓度小于 0.01%）的物质，却会勾引我们的鼻子，比如香荚兰素在每升空气中的含量达到 0.000 005 毫克的时候就可以被人察觉到。不仅如此，不同的香味成分之间还存在着一些让人难以琢磨的协同作用，这也是我们平常闻到的人工香精“单薄又刺激”的原因。

“聊胜于无”用来形容食用香精再合适不过了。特别是对小朋友来说，调配一些颜色和味道，总比一杯白开水要强得多。正是由于香精的单位添加量很少，所以到目前为止，还没有因此造成中毒的报道。而造成威胁的恰恰是三聚氰胺之类为了迎合检测指标的添加物。不管是天然香，还是人工香，只要是能给我们的生活增加健康快乐的味道，为什么不加点呢？

说回幼年时的那桶冰激凌，我想那里面的香草味恐怕就来自于香草醛和香豆素。其实，真的香草一样有臭的时候，而合成香料也会有香的场合。现实同理想可能很近，也可能很远。抱着一大桶香草味儿的冰激凌，玩着电脑中的 RPG（角色扮演）游戏，也不失为乐事一件啊。

【美食锦囊】

用芋头做不出香芋冰激凌

可能有读者会尝试用芋头来做香芋味儿的冰激凌，但是总做不出冰激凌店的味道。那不是你的水平问题，因为冰激凌店用的根本就不是芋头。所谓香芋是薯蓣科薯蓣属的一种植物，跟我们平常吃的山药倒是表亲。

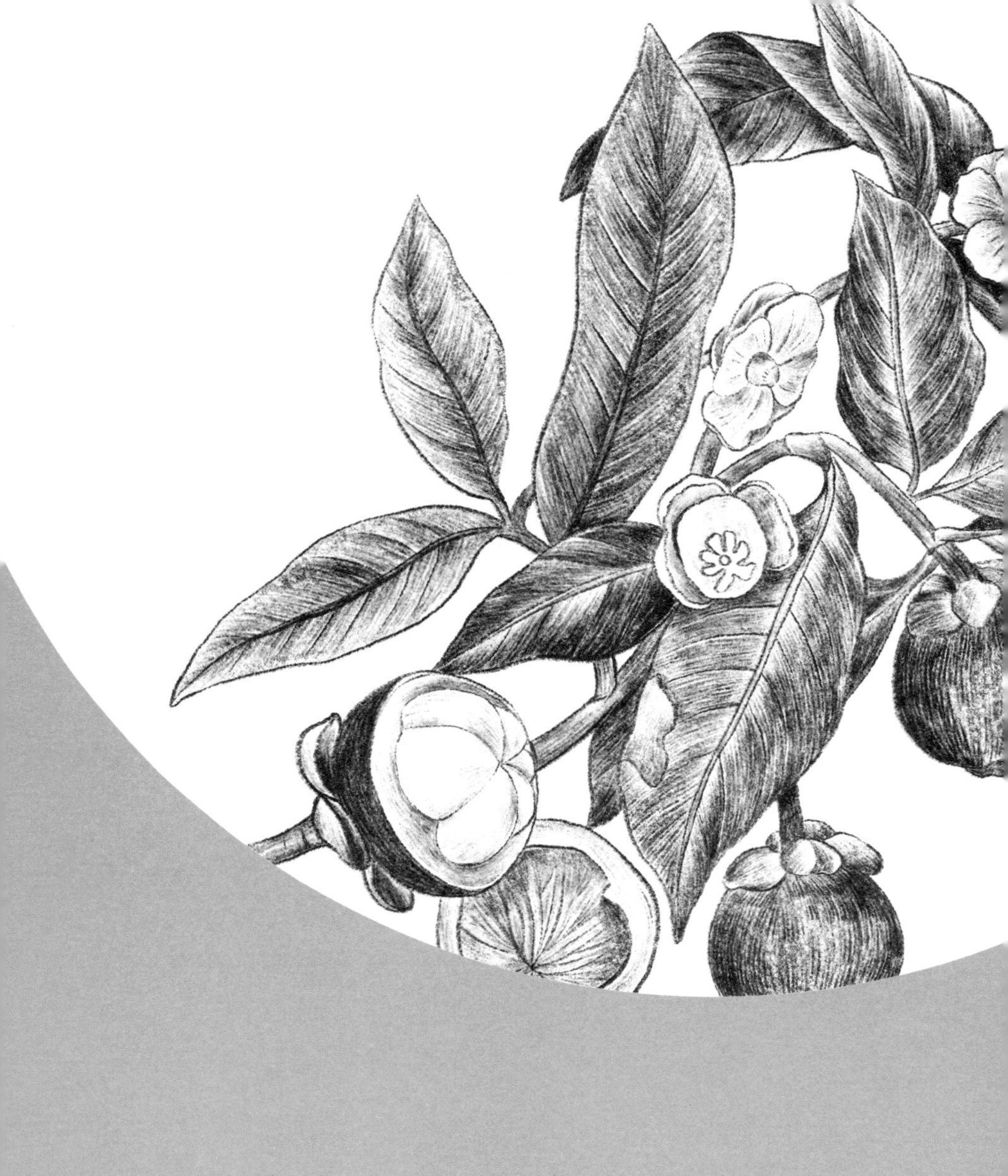

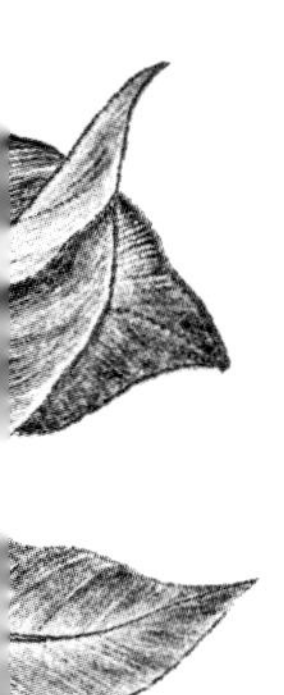

有理有据的外貌党

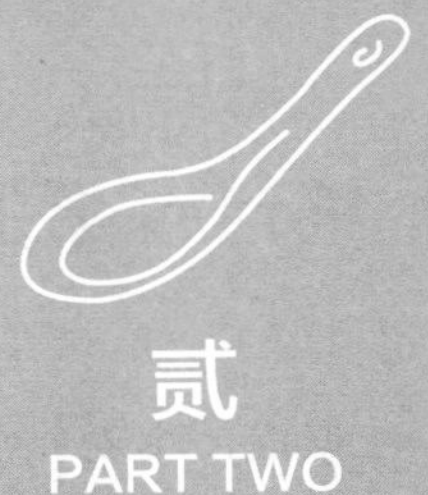

贰

PART TWO

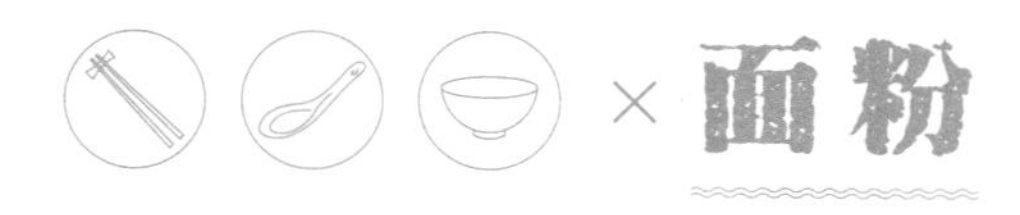

白与筋道不易兼得

1988 年晋南的夏天，雨下了一天又一天。一个月之后，塑料布已经成了居家必备的床上用品。那时，我深刻理解了“屋漏偏逢连夜雨”的意思，但这并不是我对 1988 年的终极印象。

最深的印象来自阴雨天收割的小麦。在接下来的一年时间里，我和很多人一样，每天都要对付“黏黏面”蒸的黑馒头。这可不是什么好吃的面粉新品种，而是麦子发芽后磨成的面粉。那种软软黏黏的感觉，就像是在嚼橡皮泥。直到现在，我都没有对面食真正产生感情，对一个土生土长的山西人来说，这是不可想象的。

也许是那团“黏黏面”留下的阴影过于深重吧。

✳ 统治餐桌的舶来品

据说，小麦养活了世界上 35% 的人口，对此我一点儿都不怀疑。因为自打我会吃饭开始，就被各种面食包围着。蒸笼里有馒头

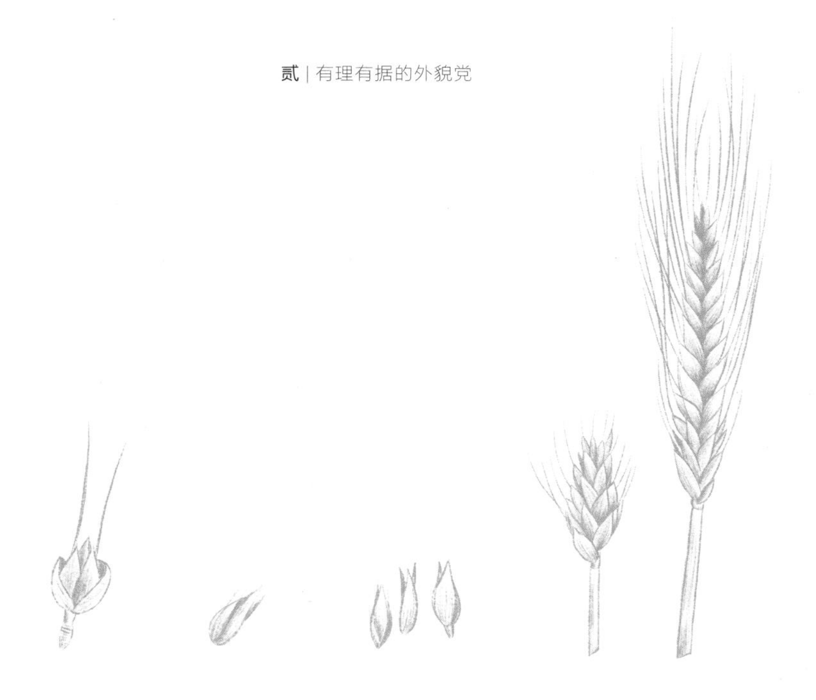

和花卷，汤锅里有饺子和面条，烤炉里还有酥饼。如果这些你都吃腻了，还能尝尝刚从油锅里捞出来的麻花和油饼。毫无疑问，山西人把对面食的想象发挥到了极致。让人恍惚中感觉，小麦这家伙就是黄土高原上土生土长的优良植物。

事实并非如此。时间倒退 4 000 年，山西人餐桌上摆的主食，恐怕是各种粟（小米）制品。那时的小麦，还在小亚细亚的河谷里晒太阳呢。无论如何，禾本科植物的存在，为人类提供了重要的潜在食物来源，从小米到高粱，从小麦到水稻，莫不如此，就连长着硬竹竿的竹类植物也能为我们提供点鲜笋，而小麦无疑是其中最闪亮的一个明星。早在7 000年前，中东地区的人们就开始收集和种植小麦了，不过那并非是我们今天吃的普通小麦（*Triticum aestivum*），而是野生一粒小麦（*T. monococcum*）。和现在的小麦相比，一粒小麦的产量就比较抱歉了。不过，有总比没有好。

在后来的种植过程中，一粒小麦同田边的拟斯卑尔脱山羊草（*Aegilops speltoides*）杂交产生出了二粒小麦。细心的农夫把这些籽粒更饱满的种子收集起来，开始种植。再后来，不安分的二粒小麦又同田边的粗山羊草（*Aegilops tauschii*）交流了一下“感情”，于是，它们的“爱情结晶”，真正改变世界食物格局的普通小麦诞生了。

大约在 4 000 年前，小麦进入了我国新疆。但是进入中原又是 1 000 年之后的事情了，更有意思的是，虽然小麦传进来了，但是小麦的加工技术却还留在小亚细亚老家。所以，很长一段时间里，中国人吃的都是蒸熟或者煮熟的小麦粒，自然也不会有繁多的山西面食了。

至于把小麦磨成粉后再加工来吃，那是权贵阶层的娱乐吃法。当然了，随着小麦产量的提高，人们开始琢磨怎样去糠皮，怎样让面粉更好吃。到宋朝时，人们真正吃上了类似面条的煮制品——汤饼。至此，人们对小麦的追求就不单单是填饱肚子，而是要更漂亮的外形以及更诱人的口感。

✴ 对白馒头的追求

白似乎是我们对面食的终极追求，不管是武大郎做的炊饼，还是杜十娘煮的面汤，无不以白为美。我童年时期，家家都还以吃上大白馒头而自豪。所以，黑色的黏黏面在当时尚且能入口，若放在今天，恐怕都要送去当饲料了。那么面粉的颜色从何而来？面粉越白质量就越高吗？

我们要从面粉的“原形”——小麦胚乳（小麦籽粒的其他部分，比如果皮、种皮和胚都作为“麸皮”被分拣开了）身上找原因。一般来说，面粉颗粒越细，对光线的反射效果越好，在视觉上就显得越白。不过，并不是所有的小麦胚乳都能磨得一样细，这跟其中的蛋白质含量密切相关。蛋白质含量越高，面粉颗粒就越不容易被磨细，面粉自然就显得黑了。通常在相同工艺下，含蛋白高的硬粒小麦粉比软粒小麦粉要来得黑一些。不过，蛋白质含量又跟面制品的筋道程度是同升同降的关系。如何在色泽、口感和蛋白质营养之间取舍，还真是个让人挠头的问题。

除了颗粒度的影响，小麦胚乳本身还含有一些色素，如叶黄素、胡萝卜素等。新面粉微黄的色泽就是因为这些物质引起的。不过随着时间推移，这些物质会逐渐降解。在存放一段时间后的面粉中就找不到这种特别的色泽了。有些商家在面条里有意添加胡萝卜素，大概就是为了让大家感觉面粉新鲜，更有食欲吧。

更有意思的是，小麦胚乳中还潜藏着一些伺机而动的不安定分子，多酚氧化酶（PPO）就是其中之一。它们会把接触到的无色的酚类物质变成黑色的“颜料”。那些被冻伤的香蕉变得浑身漆黑，就是多酚氧化酶的杰作。在面粉中的多酚氧化酶也会辛勤工作转化酚类物质，这也是造成面粉、面条越放越黑的重要原因。

当然，影响面粉颜色的因素还不光是小麦胚乳本身，小麦外皮的颜色也是一个不可忽视的影响因素。特别是红粒小麦的外皮会破碎成带颜色的小颗粒（被称为“麸星”），如果分拣不干净，就会让面粉变得黑了。相较而言，白粒小麦的外皮即使混入面粉，影响也比较小。在以白面为美的我国，白粒小麦的收购价要高于红粒小麦也就不难理解了。实际上，红粒小麦的蛋白质含量通常会更高，它们也是目前国际上种植面积最大的种类。这大概跟西方烹饪中，小麦粉多用于烘焙，不太关注面粉的白度有关系。

看来，面粉绝不是越白质量越高，还要考虑到实际的需求。究竟选择哪种，也是个仁者见仁智者见智的问题了。在当下，如果不是专门去买全麦粉，面粉自然都是白的，并且它们的包装行头也越来越精致。

✳ 面的面孔们

我记得小时候，家里有且仅有一个面缸。不管是白面还是黑面都统统倒入其中。做面条，舀一瓢；做馒头，舀一瓢；做饺子，还是舀一瓢。糯米和精米，会被分而用之，但是，面总是面。纵然有千变万化，面终究还是面。

不过，现在的面粉突然多了很多身份，就像饮料被分成提神醒脑饮料、运动饮料、儿童饮料一样，面粉也被划分成了饺子粉、面包粉、面条粉等产品，这些划分有没有意义？面对各色包装我们该如何选择呢？

我们吃的面粉是取自小麦种子的胚乳（磨面时去掉的果皮、种皮、胚等组织就是通常所说的麸皮），而胚乳就是个由淀粉和蛋白质组成的营养储存仓库，本职工作是在小麦种子萌发时提供营养，结果“兼职”做了人类的口粮。

虽然都是来自小麦胚乳，不同品种小麦的面粉口感存在很大的差异，这并非虚言。口感在很大程度上是由小麦中蛋白质（特别是谷蛋白）的含量决定的。要想体验小麦蛋白的韧性，尝尝“面筋”就知道了，那就是去除了淀粉之后的小麦蛋白制成的。

一般来说，蛋白质含量高的小麦粉比较筋道，弹性十足，适合做有韧性口感需求的面包；蛋白质含量低的小麦粉比较疏松，适合做饼干；而蛋白质含量适中的小麦则适合做需要兼顾筋道和柔顺的面条、馒头和饺子皮儿。根据面粉中蛋白质的含量多寡，国内经常将小麦划分高筋、中筋和弱筋几大类。这也就是我们经常在面包的外包装上看到优质高筋小麦烘焙的字样的原因了。

除了上面的分类标准，目前，国际上常用硬粒小麦（如果你注意一下进口的意大利通心粉的包装，就能看到这样的原料标识）和软粒小麦来划分。虽然基本上是“硬粒”对应于“强筋”，而“软粒”则对应于“弱筋”，但是跟我们上面说的“强中弱筋”的划分标准还存在一些差异。在这种分类中，还考虑到了淀粉的影响，硬粒小麦的淀粉与蛋白质结合得更紧密，磨出的面粉颗粒比较粗，更容易吸水，制成面条的口感也就更为爽滑；而软粒小麦的淀粉与蛋白质结合得很松散，面粉的颗粒细腻，吸水性较弱，烤出来的饼干口感自然松脆可口了。

总的来说，面粉功能的细化还真不仅仅是一种营销手段。等你下次包饺子、烤面包或者烤饼干时可要选对面粉哦。

✳ 麦心粉更有营养吗？

除了分门别类的饺子粉，有些面条生产商号称，它们的面条是由麦粒中心部分精磨的特殊面粉——“麦心粉”做成的，据说这样的面粉更筋道，营养也更丰富。不过，这句广告语可不怎么高明。因为小麦胚乳的蛋白质主要集中在靠外侧的糊粉层中，而核心的淀粉层的蛋白质含量极少。上面也说了，面条的筋道与否与蛋白质的含量呈正相关，那“麦心粉”做成的面条能筋道吗？显然是落到“核心就是精华”的俗套里去了。

如今，我已许久没有回晋南的老屋了，但不知怎的，每次路过面粉货架，我还都会想起老屋中的那个面缸，还有让人不能忘记的黏黏面。

【美食锦囊】

加盐越多，面条越筋道吗？

在面团里加盐，可以让制成的面条口感更好，这是吃货必备的技巧。其原理主要是，盐的存在可以促进面粉中的蛋白质形成网络，同时使水分分布更均匀，这样面条就筋道了。但是，一旦加入的盐超过 3%，就会影响水分分布，妨碍面筋网络形成，从而降低面条品质。所以，一斤（500 克）面粉不要超过 3 勺盐（这已经够咸了）。如果你口味重，还是在炸酱和打卤里面放盐吧。

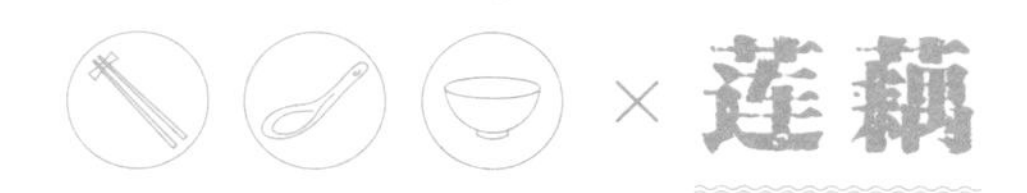

白嫩性感的保养法

关于莲藕，我印象最深的不是它的味道，也不是它的多孔莲心，而是一项特殊用途——我的一件新婚聘礼。据说莲藕蔓生的枝枝节节寓意着家族兴旺。那么那些路边狂长，漫山遍野的紫茎泽兰不是更能代表旺盛的繁育能力吗？但是紫茎泽兰实在是不好看，莲藕就要性感许多了。不管怎样，有寓意的物品自然需要加倍呵护，在运送的过程中不能有任何缺损。这可苦了某位帮我运藕的朋友，彼时运送路程有 50 千米，赶巧有 1/4 路段正在施工，朋友就一路将藕抱在怀中。

在我看来，藕可能更暗示了新郎对妻子美丽的期待。我们稍加留意就会发现，莲藕经常与小说中的美女同时出场，那些娇媚的红颜都是“一弯藕臂玉无瑕”。想来，新藕的嫩白颜色用来形容美女再合适不过了。如今居然有人审时度势，将莲藕取名为玉臂藕，这是反过来利用人的性感联想了。

莲藕不仅在生活界、文艺界跨界游走，在厨房里同样发扬了百搭精神。不管是在排骨莲藕汤中同排骨一起游泳，还是在桂花糯米藕中给糯米一个安全的家，莲藕总是能尽职尽责地完成任务。甚至当它们独自出现在凉拌藕片、清炒藕丁中时，也能尽显爽脆清甜，不辱小清新的使命。

✳ 上赏莲下吃藕

柔媚的荷花总会谋杀不少胶片，更为好奇的人们提供了话题。在我亮明植物学工作者的身份时，总会被问到，荷花和莲花究竟有什么区别？我总会给出一个简单明确的答案——没区别。因为莲者，荷也，它们根本就是一个东西。

全世界的莲科植物只有一属两种，在东亚广泛分布的就一个种，那就是莲。而另一个种，美洲黄莲，则远远地扎根于太平洋彼岸。科研人员从挖出的化石上发现，距今1.35亿年之前，莲分布很广，广到占据了北半球所有的淡水水域。只是在后来的历次大灭绝中，其分布区域大幅退缩了。不过，它们最终找到了一个亲密的盟友——人类，得以再度开疆拓土。

据记载，早在5 000年前，国人就开始种莲了。想来，最初的那方莲塘可不是为了观赏，更重要的是提供食物。长沙马王堆汉墓中的食盒中装满藕片足以说明这一点。莲藕是良好的糖类来源，口感也不错，亦菜亦饭，足以抚慰绝大多数老饕的胃。

当然，在种藕的过程中，自然会发现一些特别的花朵。于是有了专为赏花的花莲。在《诗经》中有最早的关于荷花的描写，“山有扶苏，隰（音同‘习’）有荷花”，这时的荷花显然是一种花卉了。莲和荷本为一家，只是有些种类偏重于观花，有些则偏重于食藕，仅此而已。

✳ 吃下一整棵莲藕

吃货对莲的关注点显然不在花上，而在茎、叶和果。我们先来选藕吧。

不同季节，莲藕的风味确实有很大的差别——夏藕脆爽清甜，适合生吃，经常被赋予“果藕”的名号；而冬藕沙粉软糯，适合炖煮，制作甜品——糯米藕和排骨莲藕都需要冬藕。这是因为，在春夏生长之时，莲藕处于活跃状态，糖类是以蔗糖和果糖的形式存在的。这时的细胞中更是充满了水分，所以吃起来有脆甜的感觉。到了秋天，藕节开始储存过冬的营养，体内的淀粉含量急剧上升，最终变成一根像山药、红薯一样的“淀粉棒”了。

有种说法是，买藕时需要仔细观察莲藕中心的孔洞数，因为藕有 7 孔和 9 孔两种，前者适合煲汤，后者适合凉拌。实际上，这并

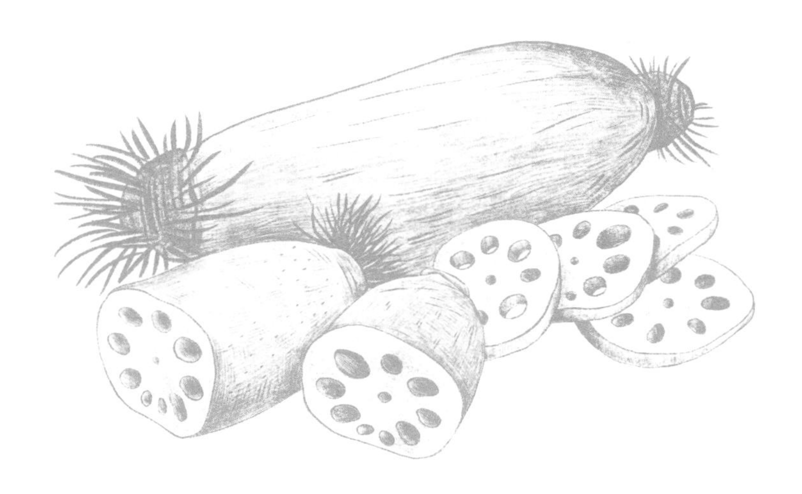

不是一个稳定的判断标准。7孔、9孔与淀粉、水分含量没有必然联系。其实，按照季节来品尝藕才是明智之选。小时候，夏天外婆做凉拌藕片的时候，总会趁鲜给我和表弟吃一些，让我们抢先尝尝那种夏藕特有的清甜，我们却从来不去数那些藕片上的孔洞数。

除了莲藕，有着特殊风味的莲子，也被拉上餐桌。并且，成为桂圆莲子羹和莲蓉月饼的主力。只是去除中间的莲心（胚）是个让人头疼的事情。据说，用莲心冲茶可以清火，这个大抵跟苦丁茶的说法一样吧。至于效果怎么样，只能自己去感受了。

除了莲子，老饕连莲叶都不会放过。标准的叫花鸡必须要莲叶包裹，再涂上酒糟黄泥烘烤。据说，这样可以让荷叶的清香浸入鸡肉。只可惜，每次尝到的荷叶叫花鸡都没有什么清香。倒是荷叶包裹让鸡肉清爽了许多，毕竟布满纳米颗粒的荷叶可以自我清洁，也不会与鸡肉亲密接触，这样烤出的鸡肉更显纯粹吧。

✳ 不是故意变黑的

你可能也有这样的经历，不小心用铁锅炖的莲藕排骨汤成了黑黑的墨汁，昨天买回来的还是洁白如玉的莲藕刚在厨房里搁了一天就换了一副包公脸。这样的莲藕究竟有没有问题，还能吃吗？都说莲藕是出淤泥而不染，但是为啥在空气中却那么容易变黑呢？

网络上流传着很多解释，“莲藕经过加热会变黑，是因为莲藕含有丰富的铁质，遇热会氧化，色泽会转深”。如果按照这种说法，像猪肝、木耳之类的食物也会让汤变黑。况且，莲藕的铁含量远没有木耳高，更没有猪肝高，可从来没有听说这些东西进了铁锅就能染黑汤汁。

实际上，铁锅里的莲藕之所以变黑跟它所含的多酚类化学物质有关，这些家伙有个共同的性质就是，能跟铁离子结合形成或紫或蓝的有色络合物。莲藕中丰富的多酚之一——没食子酸，与铁离子结合后会形成蓝黑色的物质，这可是蓝黑墨水的主要成分。也难怪能把排骨汤搞成墨汁汤了。但是那些没有与任何铁器接触，就放在菜篮中的莲藕，为啥也会变黑呢？

这是因为，上面说到的莲藕中的多酚类物质，在多酚氧化酶（PPO）的作用下，氧化成了被称为“醌”的化学物质，这些醌再聚合在一起就形成了黑色素。而且，我们看到的切开的苹果变成褐色，放在冰箱里的香蕉变得乌黑，都是由于这个原因。不用铁锅炖排骨好办，那么莲藕本身的问题又如何来解决呢？

其实操作并不困难。在 100 摄氏度的沸水中汆烫 70 秒就可以让所有的多酚氧化酶失去作用，也就叫停了多酚向醌的转变过程。不过，如此长的处理时间，恐怕只适用于排骨炖莲藕这样需要软糯口感的菜肴。如果是按照这种标准来处理凉拌藕片，黑是不黑了，但爽脆的口感也跟着消失了。

但也还有好办法。除了高温处理，适当添加酸性物质也能绑住多酚氧化酶的手脚。凉拌的时候，我们通常会在烫过的藕片中加入酸醋，这在很大程度上就避免了多酚氧化酶的催化作用，莲藕就能保持洁白的色泽了。实际上，一些即食包装的藕片中就添加了柠檬酸等抑制多酚氧化酶活性的物质。

✳ 藕粉也通气

在很多年前，我听到一个说法——高级餐馆所使用的粉芡都是藕粉。并且，要制作正宗的西湖醋鱼必定要用西湖的藕粉。我曾在家用藕粉试验过这类菜肴，只是并未尝出有什么特别的味道。藕粉的特别滋味只有在单独品尝的时候才能感受到吧。

不过，藕粉确实有用。当年，老婆剖宫产后，两天都没有通气，也就无法进食。多方打听后，得知藕粉有特殊效用。于是，火速去超市购回藕粉，冲调食用之后，很快就通气了。后来偶然查询到，确实有藕粉促进术后通气的研究。至于通气原理，没有太多的论述。权当是个民间验方吧。

现在的纯藕粉很难找，动不动就是添加了桂圆、莲子、红枣之类的混合物。其实，要想尝新鲜藕粉也很简单。我们家在包莲菜饺子或者炸莲菜丸子的时候，总会用纱布包住剁碎的莲藕，挤出其中的水分。将这些莲藕汁稍微静置一会儿，倒出上层的清水，再冲入沸水，加点白糖，就成了纯天然的藕粉羹。

✳ 睡莲虽美，不是一家人

尽管莲藕有不同的“身段”和“滋味”，但是在植物分类学家眼中，我们所说的莲花、荷花、莲菜、莲藕不过是同一植物的不同名头罢了。只是要注意，经常被混入莲家族的睡莲才是真正的异类。

就在不多年前，莲还被放在睡莲科里。这些外形相像的植物，理所当然地被认为是一家子。随着分类学，特别是分子生物学手段的应用，大家总算发现，睡莲和莲根本就不是直系亲属。真实的情况是这样的：睡莲型的被子植物是最早出现的，因而有了一个名字叫被子植物基部类群；而莲则属于真双子叶植物的基部类群。如果你对这些“崎岖”的概念不感兴趣，只要记住莲比睡莲稍显高端就可以了。

其实，莲和睡莲的区别是很明显的。莲的叶子总会高出水面，而睡莲的叶子总是趴在水面上的。我们总看到莲花凋谢之后涌出的莲蓬，但是从来没有见过睡莲长过莲蓬，这是因为睡莲的果子是在水面之下生长的。即使是两者相像的花朵也有区别，一般来说，莲花只有粉红和洁白两种，而睡莲的色彩就丰富多了，从白到红，从黄到蓝。那首广为传唱的歌曲《蓝莲花》唱的就是睡莲了。

不过，让莲藕独自在餐桌上招摇，比莲科要大得多的睡莲家族怎能甘心。于是，睡莲家族派出莼菜、芡实来抢地盘。莼菜就是那种出现在西湖莼菜羹中的，木耳一样的绿色叶片。至于味道，有点像煮化的银耳。作为一个北方人，我很想知道“莼鲈之思”到底是怎样一种滋味。至于芡实，倒是有点意思。小名“鸡头米”的它们，经常出现在糖水里面，跟莲子有异曲同工之妙，只是多了几分嚼劲。

据说，睡莲的根茎也可以做成佳肴，可惜未曾尝过。

有莲足矣！

【美食锦囊】

如何保存莲藕不变黑？

那些买回来的鲜藕，短时间内吃不完，又怎么保持洁白呢？这也不难，虽然多酚氧化酶有很强的催化作用，但是需要有氧气参与，莲藕中的酚类物质才能氧化成醌，所以隔绝氧气也是一个方法。把莲藕泡在水里就能延缓莲藕变黑的过程。

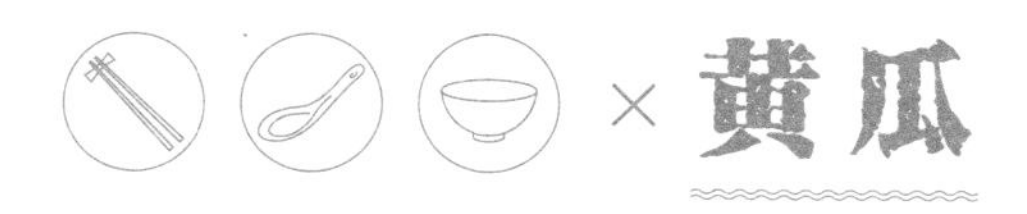

顶花带刺很厉害吗？

黄瓜是最容易料理的蔬菜了，只要用清水冲去浮尘，一口咬下去，那种清新的滋味就会在唇齿间游荡。当然了，这种清甜脆爽只属于嫩黄瓜，一旦“瓜老珠黄”就不堪食用了。于是，我从母亲那里学来了挑选的诀窍——顶花带刺，据说这样的黄瓜尚处于蓬勃生长的壮年期，必然好吃。

但是，不知从什么时候开始，市场上“顶花带刺”的漂亮黄瓜越来越多，而黄瓜顶端的小黄花和瓜体上的疣刺似乎已经成为黄瓜鲜嫩的标志。不久前有媒体揭开了其中的秘密，原来这些黄瓜是通过涂抹植物激素来“扮嫩”的。一时间，漂亮黄瓜连同植物激素又被推进了健康问题舆论的旋涡。

✳ 黄瓜为何要扮嫩？

我们天天吃黄瓜，却很少有人会问，“黄”瓜为啥总是穿着嫩绿

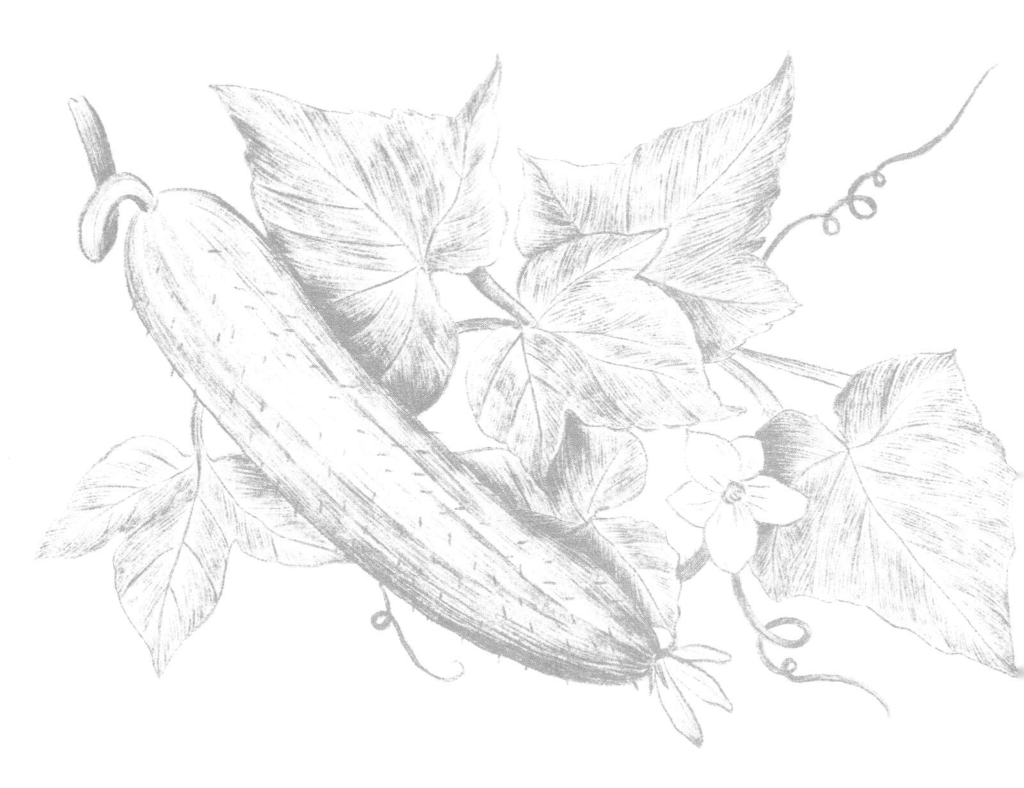

外套。其实，“黄瓜”之名应该是“胡瓜”的误传。黄瓜原产印度，早在 3 000 年前就出现在菜园之中了。后来，随着南亚民族的迁移，它进入了中国南方。在经典的农学著作《齐民要术》中出现了对黄瓜的记述，但那时它们的名字还是“胡瓜”，至于黄瓜的名字大概是误传造成的。因为在不久之后出现的《本草拾遗》中，就出现了黄瓜这个名字。

好玩的是，老黄瓜确实是黄色的，要不然怎么会有那个歇后语，“老黄瓜刷绿漆——装嫩”。实际上，果实由绿转黄确实是绝大多数葫芦科植物的特征，比如苦瓜、香瓜、哈密瓜。一般情况下，等到黄瓜变黄，那其中的种子已经变硬，果肉也变成海绵状，再也没有小黄瓜的清甜了。

当然，也会有例外出现。我在云南和贵州考察的时候，确实吃过一种供食用的黄色的黄瓜。这些粗壮的黄瓜长得有些像西葫芦，但是把硬皮削掉之后，就会露出厚厚的碧绿晶莹的果肉。把中间那些已经变硬的种子去掉之后凉拌，味道和普通的黄瓜一个样。不管怎样，在黄瓜进入中国之后，就成为餐桌上的一支主力军。拍黄瓜、酱黄瓜、腌黄瓜，连木须肉里都有黄瓜来助阵。于是，几乎每个人都爱上了小黄瓜。

如今，市场上的黄瓜越来越漂亮，不仅又长又直，而且花朵似乎根本就不会脱落，以至于让人怀疑这些黄瓜就是工业流水线的产品。于是，出现了用避孕药处理黄瓜的传言，“吃避孕黄瓜能促使性早熟”的传言更是吓跑了很多黄瓜追随者。

✳ 避孕药让黄瓜结果吗？

植物激素并非什么新的化工产品，将它们应用于蔬果生产也不是什么新鲜事，在北方的冬天，能吃上黄澄澄的香蕉和品相完美的西红柿，都有植物激素的功劳。

准确地说，目前生产中使用的是与植物激素效应类似的化学物质（如2，4-D即氯苯氧乙酸，萘乙酸等）。有人提出将其中植物自身分泌的称为植物激素，将人工合成的称为植物生长调节剂。不过在大多数情况下，我们还是将这些成分都称为植物激素。只是在这个越来越关注健康的时代，大家更关心的恐怕不是它们的名字，而是这些非天然的化学品对我们的健康究竟有没有影响。

几年前有一条“女童贪食催熟草莓致性早熟”的新闻，让很多人在很长一段时间里都对草莓心存疑虑。但现在市面上的草莓越来越大，越来越红，也没有因为吃草莓引发性早熟的病例报道。

正如上面说到的，目前普遍施用催熟的植物激素主要是乙烯利。这种物质跟动物的雌激素、孕激素以及睾酮等性激素相比，无论是化学结构，还是作用目标都是截然不同的。至于植物中的生长激素和动物的生长激素更是八竿子也打不着。简单来说，植物激素只是起信号作用的小分子化学物质，它们并不是构成细胞的分子，它们只能通过植物细胞膜上的特殊信号接收装置发挥作用。比如，细胞膜上接收乙烯信号的 ETR1（ethylene receptor 1，乙烯受体 1）蛋白就是一种“插在”（准确地说叫镶嵌在）细胞膜上的蛋白质，它的接收端暴露在细胞外，当有乙烯同它结合时，这种蛋白质插在细胞质内侧的部分就会释放出一些化学分子，使相关基因开始工作，使得细胞壁降解，果实软化……开启果实的成熟程序。而动物的细胞膜上并没有类似的接收装置，自然不会做出反应了。反过来，把动物激素用在植物身上，植物也一样无动于衷。所以，用避孕药来处理黄瓜纯属无稽之谈。

很多在植物体内不起激素作用的次生代谢产物反而有可能影响人的激素系统，比如近来研究火热的植物雌激素，是包含了大豆异黄酮、木酚素等物质的一大类植物次生代谢产物。这类物质跟植物的生长发育没有半点关系，但这些植物雌激素却可以在一定程度上发挥人体激素的作用。有研究表明，对于绝经期前后的女性，适量补充一些植物雌激素能缓解因为雌激素水平迅速衰退导致的骨质疏松、潮热等症状。而这些物质并不会促进植物的生长发育，目前来看，它们只跟防御病虫害有关系。

✳ 顶花的原因在“激素”

之所以用植物激素，当然是为了让农产品产量更高，品质更好。产量高的标准自不必说，对于像黄瓜这样的瓜果类蔬菜来说，能否保住幼果并促其生长，就成了黄瓜高产的关键。不过黄瓜秧子可没那么听话，植物结果的终极目的是要传宗接代的。

一般来说，为保证植物后代的竞争优势，植物会优先为那些高质量的种子和果实供给营养；而那些没有接受到花粉，或者是接受了自家花粉的花朵，则会被视为无前景的建设项目而被无情抛弃，从这个角度来看，“落花落果”是植物有效利用资源的必然选择。

而“落花落果”都是以植物激素为信号的，乙烯和脱落酸就是这样的脱落信号。它们会在花朵和幼果与黄瓜藤连接的地方搞点小动作——这里的一层或几层特殊的细胞，在接收到脱落信号后就开始着手破坏细胞壁。最终的结果就是这些“无用的花果”离开了植物体。而那些成功受精的花朵中，聚集了种子分泌的生长素，抑制这些细胞壁的降解，从而将幼果牢牢地“粘”在黄瓜藤上。

从植物有效利用资源的角度来看，抛弃这部分果实，全力支持优良后代，是最合理的选择。但这可不是我们这些需要消费幼嫩果实的人类愿意看到的，如果脆嫩的黄瓜里面没有种子，那吃起来口感岂不更好。

所以，最好的结果是所有的幼果都挂在瓜藤上。好，这时人为提供的植物激素——防落素（对氯苯氧乙酸）就出场了。这种植物激素可以抑制脱落酸的活性，从而延缓离层的形成，也就让幼果好好地待在枝头了。

黄瓜果实的顶端花朵，最重要的任务就是传播花粉。一般来说，花朵在完成这一使命之后，就应该从幼果上面脱落了。当然，脱落的过程也是像上面说的一样，产生脱落信号，促使特殊位置的细胞壁降解，然后静静地等待风和地心引力的召唤，从黄瓜藤上剥离。当然，防落素也可以抑制这里的离层形成。

不妨来设想一下“顶花带刺”的黄瓜产品的出炉经历：最初，大概是因为涂抹防落素的位置出现了偏差，本该涂抹在果柄处的药剂，不小心抹到了花朵上，使得花朵更紧密地粘附在黄瓜顶端了（实际上，黄瓜花是宿冠花，在授粉后黄瓜果实开始发育时，即使没有外来的激素也不会马上脱落）。后来，这样的黄瓜反而更受消费者的青睐。这样的反馈，就使得用防落素处理黄瓜花成了黄瓜生产的标准程序了。

从某种程度上，可以说是消费者的偏好造就了“顶花带刺”的黄瓜。

✳ 激素用得越多蔬果越漂亮？

不影响人的激素系统不代表植物激素是无毒无害的。从目前的研究结果看，过量摄入植物激素会刺激呼吸道和消化道（如过量的乙烯利会诱发恶心、呕吐等症状），并对肝、肾产生损伤，同时可能存在致胎儿畸形和致癌的风险。

如此大家不免会担心，生产者会不会为了让果菜长得更光鲜，用越来越多植物激素来招呼它们呢。实际情况是，植物激素的用量跟农产品的光鲜程度并非是携手并进的。

就拿生长素来说，浓度控制在 80~100 ppm（百万分之一浓度）时可以促进黄瓜的生长，但是浓度超过了 100 ppm，促进作用就消失了。而 2，4-D 更是典型的“双面激素”，在低浓度时可以防止番茄幼果脱落，但是浓度过高就适得其反。要知道，高浓度的 2，4-D 是可以作为除草剂来使用的。所以，要想达到理想的效果，使用量会得到严格的控制。

正常使用情况下，植物激素进入蔬菜体内会随着新陈代谢的进行逐渐降解，药效慢慢消失，在蔬菜体内的残留量很低，即使有微量的残留，在煎炒烹炸的过程中也会被破坏。所以，只要生产者能自律自省，监督机构能把好安全关，我们就没有必要去担心餐桌上的蔬果是否与植物激素亲密接触过。至于黄瓜，还是用清水冲冲浮土，一口咬下去，爽！

【美食锦囊】

黄瓜敷脸能美容吗？

黄瓜里面的主要成分就是水，从湿润皮肤的角度讲，还是有一定作用的。

至于黄瓜里的其他营养成分对皮肤能有多少贡献，恐怕就不用抱太大期望了。大家立马能想到的维生素 C，在黄瓜中的含量仅为 9 毫克 /100 克。大白菜还有 47 毫克 /100 克呢。如果是为了维生素 C，那不如来片大白菜贴脸上。黄瓜的维生素 E 含量是 0.49 毫克 /100 克，大白菜的是 0.92 毫克 /100 克，此轮对抗黄瓜依然落败。且不管这些物质能发挥多大作用，至少用黄瓜来美容是不经济不科学的。

当然了，黄瓜的清香味比白菜的味道要舒服一些，如果只是享受这种清凉的感觉和清香，敷一敷倒也无妨。

果实不美味不一定是激素的关系

植物生长调节剂并不会直接影响到植物香气物质。像黄瓜、番茄这样的果实，要积累足够的糖和特殊香气物质，需要足够的阳光、温度和生长时间。另外，为了提高商品化程度，人们更喜欢种植那些耐运输的种类，这些种类的口感相对会更差一些。所以，把不美味的罪名都归结在植物激素身上有失偏颇。

自己在家种黄瓜

如果想自己种黄瓜的话，要注意：黄瓜的根系喜欢呼吸，所以要保持土壤的松软。同时，黄瓜的根系分布比较浅，受伤后也很难恢复，所以在松土的时候要轻柔一些。

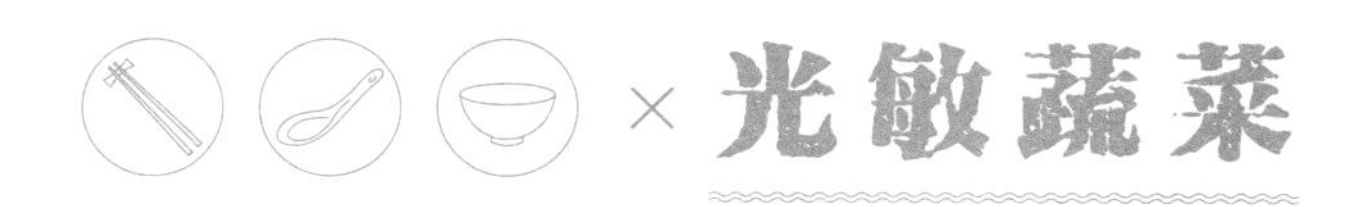

美白和美黑

大概从 20 年前开始，黄瓜有了一种新用途。用法如下：将小黄瓜洗净，置于案板上稍稍控水，切成薄片后，均匀地贴在脸上，待瓜片稍干时揭下，换上新的黄瓜片，直至瓜片用尽。据说，坚持此法，可以让皮肤光洁如新。勤俭持家的老妈也学会这种美容的新方法，只不过，用的都是那些发蔫的黄瓜，这算是黄瓜在进垃圾桶之前所做的最后贡献吧。虽然效果不得而知，不过，我学到了一个新名词——面膜。

20 年过去了，面膜的种类也屡屡升级，从简单的黄瓜片，到牛奶蜂蜜，再到玫瑰精油、柠檬精油，各种植物都被拉进了美白阵营。除了贴脸，关于吃也形成了颇多规矩，比如含维生素 C 多的蔬菜可以让皮肤更白皙，喝可乐会让皮肤变黑等。于是不少爱美的女性，为了获得理想的肤色，只有蔬菜和果汁能进肚子里，脸上贴的全是水果蔬菜。这些，真的有效吗？

✳ 维生素 C 和皮肤的渊源

各种美白护肤产品都以维生素 C 作为招牌，各种面膜、洗面奶、防晒霜都选择维生素 C 作为自己的标签，有很多还更进一步地号称自己使用的维生素 C 是从樱桃、柠檬之类的天然植物中提取的。维生素 C 有这么神奇的功效吗？天然植物中提取的就比合成的高明吗？

事实上，维生素 C 在我们体内确实发挥着重要的功效。我们经常听到的版本就是，缺乏维生素 C 会引发败血症。症状就是牙龈和皮下出血、无力，并最终导致死亡。不仅如此，维生素 C 对皮肤也相当重要。当中的缘由，还得从构成皮肤的主要物质——胶原蛋白说起。

胶原蛋白是我们身体的重要组成物质，像血管、皮肤都是由这类蛋白质组成的。不过组成这些蛋白质的氨基酸不会像植物纤维那样自己抱团，它们更像是一块块水泥板，需要靠铆钉连接起来。而维生素 C 就是这样的铆钉。之所以会患败血症，就是因为维生素 C“铆钉”太少了，引发胶原蛋白崩塌，并破坏了血管的结构。维生素 C 的此项功能，结果充其量是让皮肤更结实，但跟改变皮肤的颜色恐怕没有什么关系。

另外一个被大家广泛接受的说法是，维生素 C 有很强的抗氧化功效。这一点，诸多美白化妆品的广告无数次提到过。这个说法倒并非虚言。人体内会因为各种活动，产生一些具有强氧化性的物质，在广告中经常被提及的“自由基”就是其中的一类。而维生素 C 则是很容易被氧化的物质。就像镀锌的铁皮，锌会被氧化破坏，而铁皮被保存下来一样。维生素 C 也会同自由基结合，从而保护我们体内那些关键的蛋白质和细胞膜结构。

✳ 维生素 C 要多少？

为了让皮肤美白，姑娘们都开始寻找维生素 C 含量丰富的蔬果。一般来说，像柠檬、橙子、橘子这样的柑橘类水果都被认为是高维生素 C 的代表，反正老婆就以“补充维生素 C”之名，不时塞下几个大橙子。其实，我们都被骗了。柠檬的维生素 C 含量高（55 毫克 /100 克）不假，想当年，正是柠檬汁拯救了无数患上败血症的水手。但是橙子和橘子的维生素 C 含量就不那么丰富了，每 100 克的橙子中只有

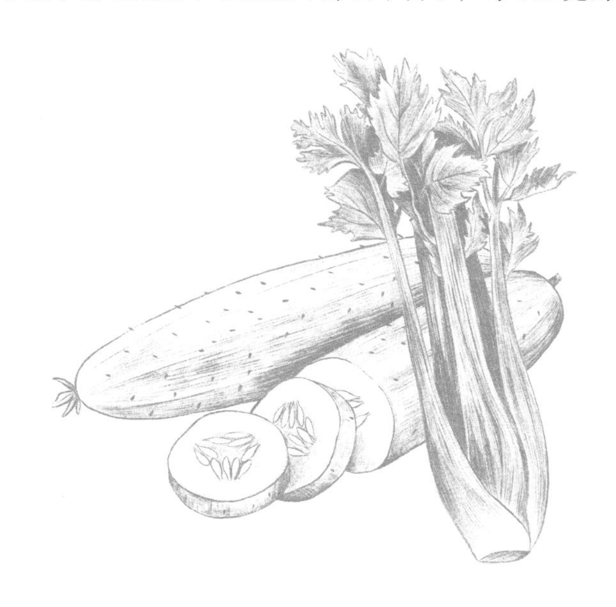

40 毫克的维生素 C，橘子中就更少了。实际上，我们常吃的蔬菜中的维生素 C 含量与柑橘都是相当的，比如小白菜是 63 毫克 /100 克，西兰花也可以到 56 毫克 /100 克。所以，正常吃吃青菜就胜过吃橙子和橘子了。

即便如此，维生素 C 并非越多越好。每天 10 毫克的摄入量完全可以预防败血症的发生。中国营养学会建议 12 岁以上的国民保证每天摄取 100 毫克的维生素 C。曾经有一项专门针对维生素 C 摄入量的调查显示，男性平均每天摄入 95 毫克，女性平均每天摄入 101 毫克，就足以应付日常所需。这意味着日常饮食完全可以维持体内维生素 C 的正常水平。

当然，也有人本着多多益善的原则，吃下大量的维生素 C 药片。很可惜，过量摄取的维生素 C 并不能储存在体内，人体最大的吸收量也不过 400 毫克，那些多余的维生素 C 都会途经肾脏随尿液冲进马桶。

另外，即使要补充一些维生素 C，也一定要选对蔬菜，否则，在补充维生素 C 的同时，也吃下了染黑皮肤的炸弹。

✳ 如果你也想美黑

曾经有一段时间，蔬菜汁颇受女性欢迎。其中，芹菜汁更是受到热捧，据说这种饮料不仅热量低，还富含膳食纤维，再混合上一些胡萝卜汁，那就成了纯天然的健康饮品，绝对是“清肠排毒，美容养颜”之佳品。不知道她们喝的时候是什么感受，反正我试过一次之后，就再也没有碰过那玩意儿。两种伞形科植物汁搅和在一起产生的奇异味道，怎么尝都不顺口。

现在想来，果断放弃这种奇异的饮料是明智的，至少对于爱白爱美的姑娘来说，是极其明智的。因为，喝下去的这些芹菜汁有可能变成“染”黑皮肤的“定时炸弹”。

长期以来，皮肤科的医生们为一些奇怪的皮肤病症状和病因所困扰，农场工人在采摘芹菜后，手上出现水泡，痊愈后，患处的皮肤变黑了；远足的游客多吃了几片野菜，脸上就出现了红疹；使用柠檬精油按摩，皮肤却变黑了。这些看似没关系的病例，却可能是由相同的幕后元凶主使的，那就是呋喃香豆素，这是一类广泛存在于植物中的光敏化学物质。

我们对这类物质的“行凶过程”还缺乏详细的了解。通常认为，这些化学物质可以强力吸收波长为320~380纳米的紫外线。在获得紫外线的高能量后，呋喃香豆素就像一颗颗“炸弹”，要在细胞中搞破坏了。在无氧状态下，它们可以与DNA（脱氧核糖核酸）结合，阻碍正常的复制和转录；当氧气不足时，它们就去破坏细胞膜，从而导致细胞死亡。在这个过程中还会引发黑色素沉积。结局就是皮肤起红疹，长水泡，变黑。当然，这些症状的轻重，还受身体状况、光照时间、接触植物种类等诸多因素的影响。

回过头来看上面的病例，他们都是在与植物亲密接触后，暴露在灿烂的阳光下，引爆了呋喃香豆素这颗“黑色炸弹”。不过，也不用过于恐惧，只要控制好蔬菜的摄入量，适当遮挡紫外线（如涂抹防晒霜），就可以拔掉炸弹的引线。

实际上，光敏物质呋喃香豆素并非一无是处，它们让皮肤产生黑色素的本领已经被用于白癜风等病症的治疗中。

吃蔬菜，晒太阳，抹天然植物精油，本来都是健康的生活方式，可是把它们放在一起，还是悠着点为妙。

【美食锦囊】

如果你不想因为吃水果蔬菜产生美黑效果，就要注意以下这些蔬果了：

伞形科：芹菜、莳萝

芸香科：柠檬、酸橙、佛手苷（特别是产自这些果实的劣质精油。）

桑科：无花果（虽然食用无花果很少引起光敏皮炎，但是随着生活水平提高，大家早就不满足于吃现成的水果，采摘成了新的时尚。注意了，千万要小心掰开无花果时，那些流出的乳白色汁液，如果被这些汁液沾染，很可能会引起严重的光敏皮炎。）

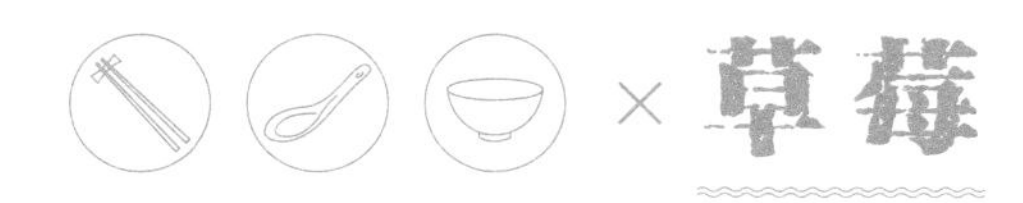

工业化时代的娇嫩

情人节的晚上，平时很乖的儿子突发奇想，非要吃草莓，否则就不断表演大闹天宫的镜头。实在拗不过他，只好去了超市。还好，草莓并不难找。它总是会被摆在最显眼的那个货架上。挑拣就免了，它们已经被规规矩矩地放在漂亮的盒子里。隔着那层保鲜膜，我只能看见它们诱人的色彩。想开封验货？超市是不会让你这么干的。我拿着草莓盒子，就像拿着一听贴好条码的水果罐头。剩下的，就是在收银台为每颗草莓支付 5 元的“过路费”。

至于这些草莓的滋味，就不用过于期待了。从儿子剩下的遗留物中，我感受了一下早春草莓的滋味。不算酸，也不算甜，吃起来就像没有丝毫“异味”的火龙果（原谅我吧，火龙果）。还没有嚼草莓橡皮糖来得痛快。也许，这就是“后工业”时代的草莓代表。

实际上，在很多人心目中，草莓饱含最性感的想象——鲜红的色彩，柔软多汁的果肉，在唇齿之间汁液四溅的感觉……可是，这盒早春草莓显然让想象大打折扣。

✳ 假果也诱惑

跟很多人一样，我也对各种植物的果实充满好奇。在进行野外试验的那些日子里，我也会抓住机会品尝各种可以找到的野果。老师被问到最多的问题，不是这种植物的分类地位如何如何关键，也不是植物的演化历程为何如此巧妙，而是，“这东西能吃吗，好吃吗”。

野果中，蔷薇科家族的草莓总是最显眼的。没办法，谁让它们就长在山路的两旁，还使劲支棱着红彤彤的果实。打扮得如此显眼，自然不会被动物放过。我经常看到草莓被不知名的动物搞得七零八落。不过你不用担心，经此蹂躏的草莓不会失去生育的宝贵种子。实际上，那些美味的草莓果实，只是膨大的花托。本来它只是为花瓣附着生长的平台，经过草莓的“改造”，变成了勾引动物的绝妙诱饵。而通常被我们视为种子的那些小颗粒，才是真正的草莓果实。只要吃草莓的那个动物没有过度咀嚼的癖好，这些细小的种子就会顺利潜入动物的肠胃，然后随着“搬运工”的大便来到一个新的空间，生根发芽。人类也是其中的一个搬运工，不仅搬到了野外，还搬到了自己家里。从石器时代开始，各个阶段的人类遗迹中都有草莓“小果子”的踪迹。

当然，为了诱使动物来吃，草莓必须把果子打扮得性感一点。草莓那种特有的香味，是任何草食或者杂食动物都难以抵挡的，满大街的草莓味饮料、糕点足以说明这个问题。只是野生草莓都是些袖珍版本，不管是森林草莓、黄毛草莓还是东方草莓，即使再香再

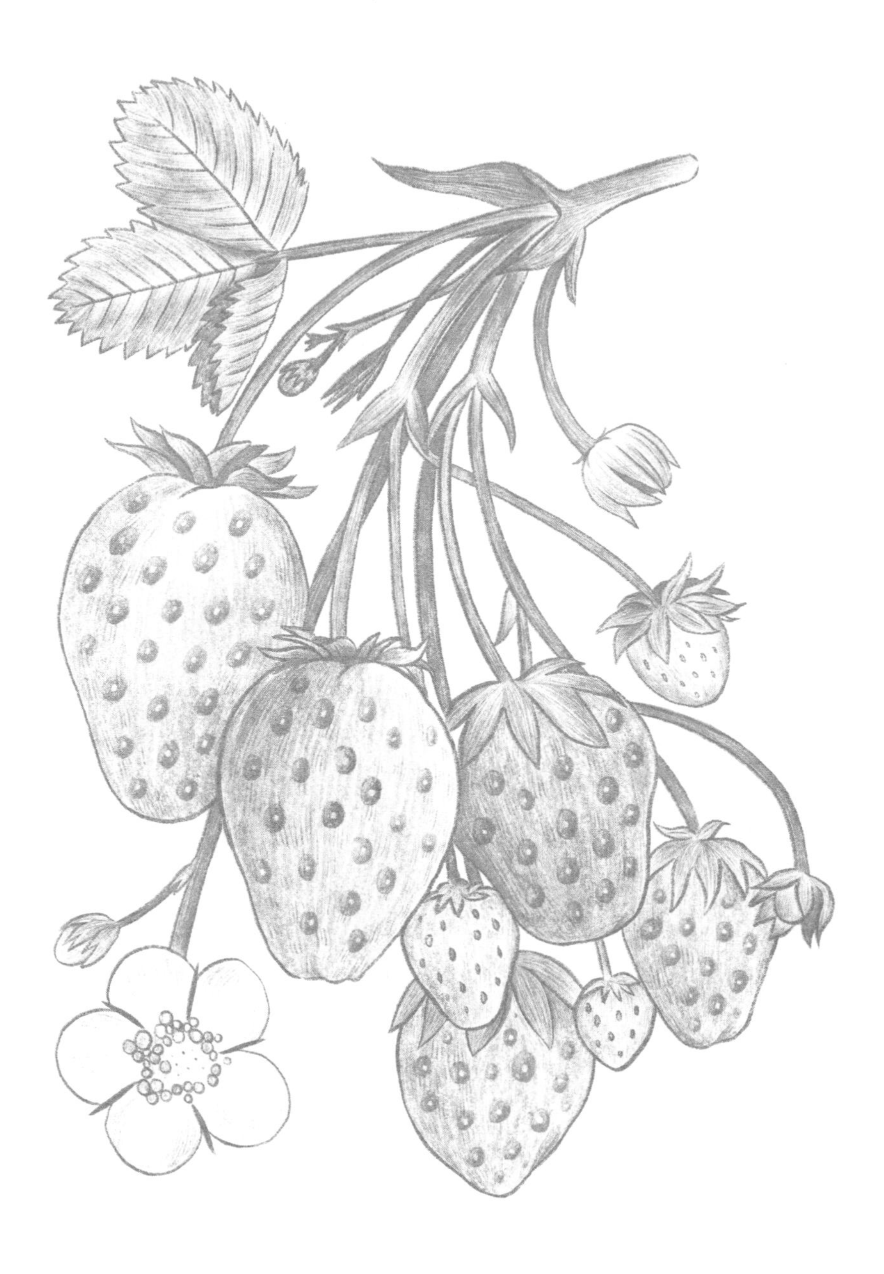

甜，也不过是调味剂。

于是，强大的园艺学家出场了。在弗州草莓和智利草莓加入之后，草莓得到了全面的改造，拥有了更加诱人的外形。今天，我们吃的草莓并不是野生种类的简单复制，因为它们的染色体组成完全不同。草莓栽培品种都是染色体数目加倍以后的8倍体（细胞内有8组染色体），而一般的野生品种几乎都是2倍体或4倍体。

通常来说，多倍体植物都要比2倍体的个头要大，所以我们吃的栽培草莓的个头远远超过了野生的也就不奇怪了。另外，园艺学家通过不断地杂交也繁育出了不少个头大的品种，这点欧美的草莓品种表现得尤为突出。

如果人们对草莓身材的追求仅止于此，它们也不会与工业化有什么瓜葛。可是人们需要更大更丰满的草莓。草莓工业化的道路由此启程，一个陌生的名字——“膨大素”进入了人们的视野。

✳“膨大”工业

其实，膨大素并不是什么新奇的农药，也不是像DDT那样的非法化学药品，它的学名叫氯吡苯脲[N-（2-chloro-4-pyridyl）-N′-phenylurea，CPPU]，是一种已经广泛应用在猕猴桃、甜瓜等水果上的植物生长调节剂。它的作用原理目前还不是十分清楚，一般认为它是通过调节植物体内激素的分泌来发挥作用的：它能促使植物细胞加倍分泌细胞分裂素，增加单位时间内植物细胞分裂的次数；同时，它还能促进生长素的分泌，使细胞长得更大。结果从整体上来看，我们需要的“果实”就增大了。

当然，膨大素在促使果实增大的同时，对草莓的味道多少会有些影响。在 2001 年新疆石河子大学的一项实验中就发现，使用膨大素可能会提高或者降低草莓的总酸含量。结果就是，我们吃到的草莓要么是变酸了，要么是淡而无味。

还好，这些工业处理并不会影响我们的健康。小白鼠的膨大素口服急性中毒剂量为每千克体重 4 918 毫克，不过长期接触可能会引起体内蛋白质紊乱。通常条件下，膨大素降解较快，在喷施到植物上 24 小时后就有 60% 发生降解。即使进入动物体内，膨大素也不会赖着不走，实验老鼠吃下去的膨大素在 7 天后只有 2% 存在于体内。从目前的实验结果来看，膨大素还算安全，还没有因接触膨大素致癌的报道，对肝、肾功能的长期影响仍在进一步研究中。

不过，大草莓不全是由激素催出来的，且不论品种，只要适当地进行疏花疏果，就可以得到更大的果实。道理很简单，草莓的植物个头和叶片数量基本上是确定的，光合作用产出的、可以分配到果实的营养物质的总量也就确定了，至于选果实多还是选个头大，就只是个简单的算术问题了。最近的一项实验表明，适当的摘除果实，可以让草莓的单重提高一倍，含糖量提高 20%。要品质还是要产量确实是个比较难做的选择题。

另外，低温等环境因素也会引起草莓果畸形，这是因为草莓上那些芝麻状的“小瘦果”在低温条件下发育不良，而草莓“果肉”（花托）的发育又依赖于瘦果的正常发育。于是，低温就导致了草莓畸形。如果你不相信，可以试着在草莓生长过程中把瘦果统统摘除，就会得到模样怪异的果实了。所以，畸形的草莓并不一定就是与膨大素亲密接触过的。

✳ 安全辐照来保护

草莓的果实实在太娇嫩了。从大田流水线上下来之后，送上商场的货架，再由每个消费者选回家，这样的旅途堪比“红军爬雪山过草地”。虽然实际运输路程可能不过十几千米，但是处处潜藏着细菌和霉菌强盗，鲜红草莓中丰富的水分和糖类物质都是它们喜欢的东西。草莓之所以会变质，主要就是因为这些微生物在捣乱。虽说草莓的表皮可以阻挡一下这些破坏分子的进攻，但是这层防护过于脆弱，在采摘和搬运过程中一不小心就会被撞出缺口，防护功能瞬时不保。

考虑到草莓的特殊性（没有可以剥去的果皮），用杀菌药剂是不现实的，谁也不想吃一颗沾满药的草莓。这样一来，辐照处理成了不二选择。况且，辐照处理的效果非常好，在 4 摄氏度条件下，没有接受辐照的草莓能贮藏 8 天，到第 14 天已经严重腐烂了，而经过常规辐照处理的草莓的保鲜期甚至可以达到 20 天。

虽说涉及辐照原理的文字中满是杀灭、抑制之类的词语，但是处理过的食物对人体来说是安全的。目前，常用的辐照设备是钴 60 放射源。这种放射性物质会放出很强的 γ 射线。将它偶然放出的 β 射线进行屏蔽处理之后，就可以作为一种安全的辐照设备了。

γ 射线是一种高能电磁波，本质上讲它跟太阳光和微波炉中的微波都是一家人。它的能力就是可以撕开化学物质中原子手拉手形成的化学键，使蛋白质、DNA 这些重要物质失去活性，或者产生严重错误，最终导致生物死亡。如果被 γ 射线直接照到，那还真是个危险的事。那么，接受过照射的食物会不会像药剂处理那样有残留，而具有伤人的放射性呢？

我们吃的食物主要是由碳、氢、氧三种元素构成的，除了极少量的原子具有天然放射性，大部分都是安分守己的无放射性原子。一般来说，除非受到高能中子的撞击，它们才可能变成有放射性的物质。不过，钴 60 放出的 γ 射线显然没有高能中子的能力。我们也就没有必要担心经过处理的食物有什么“辐照残留”了。

✳ 工业化草莓还有营养吗？

既然辐照是通过破坏生物中的化学分子来达到灭菌保鲜的目的，那会不会连营养分子也一起破坏掉呢？

确实有这个可能，γ 射线冲击的是分子中的化学键，它可不管哪些对人有用，哪些没用。不过，值得庆幸的是，这种射线对营养物质的影响很小。在草莓尽享辐照处理之后，它们的维生素 C、糖含量都没有变化，只是有机酸的含量略有降低，从 0.84% 降至 0.8%。

当然，辐照处理有可能会影响草莓之外的植物的生理活动，从而影响它们的营养成分。在一项针对生姜的辐照处理实验中发现，不同剂量的辐照处理会增加生姜贮藏初期维生素 C 的损失。对于大量存在的糖类和纤维素等营养成分影响不大。不过，再考虑到因为变质引起的营养成分损失，接受辐照处理还是更有利于保全营养物质的。对于那些经过辐照处理的生姜来说，当贮藏时间超过

120 天时，它们的维生素 C 含量反而超过了那些没有接受过处理的生姜。

在这个工业化的时代里，我们期望用同样的价钱买到同样的商品——同样的大小、同样的味道、同样的相貌。即使是同样的不好吃，那也没关系。因为我们都想寻找均等的安全感。可是，这与食物的本源越来越远。也许有一天我们会厌倦这种统一。也许那些在田野中，在工业化的车辙边，若隐若现的小草莓还会等我们回来。

【美食锦囊】

自制黄油草莓酱

先将草莓切块，然后加少量水熬煮（每 500 克草莓两小勺水），等草莓大致熬化，把草莓汁完全挤出来，再把分出来的纤维状物质倒入草莓汁中。然后把黄油、糖、打好的鸡蛋倒入草莓酱混合物中。要注意控制好温度，不要太高！并且要不停搅拌，直到变成浓稠果酱状。好了，你可以品尝不同以往的黄油草莓酱了。

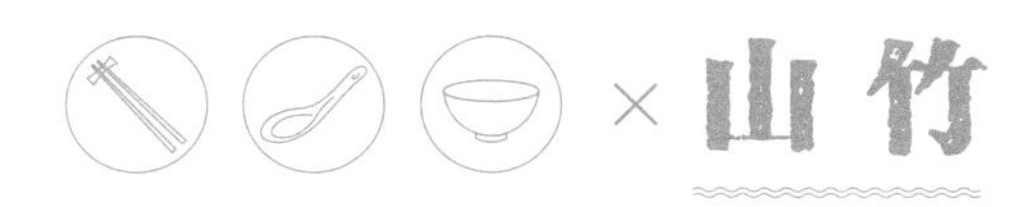

无父母，也不远游

老婆有一阵子特别迷恋一种水果，我对此果的评价是，“华而不实”“浸透着浓郁的资产阶级小情调”。也难怪，它们的紫色外壳就占到了整个果子重量的四成以上，再除去种子，可以吃的部分能占到三成就不错了。我那一辈子勤俭持家的姑姑偶尔痛斥它也是在情理之中的。不过，这并不妨碍这种水果背负“水果之后”的盛名，它就是山竹。

如今的水果摊早已不是苹果、西瓜、梨等经典老牌一统天下的舞台了，就连草莓、樱桃这些应季水果也因为在某些时段出镜率极高，成了普通的“群众演员”。新潮的热带水果之王——榴莲（其实应写作榴梿）的特殊味道不是谁都能消受，但是作为“水果之后”的山竹却带着人见人爱的清甜。这些乍看像柿子的水果，身价着实不低。

有一次我碰到水果摊上便宜叫卖的山竹，果壳硬邦邦的，简直就像小号的台球。摊主拍胸脯强调这不会影响果肉的品质，于是我将摊上的硬壳山竹悉数购下，回家后又用菜刀剁开（果壳太硬了），

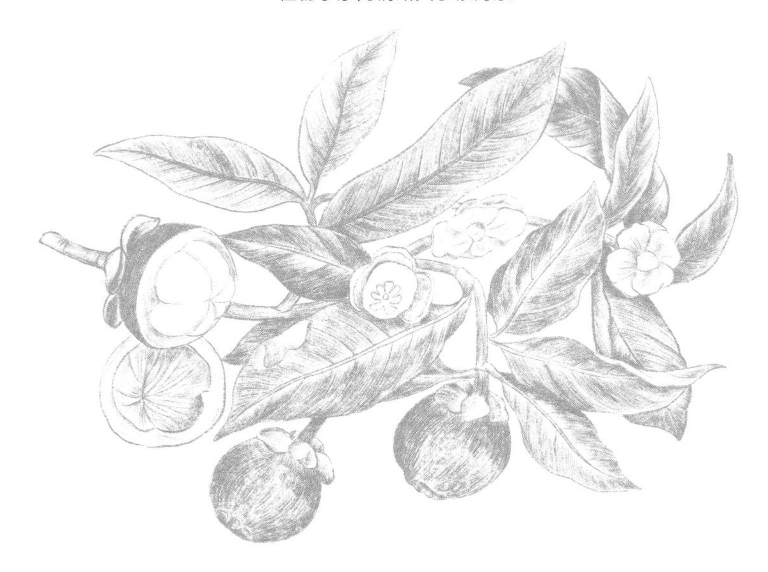

那些本应雪白的果肉早就变成了黄褐色，还流淌着似黏非黏的汁液，于是只能尽数送进垃圾桶。

想吃个便宜的好山竹为啥这么难呢？

✳“水果之后”不远足

山竹的小名有一大堆，倒捻子、凤果或莽吉柿——其中还混着一个柿字，模样也颇像后者，它们的果子上都顶着一个四瓣的、“帽子”一样的果萼，但是山竹跟柿子没有直接关系。山竹是藤黄科藤黄属的植物，整个藤黄属都会结出这种模样的果子，只不过大多数种类果子的外皮或黄或白，不像山竹这样大红大紫。虽然颜色不同，它们的果实结构都是类似的。比如，剥开外壳，里面都是扎成一堆的蒜瓣状果肉。

山竹的老家离华夏大地不远，就在马来群岛上。于是，我很纳闷，如此美味的水果为啥就没有从邻国漂洋过海而来呢，而且它直到最近 100 年间才被世界认识。要说榴莲是因为香味太刺激才不被所有人接受，那山竹这么美味的水果为什么要蜷缩在海岛上呢？

欧洲人发现马来群岛的时候，自然不会放过清甜的山竹。但是他们有更重要的事情要做，那些肉桂、胡椒、豆蔻、黄金、宝石早就把船舱堆满了，哪还有位子留给山竹。况且山竹实在不容易伺候，从树上摘下来的山竹只有 6~10 周的储存期，时限一到就会变成我买到的那些廉价品。想想在那个以风帆为动力的年代，这点时间基本上还运不出印度洋。如此短寿命的果实只能老实待在家里就很容易理解了。

山竹看似厚实的果壳，其实是个质地疏松的纸老虎，密布其间的孔隙让水分很快都贡献到空气中去了。更重要的是，果壳跟果肉的结合不是那么紧密，在果壳失水的时候，果肉只会袖手旁观。没办法，谁让它们本来就是两家人呢。

从解剖学的角度讲，山竹的果壳就是一个完整的果皮，相当于我们平常吃的苹果的“皮和肉”。而它可食用的“果肉”实际上是一些包裹在种子上的附属物（假种皮）。在树上的时候，大家都接受大树的水分供给，倒也相安无事。一旦从树上被请下来，就自顾自了，果壳脱水也就在所难免。

不过唇亡齿寒，脱水以后硬邦邦的果壳也不会像核桃壳那样保护里面的“内容”。空气从上面的空隙蜂拥而入，加上山竹果实喜欢大口喘气（呼吸作用，消耗糖分，并产生影响味道的酸、醛等物质），变质已成定局。

再有，山竹果肉本身也不注意保养。其中的果胶酶会把维持果肉形态的果胶破坏得一塌糊涂。一旦采摘下来，果胶酶就在努力工作了，活性还逐渐增强。加上外来的氧气，直到把果肉搞得稀烂为止。这些变质的过程倒是跟荔枝有几分相像。

而且山竹壳变硬，并不单单是因为脱水。在山竹壳还有活力的时候，它们就在不停地囤积木质素（木材就是因为这种物质变得坚硬），多过几天它就会硬到必须用砍刀砍开的程度了。

也许你会建议，直接运山竹树不就好了吗？我们中国不是也对荔枝树做过同样的事情吗，英国仿照“扶荔宫”造个“扶山竹宫”岂不是解决了吃果子问题，顺便还能当奇花异卉来欣赏。不过，事情没这么简单。

✳ 单亲种子不出山

早在 18 世纪末期，英国人就开始尝试将山竹的植株运送回国。要知道，那个时候的大英帝国可是处于全盛时期，凡是地球上的奇花异草都要搜罗回去。当然了，奇花易寻，运送不易，要想在近一年的航程中保证这些植物存活，那可不是简单的事情。于是各种运送植物的暖箱、温室应运而生。正是一幅绘制于 1775 年的暖箱图解，顺带勾勒了山竹的形象。不过，这次运送显然是不成功的。因为，直到 1855 年，英国本土的栽培山竹才第一次结出了果实，女王这才有幸尝到了这种热带水果。在之后的 19 世纪末到 20 世纪初的这段时间里，山竹逐步被扩散到了整个东南亚地区。

可能你还继续建议，整棵树运送不容易，那带点种子直接回去种不就好了吗？但是，这样做比移栽大树更难，因为山竹的种子寿命极短。如果温度和湿度条件不合适，它们的寿命就只能以天来计算。

除了不耐储藏，山竹的种子还有一个特点，即它完全是山竹单性繁殖的。虽然山竹也开花，但是却没有花粉的交流。山竹的种子就是由子房内壁的细胞发育而来的。从某种意义上，我们可以说，山竹种子就是山竹树的克隆版本。

时至今日，研究人员几乎已经放弃了用种子培育山竹苗的做法。直接用芽和叶进行组织培养可以更容易得到幼苗，随着培养基的改进，已经能得到健康生长的山竹树苗。

✳ 来点短期保养

虽然山竹的脾气不大容易改变，还好，我们有了先进的交通工具，可以在一天环游全球，吃到千里之外的新鲜水果也不再是梦了。但是要想让买回家的山竹多保持几天青春，就只能自己动手了。

第一要务，是给山竹提供一个低温的居住环境。低温可以减少果壳水分的丧失，同时让果实的呼吸作用降低一点，当然也可以降低一些果胶酶的活性。另外，有实验表明，低温还可以延缓山竹木质化的过程，使山竹壳维持在一个比较软的状态。

当然，光有低温还不够。那些外强中干的果壳是抵挡不住氧气侵袭的。所以，尽量密封、避免快速氧化也是保鲜的一个要诀。总的来说，把山竹装入密封袋再放进冰箱，可以让享用时间延长一点。

不管怎样，目前对于山竹的保鲜手段都还处于实验阶段，并且取得的效果并不令人满意。喝点加工好的山竹汁倒是个不错的选择。

至于那些不配合保存，又不能食用的果壳似乎也有了用武之地。实际上，这些果壳在马来西亚群岛是传统的消炎药物。化学成分分析表明，山竹果壳中含有的蒽酮类化合物确实对减轻炎症反应有一定的效果，而且还含有一些抑制金黄色葡萄球菌生长的物质。是不是能用它开发出天然高效的抗生素，我们将拭目以待。

另外，那些从果壳里流出来，可以把果肉变得苦涩的紫色汁液里富含多种天然色素。相关的提取和纯化工艺都在开发中，将来，我们想吃一块纯天然紫色糕点，恐怕还要山竹壳尽一分力量呢。

【美食锦囊】

不剥皮猜山竹果肉瓣的数目

山竹果的顶端有个花朵一样的凸痕，仔细数一下凸痕上面的裂片数量，就可以猜出里面果肉的瓣数了。这是因为这个凸痕是柱头的遗迹，而柱头的数量与山竹子房的数量是一致的。这样就能不剥皮猜出山竹果肉有几瓣了。

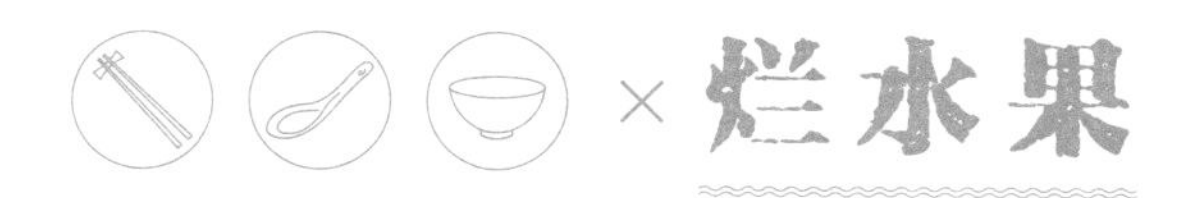

吃还是不吃？

春节过后，厨房里一直飘着一股淡淡的酒香，我知道那必定是某个水果箱里面出现了腐败个体。于是，我跟老婆翻箱倒柜找出了那个罪魁祸首：已经开始流汤的苹果。这还不算，旁边的几个苹果也出现了软软的黑斑。就在我要把它们送进垃圾桶的时候，老妈改变了它们的命运："这大半个不都是挺好的吗，你们不吃我吃。"在谈判了半天之后，双方最终做出了妥协，"削去一切有可疑情况的果肉，然后煮熟了吃"。还好，吃了这顿糖水苹果之后，大家都没有异常反应。

对于烂水果能不能吃，有两种截然不同的观点。"谨慎派"认为，里面含有大量的亚硝酸盐和有毒物质，最好统统扔掉。而"节约派"则认为，那些毒素都是吓人的纸老虎，削去霉斑的果子仍然是好果子，什么烂果子致癌简直就是笑话。那么烂果子究竟能不能吃呢？

不单单是苹果，水果都是些娇气的东西，怕摔怕碰，怕冷怕热。所以，我们经常会碰到一些烂果子。鉴于"勤俭节约"是中国人崇尚的一种美德，所以，那些摔坏的苹果被老妈紧急做成了果盘，出现褐色斑块的鸭梨变成了梨汤，还能从长出青霉的橘子中抢出两瓣来吃。这些抢救性吃法究竟对不对？我们还得从烂果子的来源说起。

✳ 碰伤的苹果还是好苹果

一般来说，产生烂果子的原因可以分成三类：一是由于磕磕碰碰引起的机械性损伤，二是由于低温引起的冻伤，三是由于微生物侵染引起的霉变腐烂。

这三类损伤中，机械性损伤是最常见的。比如，车筐里装一袋子又红又大的苹果，然后经过了一段正在挖沟的小路，又或者一个品相完好的苹果，在洗干净甩水的时候飞向了地板，结果就是，你只能直面一堆“鼻青脸肿”的大苹果了。还好，这样的碰撞并不会带来什么毒素。

那些变软的部位，只是因为碰撞，细胞发生了破损，细胞质溢出。同时，由于细胞损伤，一些无色的多酚类物质被转化为深色的醌类物质，使得伤口呈现出特别的颜色（其实，切开的苹果不立即吃完，也会变成褐色）。不管怎么说，纯属碰伤的烂苹果只会给人带来感官上的不悦。只要在碰撞后短时间内吃完（别让细菌在上面“安居乐业”），这类“坏果子”并不会影响我们的健康。

✳ 冻伤的香蕉也是好香蕉

夏天时，我们通常会把水果送入冰箱。但是，在冰箱里面放了一晚上的香蕉，变成了烧火棍的模样。如果时间再长一点，整个香蕉都会变成酱了。于是，“扔还是不扔”又成了难题。

实际上，香蕉就是因为温度过低而“患病”的。在低温条件下，香蕉中的超氧化物歧化酶（super-oxide dismutase，SOD）的活性会急剧降低，不能及时清除细胞内的自由基。越积越多的自由基会改变细胞膜的通透性，破坏细胞结构。另一方面，低温还能提高果胶酯酶的活性，这种酶会分解不溶性的果胶，从而使香蕉组织变软。

放在冰箱里的香蕉果皮还会变黑，这是因为果皮中的多酚氧化酶“帮助”香蕉皮中天然存在的酚类氧化为醌类物质，这些醌类物质结合成一种与人体皮肤中黑色素类似的物质。此外，香蕉果皮的细胞膜破损之后会释放出多巴胺，在氧化酶的作用下这种物质会与空气中的氧发生反应，生成棕色物质。这样一来，香蕉就变得又黑又软，不堪食用了。

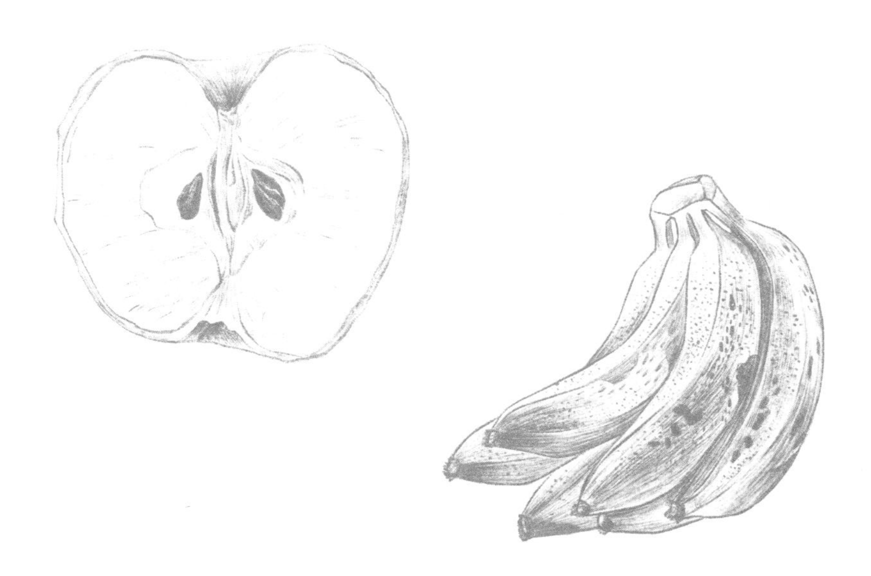

放在冰箱里的黄瓜表面也容易出现一些水渍斑，那也是由于低温影响了细胞膜作为“城墙”的功能，最终引起细胞坏死。

虽然成因不同，但是冻伤香蕉和碰伤苹果的结局是相似的——都是细胞的破损。如果没有细菌去抢占这些破损细胞的营养，这类坏果子也是相对安全的，虽然味道和口感会差一点。不过由于细胞的破损，氨基酸、糖和无机盐等从细胞中流出来，给致病微生物，特别是真菌的生长提供了良好条件，一旦被霉菌侵占，问题就不同了。

✳ 垃圾桶是霉变果子的最好归宿

偶尔吃两个挖去霉斑的烂苹果，也不会有什么异样的感觉。但是这样的做法却隐藏着很大风险。在水果上出现频率最高的就是以扩展青霉为代表的青霉，它们产生的展青霉素会引起动物的胃肠道功能紊乱、肾脏水肿等病症。并且因为展青霉素与细胞膜的结合过程是不可逆的，也就是说它们会赖在细胞上不走，会对细胞造成长期的损伤，甚至有致癌的可能。小鼠经口服用的半数致死剂量为：雄性每千克体重 46.3 毫克，雌性每千克体重 29~48 毫克。

特别需要注意的是，把霉变部位去除再食用也未必安全，因为霉菌产生的展青霉素可以扩散到果实的其他部位。中国预防医学科学院的一项调查就发现，霉变苹果上外观正常部位的展青霉素含量为霉变部位的 10%~50%。正常部位的苹果中展青霉素含量可能高达 3 毫克 / 千克。这样看来，还是把已经霉变的水果都送进垃圾桶更保险。

另外，发霉的甘蔗也是相当危险的。霉变甘蔗上主要的致病菌是节菱胞霉菌，其代谢产物3-硝基丙酸是一种很强的神经毒素。小鼠经口服用的半数致死剂量为：雄性每千克体重100毫克，雌性每千克体重68毫克。而霉变甘蔗中的3-硝基丙酸含量可以高达30~40毫克/千克。

对于储藏时间长的甘蔗也要特别小心。在中国预防科学院营养与食品研究所的一项针对河南、河北、广西、广东和福建的317份甘蔗的调查中发现，新鲜甘蔗的节菱孢霉菌是很少的，侵染率仅为0.7%，菌落数也只占侵染霉菌的0.1%。但是，经过3个月的储藏，节菱孢霉菌的样品污染率明显增高，达到34%，且菌落数大增，占霉菌总数的18%，成为优势菌。在以往的中毒案例中，引起中毒的甘蔗都是经过长期贮藏的。如果发现有明显的霉变，这样的甘蔗还是不要去招惹了。

除了上面提到的这些外观有明显变化的烂果子，我们还经常碰到一些变味的水果。比如，放久的苹果散发出了酒味，还能不能吃？

如果在外观上没有明显的异常，还是可以吃的。因为，水果（特别是苹果）在长期储存过程中，可能因为缺氧，转而进行无氧呼吸，将苹果内部的糖类物质转化为酒精。于是，我们就闻到酒味了。

这里还要同那些已经变软变黑发出酒味的苹果区别一下。因为，这种发酵的苹果上很可能存在其他有害的杂菌，这样的果子最好按照霉变果子处理。

不同的烂果子要区别对待。那些因为碰撞和冷冻造成的烂果子，还是可以吃的。至于那些因为霉菌感染变质的果子，还是尽快送入垃圾桶吧。

【美食锦囊】

苹果储藏要透气

苹果会消耗储藏箱中的氧气。在缺少氧气的情况下，它们会进行无氧呼吸。在无氧呼吸过程中，苹果会产生酒精以及有一些苦味物质。如果发生这种情况，可以立即把苹果放在 10~18 摄氏度通风环境下，味道可以基本复原。

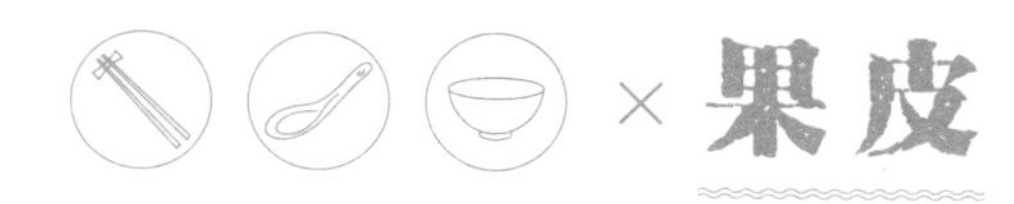

可吃可不吃

我自幼就不喜欢吃果皮，就算是没有削皮刀，我也会把一个大苹果的外皮完完全全地啃干净。对于年幼的我来说，啃果皮是个大工程，因为父母总是会把最大的那个苹果留给我。于是，当父亲拿回一个半自动削皮器的时候，我已经迫不及待将其投入实战了。其实，这个削皮器就是父亲工厂里那个加工汽车零件的车床的微缩版。不过，这个削皮器只能为个头合适的苹果服务，太大削不动，太小削不到。于是，多数情况下，我还是乖乖地抱着大苹果去啃皮了。

不知从什么时候开始，“带皮吃才够营养”成了吃水果的指导原则。每每在老婆的威逼下，嚼着混有青涩果皮的苹果肉，让味蕾受着折磨。与此同时，家里的水果刀、削皮器都面临下岗的危险。每到这时，总禁不住想，我这被牺牲掉的口感能换回足够的营养吗？

✳ 果皮只是保护套

除了像金橘这样以皮为卖点的水果，恐怕大多数果皮都不会让我们的舌头舒服。对于果实而言，这层细胞一来要防止水分流失，二来要防御动物、微生物的侵袭。所以，这里的细胞要紧紧相靠，同时还要在外部“抹”上延缓水分丧失的蜡质和多糖类物质——“味同嚼蜡”的感觉自然不会好到哪里去。不仅如此，作为防御系统，自然少不了储备一些化学武器，来对抗那些在不适当时间偷嘴的动物。虽然这些酸涩的化学武器会在果实成熟时被大量移除，但是其含量多少还是比内里的果肉要高。

查阅诸多文献之后，也无从得知吃果皮这一提法从何而来。实际上，像桃子、李子这样的果子上的“果皮”和“果肉”，在植物解剖学上同属于果皮结构。更有意思的是，像橘子这样被丢弃的果皮，从结构上来说等同于桃子的“果皮”加“果肉”，而苹果的果皮和果肉，其实来自于发达的果萼。所谓的果皮有营养，更像是一个算命先生口中说出来的圆滑真理。

当然，如果说果皮中的营养含量高一点，也不过分，毕竟这部分细胞要排列得更紧密，水分也更少。但是不要忘了即使“含量”高出果肉数倍，考虑到二者的重量比，果皮在营养总量中的贡献也甚微。

✳ 花青素和果胶

当然了，“营养大师”吃果皮的理由，不单单是常规营养价值的

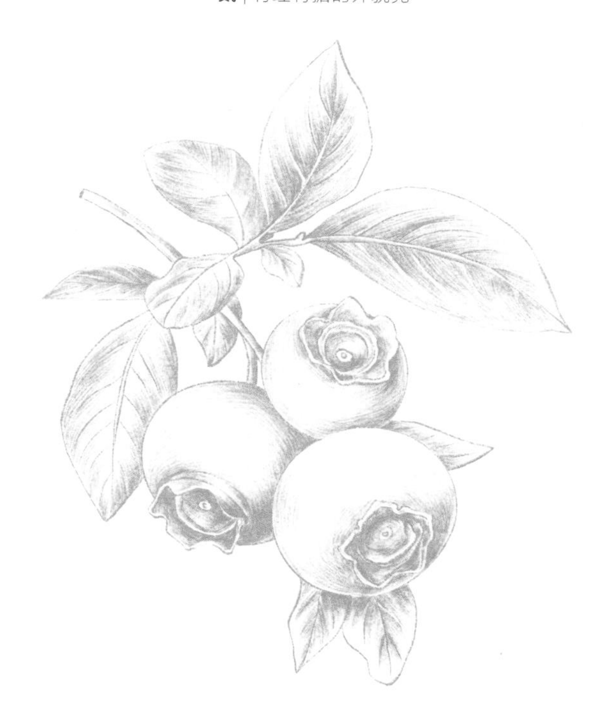

问题，关键还在于里面含有特殊的营养物质。花青素和果胶是出现频率最高的两个词汇。

花青素是值得果皮炫耀的成分。这种物质通常是果肉所缺乏的。花青素并不是一种物质，而是一大类从红色到蓝色的类黄酮化合物。它们是植物体中红色、紫色、紫红色与蓝色等植物色素的来源，牡丹的紫、月季的红、桃花的粉都是花青素的杰作。一般来说，植物中的花青素成分比较多，有两三种主要的类黄酮类色素在调配花朵和果实的颜色。而蓝莓制造的花青素种类要丰富得多，在它们成熟的紫黑色浆果中，已发现的花青素种类就有 25 种以上，可以称得上是一个合成花青素的专用工厂。

除了吸引昆虫来吃花蜜，以及警告昆虫叶片里面有毒药（氰化物），花青素在植物体内还有一个用途就是对抗自由基。在植物体内，因为光照会产生多余的高能量，这些能量被氧之类的分子吸收，就会形成自由基。这些带有高能量的分子，就像一个个高爆炸弹，随时都可能摧毁正常的细胞结构，而花青素的一大用途，就是牺牲自己，消除自由基的危险。于是，在发现了花青素的此项功能之后，人们就试图把它们送进人体内做类似的工作了。

我们寄希望于这些物质，把人体内的自由基清扫干净。不过，要想达到目的，就必须吃下足够的花青素。况且果皮中的花青素相对含量也是有限的。这些色素的作用多半是吸引动物来取食的。至于，要想让新兴的保健物质起作用，恐怕要大口大口地吃被削下来的果皮。

除了花青素，果胶也是一种经常被提及的“保健品”成分。简而言之，它们就是类似于淀粉的一种多糖类物质，主要有分布在细胞壁上的原果胶，溶解在细胞液中的果胶，以及共存于细胞壁和细胞液之间的果胶酸。相对来说，它们对植物更为重要，因为它们是构成细胞骨架的主要成分。要知道，香蕉和西红柿变软主要就是因为果胶在成熟过程中被分解了。

然而，单凭一个“胶”字就能激起推销商的想象力。通常能联想到的就是，“能弥合我们身体的裂痕，让大家更健康一点。”可是事实上，果胶对于人体并没有特殊的作用，我们通常都不会吸收这种物质。于是，跟很多多糖一样，果胶只是个匆匆而过的“路人”而已。

不过，利用果胶这种很难被降解、很难被吸收的特性，倒是真的开发出一些用途，比如加在低糖的果酱中，在增加黏稠度、改善口感的同时，又不会增加什么热量。或者，作为特殊药物的外包装，让这些药片安全通过胃和小肠，直到进入结肠（这里才有可以分解

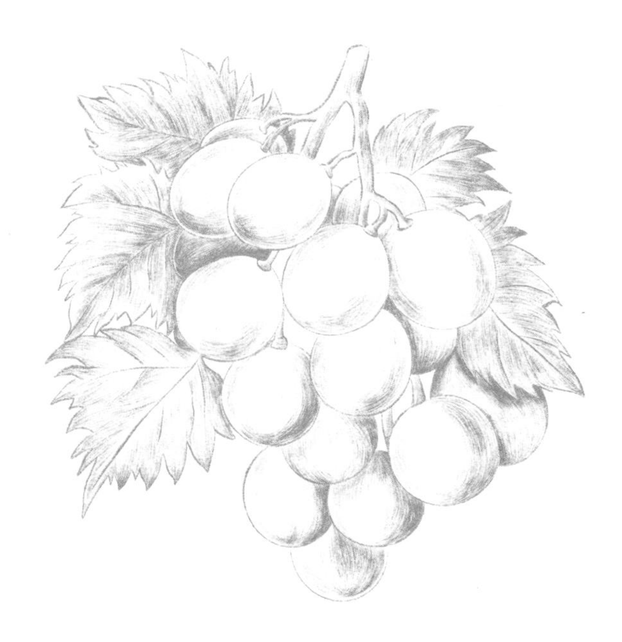

果胶的酶）才将药物释放出来。不过，单从补充营养的角度看，我们大可不必去想这种无色无味、很难吸收的物质了。

✳ 果皮上的危险

我们要注意一点，即使在正常使用杀虫剂的情况下，苹果皮上的农药残留量也要比果肉中高出20%。虽然这些携带正常残留农药的苹果不会引起中毒反应，可是谁能保证有些被逼着生产漂亮大苹果的果农不会用更多的农药来招待大苹果呢？那些有机种植的大苹果可以放心嚼（前提是真的有机种植），不过，即使有机种植，果皮中的营养也不会增加，用大把的钞票去换取传说中的营养和劣质的口感，可不是什么高明的选择。

当然，果皮也并非一无是处，那里面的色素的确能装点我们的餐桌。干红葡萄酒的妖艳颜色都要归功于葡萄皮中的色素。科研人员正试图从不同果皮中提取天然色素（杏皮中的橙色、山竹中的紫色等），为我们的餐桌增添五彩缤纷的健康颜料。

【美食锦囊】

吃皮的异类—— 金橘

实际上，我们吃的金橘皮从植物学上就相当于桃子的果肉呢。金橘是特别的柑橘类水果，它们同我们熟悉的柑橘并不是一个种，它们分别属于金橘属和柑橘属。所以，不要以为树上结出的小橘子都是金橘哦。

洗水果加盐有用吗?

简单的答案是，没用！没有任何证据表明，淡盐水会促进残留农药的溶解。化学物质主要是被清洗时的机械运动所去除的。最靠谱的建议是，在自来水下冲洗 30 秒以上，伴随搓洗。

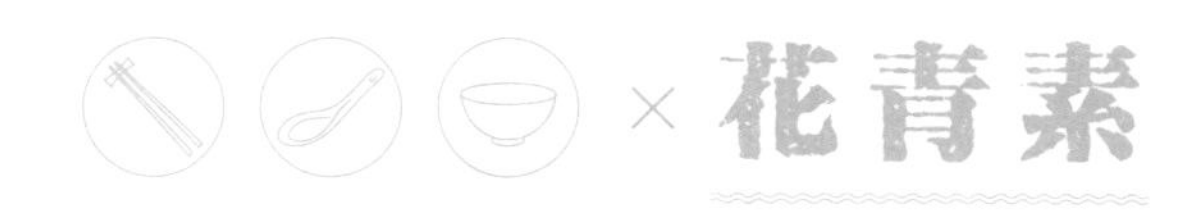

溶于水当然可以掉色

“色香味艺形”是中国人对食物的鉴定标准。打头的“色”字自然是重中之重。绯红色的三文鱼、枣红色的烤鸭，无不撩拨着我们的神经和味蕾。20 年前，我最向往的就是蛋糕店里那个花里胡哨的奶油蛋糕。现在想来，那必定是个色素大集合的产物。

也正是从那时起，用颜色装扮食品成了潮流。于是，红心鸭蛋里有了苏丹红，奶油蛋糕里溜进了日落黄，至于劣质汽水中的色素更是五彩缤纷。当这些黑幕被一一揭开的时候，我们瞬时对漂亮的颜色失去了信心。谁都不愿让自己的餐桌变成别人的化学实验台。于是，我们开始打量那些颜色鲜亮的食品，食品中的合法色素也被小心翼翼地藏在成分表里。

可事情没这么简单，我们的质疑逐渐扩展到了天然产品。这样的新闻报道不断涌现：新买的鲜红草莓、圣女果和花生豆洗出来红色的水，洗黑芝麻的水变黑，如此种种。而原因自然被归为，因为这些都是用色素染色的。那么这些天然食物会不会掉色呢？

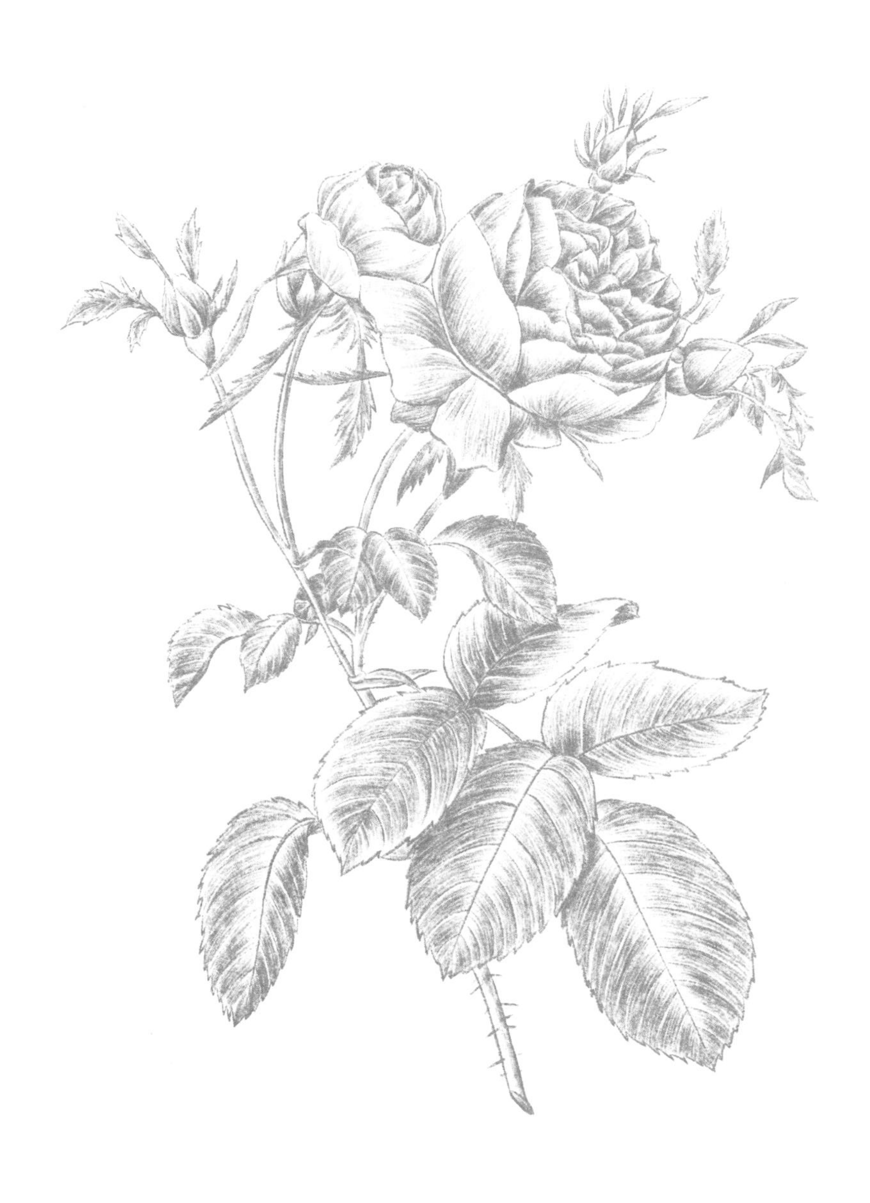

✳ 颜色的真相

作为家中的独子，我被禁止参加一些爬高下低的“危险”活动。可是，每年桑葚由绿变黑的时候，我都会跟着“孩子头”去搞来吃。爬树？那是必须的。于是，每次吃完桑葚，回家之前就必须漱口，没办法，那些桑葚堪称天然色素工厂，浓浓的桑葚汁会染紫整条舌头。如果不想让紫色的大舌头暴露行踪，漱口是必须的。当然了，忘记漱口的时候总会有，被抓现行自然是免不了的。

20年过去了，昔日被当作“罪证”的色素，成了桑葚的卖点。这些花青素被奉为抗氧化的优质保健品。不过，植物色素并不单单是花青素的一种。它们是非常庞杂的一类化学物质，常见的就有胡萝卜素、叶黄素、番茄红素等。瓜果蔬菜能把我们的餐桌装点得五颜六色、多姿多彩，追根溯源都是植物色素所赐（至少在人工色素被开发出来之前是这样的）。

草莓、紫米、黑米、花生豆虽然在颜色、形状、所属植物器官等方面都有很大的差异，但是它们所含的色素都是同一类，那就是目前被“包装”成健康添加剂的花青素。花青素并不是一种化学物质，它是一个大家族的通称，这个家族中包括了飞燕草素、矢车菊素等。它们广泛分布于植物各部位，刚刚冒出的香椿芽、鲜红的玫瑰花瓣、飘落的火红枫叶，还有寓意相思的红豆里都有花青素的身影。虽然颜色不同（还跟酸碱度有关），花青素类色素都是水溶性的。它们通常也会被储存在植物细胞的液泡中，当细胞破损时溶解到外界的水中也就不值得奇怪了。

黑芝麻的色素比较特殊，到目前为止，还没有查明它的确切结构。有些研究者认为，它就是一种花青素类物质，也还有研究者认为，黑芝麻色素是类似儿茶酚的化学物质，跟茶叶里面的呈现特殊苦味的物质系出同门，更有折中的观点认为多是两类兼有。不管怎么说，这些物质都是可溶于水的黑色或者深紫色色素。

相较于黑芝麻，黑木耳的色素更纯粹一些，其分子结构还没有完全查明，我们只是知道，它们与酪氨酸合成的黑色素相似。至于性质，黑木耳的黑色素与酪氨酸合成黑色素不溶于水、酸溶液、盐溶液，并且跟正丙醇、正丁醇、氯仿等有机溶剂也不会发生关系。它们只是少量溶解在酒精中。

圣女果中的红色色素是番茄红素，跟上面的色素有所不同。番茄红素是脂溶性的，也就是说让它们溶解在水里有些困难。稍微注意一下番茄蛋花汤，就会发现，它们很难被西红柿染成红色。因为这种色素更愿意同油亲密接触，这也是西红柿染红白衬衫后很难处理的原因。

✳ 破不破，染不染

好了，在知道了这些食物所含有“颜色”的真身后，我们可以肯定草莓、黑米、黑芝麻的色素都是喜欢跟水亲密相拥的家伙。那是不是说，洗的时候“掉色”就是正常的呢？

有些材料的色素是分布在表皮上的，比如紫米、花生豆、黑芝麻，这些种子的表皮上就富含了大量的色素，况且这些色素都易溶于水，水洗掉色也就不稀奇了。不过，这些种子上的色素含量都很高，即使是染黑了淘米水，剩下的色素也还是很黑。反正我浸泡过三天、反复冲洗的黑米和黑芝麻都还是黑色的。

至于草莓，虽然也含有易溶于水的红色花青素，但是它的表面还有一层透明的表皮细胞，在破损之前很难释放出内部的花青素。如果你洗草莓洗出红水来，估计是用力太大了。我对比了无破损的草莓和破损后的草莓，只有后者染红了杯中水。

其实，上面谈到的物件里面，最不可能染红水的就是圣女果和黑木耳。圣女果有着一层厚厚的表皮，这可是多层细胞组成的致密城墙，没办法轻易打开的。况且番茄红素不溶于水，要想洗出红色来，还真要费点劲儿了。至于黑木耳，我们知道，它们的黑色素只能溶解在酒精中。如果不是用高度酒来浸泡（估计也没有人这么泡黑木耳吧），恐怕很难搞出有颜色的液体。不管用什么温度的水，浸泡多长时间，水总是清澈透明的。

✳ 植物色素能“画出”健康吗？

比起颜色丰富来，很多人更关心那些色素类添加剂的安全性。这也使得天然色素成为不少商家的卖点。天然色素在安全性方面确实有一定的优越性，比如姜黄素、胡萝卜素和甜菜红等天然色素都没有设定限量，可以根据需求添加。因为这些色素的安全性很高，以姜黄素为例，在一项试验中，大鼠连着吃了 80 天的姜黄素，结果姜黄素高剂量组（每天每千克体重 500 毫克）、低剂量组（每天每千克体重 100 毫克）各项指标与正常对照组比较，均无显著差异。按人体重为 60 千克计算，每天吃 30 克都是安全的，这么多色素可以把三餐都染成黄色了。

当然，天然色素里面也是有限量的，比如叶绿素铜钠的限量值就是每千克食物中 0.5 毫克，这主要是因为在提取叶绿素过程中加入了铜元素。不过，这样的限量已经足够染绿我们的一日三餐了。

目前有不少研究者认为，像花青素、番茄红素和儿茶酚这些植物色素对人体健康是有好处的，因为这些物质都有比较强的还原性，能够清除人体内的自由基，从而降低癌症等疾病的发病率。但是，绝大多数实验结果是在体外培养的细胞中取得的，对花青素在人体内的真实作用仍缺乏足够的证据。况且食物中的花青素含量实在很少，比如被奉为新兴花青素来源的紫甘蓝的花青素含量为 64~90 毫克 /100 克，而在一项以小鼠为对象的花青素抗衰老实验中，每天要摄入剂量为每千克体重 500 毫克的花青素才会有较为明显的效果。

不过，有总比没有好，把花青素当成心理安慰剂还是不错的，况且，在这些鲜艳的色彩诱惑下，还能顺便吃下大量的水果和蔬菜，补充维生素、矿物质和纤维素。只是为了吃色素而吃，实在有点不值得。

【美食锦囊】

怎样洗掉番茄汁？

番茄红素是脂溶性的，所以，用再多的水也无法洗去。用甘油是个比较好的选择，它可以将纤维上的番茄红素抓下来，然后再用清水漂洗衣物，番茄污渍就能洗掉了。当然，甘油对有些染料可能也有溶解性，所以建议在衣物的隐蔽处先试用一下。

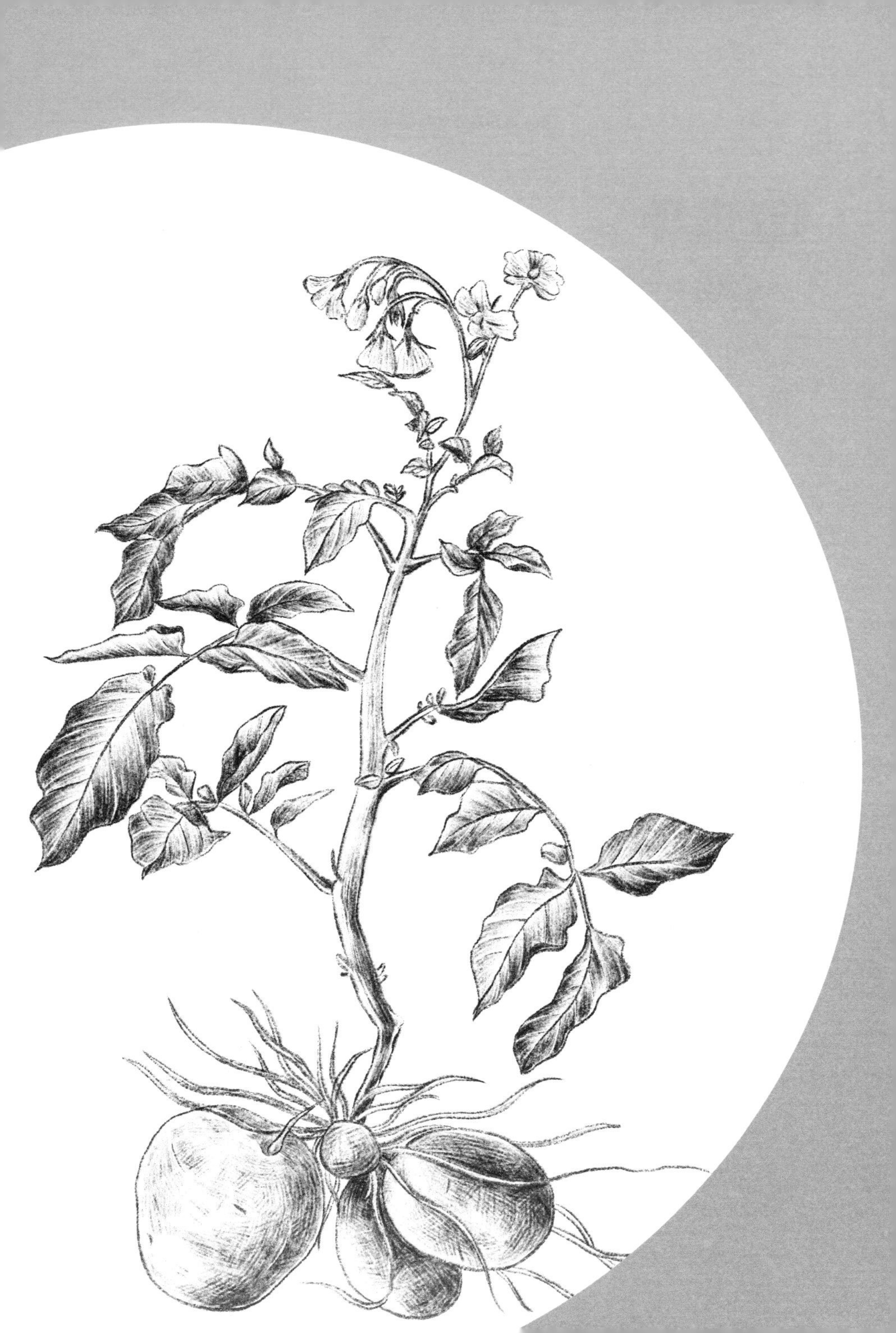

每种食物都独一无二

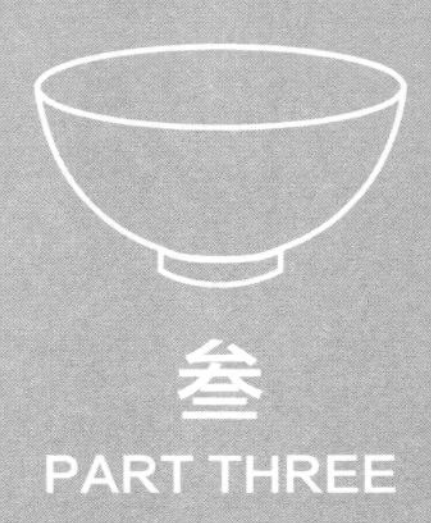

叁
PART THREE

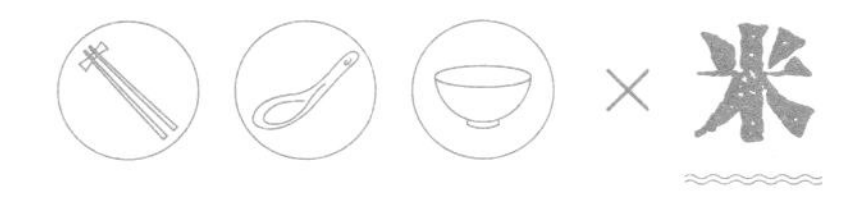

淀粉、水土和蛋白质

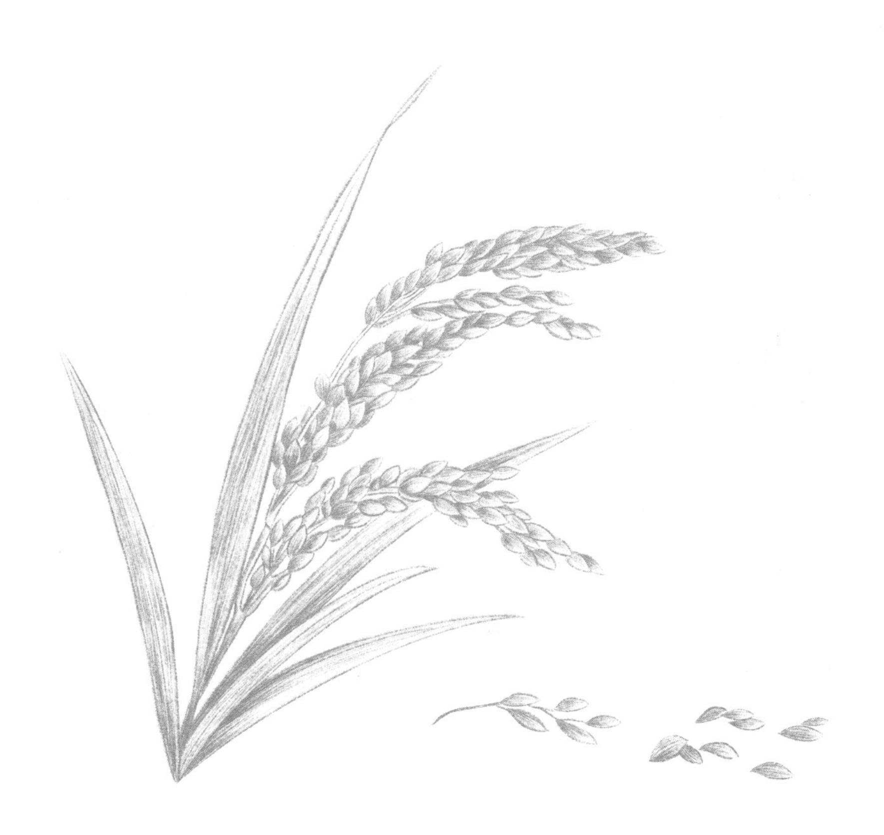

如果按出生地和童年经历来说，我应该是个地地道道的山西人。那里可是面食的故乡，餐桌上总是被花卷、烙饼、刀削面包围着。但是，我外婆是地地道道的云南人，正因如此，我才跟中国的另一种主食——大米培养起了感情。20 世纪 80 年代初的零食市场还不是很丰富，于是外婆的厨艺就成了我们解馋的关键。每次蒸米饭，那饭团的滋味至今还没法忘记。一大碗刚刚出锅的米饭，趁热加入猪油和少许果子露（很久之后才知道就是香精和色素），稍凉一下，这些大米饭就在外婆手里变幻成了一个个圆形的饭团。在一旁眼巴巴看着的我，早就用衣袖在嘴角抹了好几回了。

20 多年过去了，每每想起那些饭团的味道，仍然会流口水，只是我全然不记得那种米究竟是什么米了。如今，市场上泰国香米、日本有机大米、五常大米等，打着绿色种植标签的“米中新贵”不断涌现，让人眼花缭乱。五花八门的大米，香味、口感为何大不相同？我们该选哪个装到饭碗里呢？

✳ 你的牙齿爱什么米？

毫无疑问，水稻是人类非常重要的一种食物（地位仅次于小麦）——世界上每人每年平均要消耗掉65千克大米；全球大约有10亿人从事与水稻种植有关的工作；如果水稻突然绝种，至少有15亿人会陷入饥荒。这些简单的数字，足以让水稻四平八稳地坐在“社稷坛”上接受朝拜。谁曾想，它们的祖先不过和稗草一样，就在湖沼边的淤泥中恣意疯长。

虽然大米的口感味道都有不同，但我们在绝大多数情况下吃到的米饭都是由亚洲栽培稻（*Oryza sativa*）提供的。当然，如果你有机会深入非洲，还有可能吃到它的兄弟——非洲栽培稻（*Oryza glaberrima*）的籽粒。不过，后者的产量和种植面积都不及前者。如今，亚洲栽培稻大有一统江湖之势。

在基因组检测技术成熟运用之前，面对纷繁的稻米品种，连分类学家都搞不清它们之间的关系。没办法，粳米的圆润清爽、籼米的纤细柔美、糯米的软糯鲜甜完全不像是从一个娘胎出来的种子。还好，目前的分析技术已经可以帮助我们查到它们的家谱，所有这些稻米都来自一个祖先——普通野生稻（*Oryza rufipogon*）。在这个过程中，最关键的变化竟然是一个基因的缺失。

野生稻同其他禾草一样，种子成熟之后就会随风撒落（如果没感觉，去抖抖干黄的狗尾草吧）。更麻烦的是无法确认它们究竟什么时候成熟，如果每天去收集一点，那些稻米恐怕还抵不上消耗在田里的食物。还好，普通稻米“种子散播”的基因总有出错的时候，于是就有了我们今天的亚洲栽培稻。

经过对粳米、籼米进行基因分析，最终确定这俩兄弟是从不同地域的普通野生稻群体中起源的。

不管是粳米还是籼米都有糯性和非糯性的品种。有人喜欢非糯米（米粒较短，东北大米大多是这种）的颗粒分明，有人喜欢糯米的黏黏糊糊。这都是淀粉的把戏，米粒中的淀粉有两种，一种是像头发丝一样的直链淀粉，一种是像树杈一样的支链淀粉。直链淀粉喜欢吸水，一吸水就膨胀，并且相互之间联系很少，正是它们的存在保持了大米的干爽和蓬松，以及适度的硬度口感，但另一方面也使得变凉"回生"的米饭变得死硬；而支链淀粉则温顺得多，黏黏的糯米饭就是支链淀粉的杰作了。想软想硬，或者软硬通吃，要看牙齿对淀粉比例的喜好了。

✳ 一方水土一方米

不过，人们似乎并不关注这样的植物学分类，倒是更关心大米的产地。包装袋上醒目的字眼都是"泰国香米""东北珍珠米""天津小站米"，那么不同地区的大米真的有区别吗？当然有！不为别的，因为品种对地域的适应性是不同的。

粳稻比较适合在高纬度地区或者低纬度地区的高山区域种植，较耐寒、耐弱光，但不耐高温，更适合北方种植，所以我们买到的东北大米一般就是粳稻了；而籼稻呢，适合在低纬度、低海拔湿热地区种植，较耐湿、耐热、耐强光，但不耐寒，所以更适合南方的水土，包括泰国香米在内的各色南方大米多是这个家族的成员了。

这样的解释可能有投机之嫌。不过，不同产地的气候和土壤对于稻米的品质有没有影响呢？确实有。

首先，富含钾、镁、硅、锌的土壤可以种出味道更好的大米。其中，氮肥的存在可以提高稻米中的蛋白质含量，但如上文所说，这样的大米口感会稍差；而与之相反，镁可以降低蛋白质的含量，提升米粒的口感。

其次，光照对于米粒的饱满度贡献也很大，毕竟这是米粒中糖类的根本来源。只有在稻米灌浆的时候有充足的光照，才会有饱满的米粒，同时会提高直链淀粉的含量，影响大米的口感。当然了，温度也是不可缺少的，一般来说，在稻米成熟期，温度保持在21~26 摄氏度可以显著提高稻米米粒的完整性。

相对于口感，大米的香气显然是更高一个层次的追求了。米饭味可不简单，包含有醇、醛、酸等各种化合物达 100 多种。不过，起主要作用的被认为是 2-乙酰-1-吡咯啉，而这种物质在昼夜温差大的地方可以提高其含量。所以，很多人觉得东北大米好吃，并非只是出于乡土感情。

✳ 高蛋白米与糙米

大米光好吃还不够，还得有营养，有些大米号称富含蛋白质和氨基酸，但那实非大米的强项。小麦粉的蛋白质含量为 10% 以上，而大米仅为 7% 左右，不仅如此，大米中的那些蛋白质还会影响淀粉的排列，降低大米的口感品质。吃个鸡蛋，来块豆腐，蛋白质和氨基酸就都有了。

如果稻米中混进了大量的蛋白质就会破坏稻米的口感，因为蛋白质的存在会让稻米的结构变得更致密。这样一来，在煮饭时水分就很难渗入，也就很难让稻米产生蓬松柔软的口感。这样煮出来的大米饭，可能会有嚼夹生饭的感觉吧。

如果说高蛋白大米是影响升级版，那糙米就算得上是营养找补版吧。这个糙米能有多少营养呢？很久之前，我听外婆讲过一个故事："有一个孝顺的媳妇，独守空闺，伺候着她的婆婆。这个善良的女子每天都煮米饭，然后把米捞给婆婆吃，自己只喝汤。结果，婆婆变得骨瘦如柴，而媳妇却是容光焕发。"于是，我很听话地把小碗里的米汤都喝干净。现在想来，这对婆媳应该是历史上第一对 B 族维生素摄入实验的对照组，并且得出了可靠的结论。水溶性的维生素 B 对人体健康有很重要的作用。如果这个故事来源于真实事件的话，那么那个在 1886 年发现米糠可以治疗脚气病的荷兰医生克里斯蒂安·艾克曼（Christiaan Eijkman），恐怕要早得多。

如今，这个发现被宣传得如神话般传奇，于是越来越多的人开始关注糙米。在贵州的山里，我专门尝过那些没有精磨的米，那种口感真的会让人打消端起饭碗的欲望。据说糙米的维生素 B_2 含量是精米的 7 倍，看似差异巨大，但是 100 克普通精米的维生素 B_2 含量只有 0.06 毫克，那同等糙米的含量顶多为 0.42 毫克。而 100 克猪肝的维生素 B_2 就有 2 毫克之多，完全不是一个数量级的。要想补充维生素 B_2，还不如来碗猪肝粥，口感又好量又足。

如今，我们的食物来源已经极大丰富了。从蔬菜肉蛋中获取的维生素，已经远远多于米糠中的那丁点儿。这么看来，要吃精米，还是吃带米糠的糙米，更像是个概念炒作。

在吃饱喝足之时，我们对大米有了越来越多的要求。不管怎么说，保证足够的供应量是第一要务。杂交水稻的出现，大大缓解了粮食的紧张。当然，最初所选的父本和母本都得是高产量的，至于好吃不好吃也就顾不上考虑了，为了保证产量，还得农药、化肥一起招呼。

日本有机大米能卖出每千克上百元的天价，据说就是因为它们是用农家肥滋养，靠鸟儿除虫种植出来的。话说回来，转基因水稻也算得上是“少用化肥农药”的自带生物杀虫剂的“有机水稻”。虽然转基因的安全性广受质疑，但是到目前为止，还没有吃出问题的报道。而讨论的前提在于我们有足够的选择以获得足够量的粮食来填饱肚子，这样我们才能品出大米安不安全、好吃不好吃。

【美食锦囊】

好米煮出好味道

要将好米变成好饭，确实需要一定的技巧。首先，在煮米饭前期，要让米粒的含水量提高到 30%（很多人习惯在煮米饭前浸泡一下，也有同样作用）。但此时的火力不宜大，否则米饭就会发黏。在米粒吸饱水分之后，要用大火让米汤尽快进入沸腾状态，这样才能使水分更迅速地直达米粒核心，而不是在米的表层瞎转悠。在米粒吸饱水之后，维持高温状态（98 摄氏度）20 分钟，就可以吃到可口的米饭了。现在的智能电饭煲，都能帮我们搞定这些转换。偶尔体验一下手动的乐趣也不错。

当然，加水量要合适，通常在米面以上“一个指节”深就可以了。

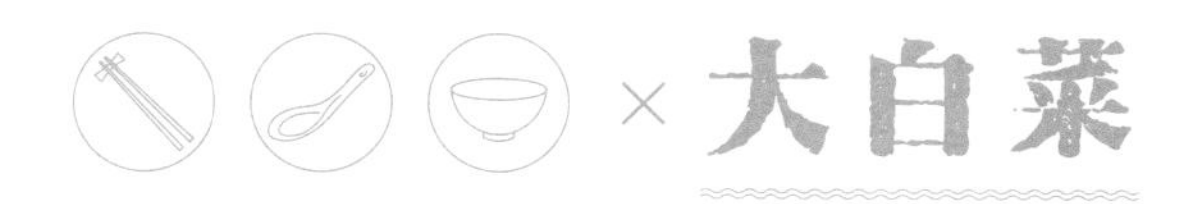

最熟悉的未必最了解

“唉，又买多了。”老妈一边叹息，一边把阳台上那棵已经软烂的大白菜抱起来，送进了垃圾桶。其实，我们家已经很少在冬天储备大白菜了。

有一天，我给一帮年轻朋友讲蔬菜保鲜，不经意间就讲到了我的童年记忆，10 块钱就能买来一大车大白菜，然后全家齐上阵，一小会儿就把半个厨房都堆得满满当当。不过，在座的“90 后”小同学们的脸上满是迷茫。我还在想是哪儿没讲明白的时候，主持活动的同事当即跳出来说：“您暴露年龄了！”也是，这样的场景已经许久未见了。

中国北方蔬菜有三宝：土豆、白菜、胡萝卜。因为就在 20 年前，北方冬天的餐桌还是靠这些填满的。要想熬过漫长的冬季，就需要与它们和平相处，我的心得就是，千万不要厌烦醋熘白菜、土豆丝、凉拌白菜、炒萝卜。除了偶尔出现的绝对亮点——西红柿酱，一个冬天就在三宝的轮流表演中度过了。

一到清明时节，大家就迫不及待地翻开门前那片小菜地，撒上买来的小白菜种子，不出一个月，碧绿水嫩的小白菜就可以在汤锅里化出春天的颜色了。那个时候我一直在想，如果天天都能喝上小白菜汤该多好。同时出现在我脑袋里的还有一个问题，小白菜慢慢长大就会变成大白菜吗？这个问题许久都没有答案，因为那些小白菜还没长大就祭了我们的五脏庙了。

✳ 小白菜不是没长大的大白菜

其实，在外公家的地面上从来都没有种过小白菜，我们在春天吃下的不过是些还没长大的大白菜。而真正的小白菜正是那些被标识为“小油菜”“上海青”的种类。

作为一种代表性的十字花科芸薹属植物，白菜家族的发展壮大几乎代表了我国蔬菜选育的历史变迁。就在 5 000 多年前，白菜的祖先芸薹还是一副野草的模样，没有宽大肥厚的叶片，没有甜美的块茎，也没有油料丰富的种子，与野草不同的大概就是它们还可以入口。于是，我们的祖先开始将这些植物的种子一代一代保留下来，照着自己心目中的大白菜理想去挑选。

于是在 2 700 多年前的西周时期，最早出现了“葑”这种蔬菜。在《诗经》中有众多关于葑的诗句，比如说“采葑采菲，无以下体”，说的是采收葑和萝卜的时候，不要因为根不好吃就把叶子也一起扔了。说明当时的葑是一种茎叶和根一起吃的蔬菜。只是关于葑的具体形态没有过多的描述记录，恐怕只是叶片稍稍丰满了些的野生芸薹吧。这种蔬菜被认为是今天的大白菜、小白菜（不结球白菜）和芜菁（蔓菁）的共同祖先。

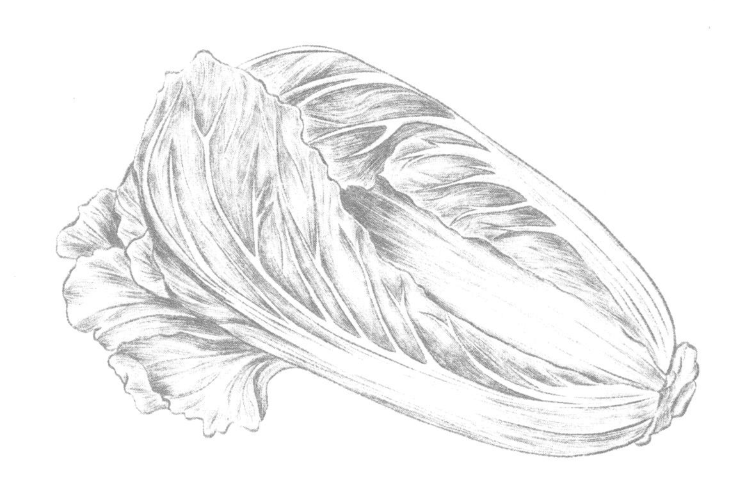

从公元 3 世纪开始，白菜家族正式出现在人们的餐桌上，只是当时它们还没有“白菜”这个大名，它们的名字叫作“菘”。

不叫白菜，这一点都不奇怪。因为“菘”菜叶片都是散开生长的，一如我们今天看到的“小油菜”，而且它们所有的叶片都是绿色的，自然没有什么白可言。不知道用这样的原始大白菜和红辣椒去做韩式泡菜，会得到一个什么样的成品呢？

至于“菘”这个名字的来历，据说是因为它们在寒冬之中的坚毅品格。“菘性凌冬不晚凋，四时常见，有松之操，故其字会意。”（北宋・陆佃）。显然，这个作者没有见过一场大雪压过白菜地的惨状，才得出白菜耐寒冬的结论。这也难怪，当时菘菜只分布在长江流域，所以也碰不上什么大霜雪了。做泡菜也是不可能的任务了。

在随后的 800 多年时间里，菘菜一直在江南的土地上顽强地变化着。宋朝时，“菘”的品种已经十分丰富了，这当中有叶片宽大甘美的“牛肚菘”，有叶片又圆又大的“白菘”，还有味道微苦、独具风味的“紫菘”。不过，我们今天经常见到的层层包叠的大白菜在那时还没有出现。

实际上，我们熟悉的“小油菜”（上海青）可能就是这一时期的菘了。这些在园艺上被称为普通白菜（有别于大白菜）的种类，在南方一年四季都可以种植，所以至今仍然是南方蔬菜的一支主力队伍。不过，小白菜不耐储存，也忍受不了北方冬季的严寒，所以至今都没有成为北方蔬菜的主力。

在当时的北方，另一种白菜类蔬菜还在统治着人们的餐桌，那就是芜菁。芜菁也是芸薹白菜亚种的一个变种。同白菜吃叶不同，芜菁向来都是叶茎均可食用。如果不仔细辨认的话，它们很容易被人们当成萝卜。不过，它们的那一块“大萝卜”没有正宗萝卜的辣味，倒是透着几分鲜甜。及至开花，区别就更明显了，芜菁开黄花，萝卜开白花，很是鲜明。芜菁是种厚实的蔬菜，它们的干物质含量可以达到 9.5% 以上，这要远远高于萝卜（6.6%）。所以，在兵荒马乱的年代，芜菁经常被当成救荒的主食来吃。公元 154 年，在遭遇蝗灾水患之后，汉桓帝就曾经号召全国人民种植芜菁，用来弥补粮食的空缺。至于芜菁的口感，那多少有点抱歉了，所以在马铃薯普及之后，芜菁迅速退出了历史舞台。只有一些喜欢尝鲜的人，还保留着吃芜菁叶、啃芜菁根的习惯。

✳ 大白菜是怎样包起来的？

我们再说回大白菜。大白菜的名字最早出现在元朝。经过几百年的培育，从菘的一个分支——牛肚菘走上了变成大白菜的道路，它们的中心叶片终于聚拢了起来，散生叶片慢慢聚拢成了一个花心（花心大白菜），这个花心越聚越紧（舒心大白菜），最后干脆变成了一个叶球（卷心大白菜）。有如此出色的蔬菜，北方人民自然是不会放过了，一代一代的引种改良，终于让大白菜适应了北方的凉爽气候。

与此同时，北方大白菜的储藏技术也有了长足进步。我们的园艺学前辈发明了一个重要的储存方法——挖地窖。窖藏方法的出现，让大白菜真正成为北方越冬蔬菜的核心成员。这个方法的发明，堪比今天温室大棚的发明和推广。否则，我们还在啃那些难吃的芜菁根呢。这个发明的另一大作用，就是进一步强化了白菜的特征——白。因为在窖藏状态下，白菜的叶绿素会降到极低的水平，剩下的就是白杆白叶了。

至于大白菜叶片为什么会从松散变得卷起来，至今仍然是谜。目前比较公认的两种假说是，通过芜菁和大白菜原始种类（“菘”）的杂交，再加上不断的定向选择，逐步搞出了半结球和结球的白菜。另外一种观点认为，大白菜之所以卷起叶子，是为了在北迁过程中为花锥保暖。同样，经过长期的筛选就变成了今天的大白菜。在中国科学院植物分子遗传国家重点实验室何玉科研究员团队的研究中发现，一个名为BcpLH的基因与大白菜的叶球形成相关，通过基因沉默技术，研究人员发现，大白菜失去了结球的能力。也就是说BcpLH基因与大白菜营养生长期的莲座期和结球期之间的时期转换有密切关系。随着研究的逐渐深入，也许在市面上还会出现更多像大白菜这样的耐储运的叶菜。

这么看来，外公撒下的所谓“小白菜”种子终究会长成一棵棵大白菜的，只是在包心之前，就被我们以小白菜汤的形式消灭掉了。小小的院子里终究是种不出成熟的大白菜的。

✳ 白菜心更有营养吗？

曾经有朋友跟我抱怨，你是不是对大白菜有特殊感情啊，就没有吃过其他菜？我知道他是在说我动不动就以大白菜为参照物，来评价其他蔬菜的营养价值。这也没办法，大白菜是居家过日子的必备菜，用它来当参照物再合适不过了。没有吃过海参鲍鱼的大有人在，可是没有尝过白菜的人恐怕是寥寥无几了。

当然了，吃大白菜也有非常讲究的方法。在我印象中，那还是一道不像川菜的川菜——开水白菜。这个菜的主料就是大白菜。不过，做法不是醋熘，不是爆炒，也不是剁馅儿。那是用开水煮？不，是用开水一样的高汤煮。这个汤是用老母鸡吊出汤底，然后把鸡脯肉剁成蓉和着蛋清下锅，滤去汤内的杂质和油，让整个汤底变得像白开水一样清澈。然后选取入冬后饱满的大白菜（据说经霜打的白菜才够甜），剥去外面的老叶，只留嫩心，入锅煮。最终的菜品卖相极其普通，就是一棵白菜在白水里面展开。但是一口吃下去，那种鲜甜是难以言表的。于是，开水白菜成了川菜中为数极少的不麻不辣的经典菜肴。

虽说开水白菜口味极佳，但是我们一般的居家生活毕竟没有这么多花样。不过，寻常的凉拌或者鸡汤煮的方法也能衬出白菜心的脆嫩鲜甜。在中国，大多数人都认同“菜的精华藏在心里”，于是，大白菜心也显得弥足珍贵。这种偏好有没有道理呢？

大白菜的口感主要是由三个因素决定的，可溶性的糖、粗蛋白和粗纤维。前两种成分越多，我们吃到的白菜就越鲜甜脆嫩，后一种成分太多，我们尝到的就是咬不动的白菜筋了，而白菜心的配比恰恰是我们喜欢的。通过实验分析发现，白菜叶片从外向内，可溶性糖和粗蛋白的含量会逐渐升高，而粗纤维的含量会逐渐降低。菜心的好吃就源于此。其实，外边的叶片也有自己的优势，那就是维生素 C 的含量比较高。究竟如何取舍，就看我们自己的喜好了。

另外，软叶部分的营养含量要高于白菜帮。不过菜帮子并非一无是处，至少在醋熘白菜里面，白菜帮的表现要好于那些软叶。

✳ 保鲜需要用甲醛？

在 20 多年前冬储大白菜的时候，人们是有地窖的存地窖里，有楼道的码楼道里，实在没地方放的就干脆扔在屋檐底下。要吃的时候，剥去外面的干叶子，里面仍然保持着脆嫩新鲜，整个冬天四五个月的蔬菜供应都指望它们了。反正大白菜不是什么金贵菜，5 分钱一斤的价格足以让每个工薪阶层都买上一大车，更别提那些在市场上扔掉的白菜帮子都可以用卡车装了。

可是时过境迁，如今的大白菜价格也进入了“元”级时代，运输销售的人自然得想办法降低损耗，那么甲醛保鲜存在吗？这种方法又会有哪些作用呢？

首先，大白菜不同于西红柿、黄瓜这样的蔬菜，因为它们还是活的。被采摘的大白菜部分在农业上被称为叶球，实际上就是除去根的完整植株。叶球中间有正在发育的花蕾，按理说，只要提供适当的温度和湿度，大白菜就能生存下去，自然也就不会腐烂了。当然，“活”也会带来问题。特别是被切断的根部，暴露在空气中时就会发生“褐变”作用。不过，甲醛没有能力抑制这类变化。

而且，除了自身的小动作会影响品相外，白菜还要面对真菌、细菌等“微生物强盗”。白菜的断面处会渗出大量的汁液，那里有丰富的糖类等营养物质，正是细菌和真菌繁殖的温床。所以，在此处，甲醛确实能发挥抑菌作用。当然了，即使是用甲醛，也并非人们想象的那样喷洒甲醛溶液（那可是浓度为 40% 的溶液）。一般来说，浓度在 0.1% 左右的甲醛溶液就完全可以达到防腐效果了。

有报道显示，人误服甲醛溶液的致死剂量是 10~20 毫升，按浓度为 40% 计算，就要喝下 4 000~8 000 毫克的甲醛。除非去看浸泡标本，否则普通人很难接触到如此高浓度的甲醛。当然了，我们更关注长期低剂量的危险。按照普通的室内装修标准，甲醛浓度控制在每立方米 0.1 毫克就是合格的。一般而言，当浓度高于每立方米 0.06 毫克时（每立方米空气的重量是 1.29 千克，你可以算一下质量百分比），我们就能感觉到甲醛的存在了，如果在白菜上使用的甲醛溶液过多，一下子就会被分辨出来。

毫无疑问，甲醛对我们的身体并不友好，所以将它们用于食品的行为是被明令禁止的。如果无知商贩在贪图保持品相的情况下大量地施用甲醛，那结果就不好评价了。

实际上，农艺学家确实开发出很多大白菜保鲜的手段。比如，用亚硫酸氢钠溶液（浓度为 0.01%）或者氯化钠溶液（浓度为 1%）来浸泡大白菜，然后保存在 0~5 摄氏度条件下，也可以延长大白菜的保鲜期。与对照组相对，品相完整期能够延长 12 天。只是在这个食品安全不让人省心的日子里，任何解释都显得苍白无力，我们只能寄希望于整个供应和销售链能协调运转，取得大家都满意的结果。

如果你真的对买到的大白菜不放心，担心上面有甲醛，那不妨多洗几遍。因为甲醛极易溶于水，很容易被清洗掉。另外，甲醛在高温时很容易挥发，所以在运输和烹饪过程中，都会赶走甲醛，你也没有必要因为恐慌而放弃大白菜。

虽然有越来越多的蔬菜冲上了菜摊，但是我们相信百搭的大白菜将在未来很长的时间里继续统治中国北方的餐桌。

【美食锦囊】

烂心白菜吃不得

我们经常会碰到这样的大白菜，外表光鲜，但是剥开几片叶子之后，就发现心已经腐烂“流脓”了。这种现象是由一类叫欧氏杆菌的细菌引起的，它们可以通过切开的菜根进入白菜，在其内部搞破坏。虽说这种细菌本身没啥毒素，但是它们会把白菜中的硝酸盐变成亚硝酸盐，造成食用者中毒。所以，烂心的大白菜还是扔进垃圾箱吧。

裂开的大白菜与激素有关吗？

我们在市场上经常会碰到降价处理的大白菜，看起来十分新鲜，却像是从内爆破一般炸裂开来。有传言说，这是因为植物激素用多了。其实大白菜开裂是种比较常见的现象，特别是在大白菜成熟的后期，如果水分过于充足，内侧叶片就会保持旺盛的生长，生长速度甚至超过了外侧叶片，于是大白菜就被撑裂了，仅此而已。通常，这种白菜都会被低价抛售。如果是家里人多，消耗量大，大量买进此类白菜也是个不错的选择。

大白菜上有密密麻麻的黑点，还能吃吗？

这种现象很常见，具体原因还没有明确的研究证据。通常来说，这些黑点与过多的氮肥使用有关系。如果碰上大块的腐烂黑斑，那样的白菜还是不要吃了。

娃娃菜和大白菜心的区别

娃娃菜是最近几年特别受宠的蔬菜，其实这就是一种袖珍型白菜。很多商家会用白菜心来冒充娃娃菜。区别在于，娃娃菜的叶片比白菜心松散些，颜色偏绿，白菜心更偏黄白；而口感上，娃娃菜也鲜嫩润滑一些。

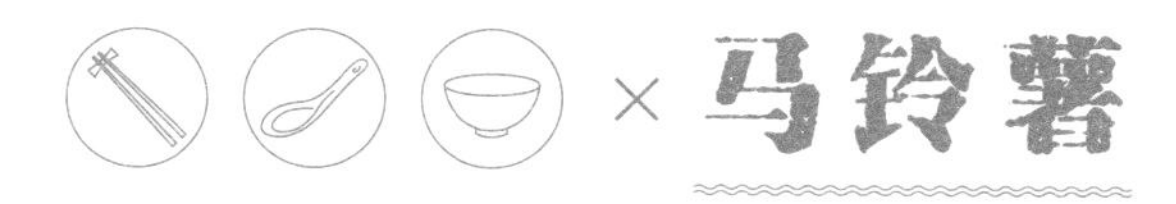

餐桌上的变形金刚

土豆是我最喜欢的一种蔬菜。写下这句话总觉得不太对，蒸土豆也可以成为馒头那样的主食，炸土豆片可以是捧在手里的零食，它们甚至可以化身成为颇为筋道的土豆粉，更不用说那些用土豆酿制的伏特加了。要论变形能力，再没有一种蔬菜有此等功力了。

有一次在甘肃调查，我全身心地领教了一次土豆大餐的威力。每天早上，会以蒸土豆开启一天的活动，蘸了辣椒面的土豆倒是新鲜，和玉米糊糊一起吃，颇有乡村情调。中午在山上，除了压缩饼干，就是向导兄弟背的烤山药蛋，算是有点野餐情趣吧，还能咽下去。等到晚上回到驻地，大碗的土豆丝和小块的烙饼端了上来。就算我喜欢吃土豆也经不住这么折腾。一个星期之后，胃里的酸水开始不停向上涌动。于是，带着向导兄弟到县城，彻底地吃了顿没有土豆的饭。从此，我深刻地明白了“叶公好龙”的道理。

✳ 名字最多的蔬菜

“师傅，来一份洋芋丝！”四川学生把饭盆递了过去。菜没有盛上，只听对面的山西大厨回了一句：“胜（什么）？没有洋芋，只有炒山药蛋！”旁边的北京同学凑了句：“您二位，不就是要个土豆丝吗？搞得还要翻译。”此时盘中菜恐怕在想：“人家其实叫马铃薯。”

马铃薯不光吃法多，而且名字多，虽然大名叫马铃薯，但是全国各地的人们却很少用这个官方名称。在山西叫山药蛋，在云贵地区叫洋芋，在广东叫薯仔，在山东叫地蛋，以至于被植物学老师当作俗名和同物异名的典型案例来讲解。其实，这些名字基本上都是延伸自当地产的、大家熟知的、类似的植物。

至于土豆这个名字，大概是由植株形态，而非块茎而来。在徐光启的《农政全书》卷二十八记载有下述一段话：“土芋，一名土豆，一名黄独。蔓生叶如豆，根圆如鸡卵，内白皮黄……煮食，亦可蒸食。又煮芋汁，洗腻衣，洁白如玉。”从这里来看，它就是个食用部分长在地下的豆子一样的东西了。马铃薯的茎叶倒是与蚕豆、豌豆有些相似。

附带说一句，如果去台湾地区享受美食，点土豆可能会端上一盘花生米哦。其实想想，后者倒真是长在土里的豆子，与土豆这个名字更为贴切。

马铃薯在各地拥有不同的名号，也足以说明它受到了广大人民群众的喜爱。这大概是它们漂洋过海之前不曾想到的。不知道在南美老家，它们会不会有这么多的名号，但是可以肯定的是，在那里

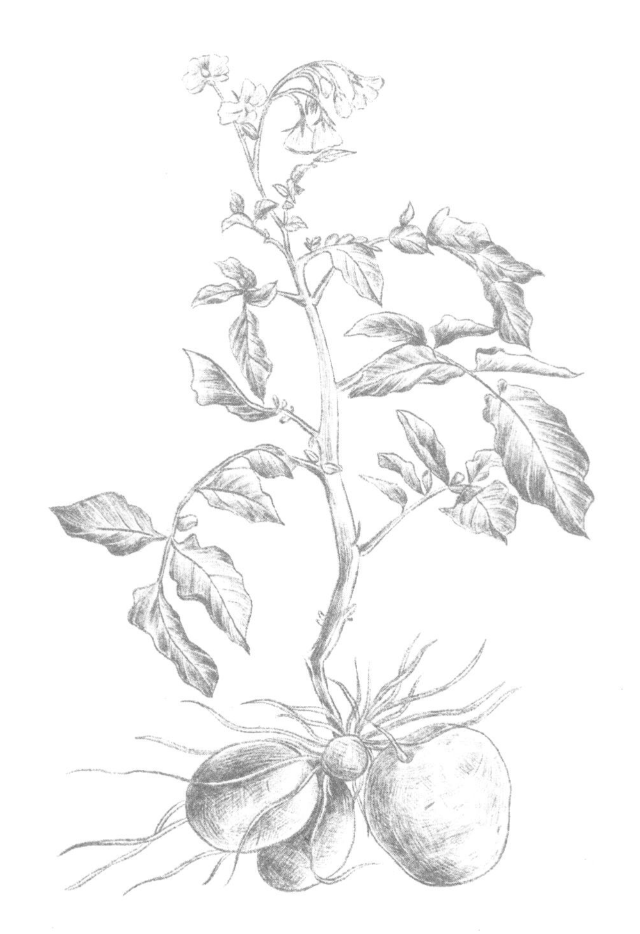

它们的种类更为多样。

马铃薯进入中国只有400多年的历史，但是在它原产地的栽培历史超过7 000年。早在新石器时代农业刚刚萌芽的时候，当地的印第安人就开始用木棒松土，种植马铃薯了。他们种植的马铃薯还真不是一个种，而是茄科茄属下的一类植物，其中包括了最常见的普通马铃薯（*Solanum tuberosum*）以及阿江惠种（*S. ajanhuiri*）、乔恰种（*S. chaucha*）、短叶片种（*S. curtilobum*）、优杰普氏种（*S. juzepczukii*）、富利亚种（*S. phureja*）、窄刀种（*S. stenotomum*）等其他 6 个栽培种。

其中，窄刀种被认为是所有栽培种的祖先。这种二倍体的马铃薯，经过杂交和选育发展出了庞大的马铃薯家族。虽然现今的马铃薯种植都是把切块后的马铃薯当“种子”种下去，春天埋下一个马铃薯，秋天会收获很多很多。但是马铃薯真的会开花，会结果。正是通过这种有性繁殖方式，繁育出优秀的四倍体的普通马铃薯。

在大田中，俯下身来，细细看马铃薯的小花，会觉得它们有几分精致。如今，这些花朵都变成了农田里的摆设。不过，也正是这种典型的茄科植物的花朵，让马铃薯到达欧洲时受到了“毒草”般的歧视。但是，歧视很快就被马铃薯的优点消除了。

✳ 上天恩赐的好粮食

马铃薯不光是吃法多样，更重要的是，这些植物块茎也可以提供几乎所有人体所需的营养物质——不仅含有丰富的淀粉，蛋白质也不少。据说一块中等大小的马铃薯就可以满足一个成人一天 1/4 的营养需求。更令人欢喜的是，它们连维生素 C、维生素 B 和矿物元素都准备好了，甚至连营养学家推崇的膳食纤维都没落下。要不是缺少点维生素 A 和钙，马铃薯几乎是无可挑剔的全能食品。甚至有人提出将加牛奶（富含维生素 A 和钙）的土豆泥作为标准食品，不知这味道是不是每个人都能接受的。有一天，我在超市中闲逛，猛然发现货架上摆着素食牛奶土豆泥，全能食品终于露面了。

为人们提供全面的营养还只是马铃薯小露身手。更重要的是，它们对生长的地方不挑不拣——只要有石块间的几方沙土和山坡上凝结起的一片雾气，它们就可以茁壮成长。一般来说，种植一亩（约 666.67 平方米）小麦要消耗 250~300 立方米的水，而这些水足够两亩地的马铃薯过活了。就在几年前，我还因为工作需要，经常穿梭于云贵川的高山和石灰岩地区，在那些贫瘠的土地上，马铃薯几乎是唯一可以“广种厚收”的农作物了，只要把带有芽眼的土豆块埋在土里，就可以安静地等待收获更多的薯块“复制品”了。

不单单是生活方式极其朴素，马铃薯的产量更是让其他农作物汗颜。马铃薯可以轻轻松松地在一亩田地中复制出 3 000 千克的上好粮食，约是水稻的 3 倍，以至于在很多地方，土豆彻底推翻了小麦、水稻等传统粮食作物的统治地位。至今，我还没有忘记在甘肃南部山区那段“面饼当菜，土豆当饭”的饮食经历。

马铃薯的高产和营养使其成为玉米、水稻和小麦之后的第四大主食。2016 年，中国农业部发布的指导意见就提出到 2020 年将马铃薯种植面积扩至 1 亿亩以上。

不过，这看起来相当完美的食物却有着致命的缺陷，那就是不易保存。

✳ 变绿的马铃薯还能吃吗？

有一次把土豆买回家，随手放在阳台上。三天之后再去看，它们已经换了一副绿脸儿。老妈不舍得丢，小心翼翼地把青色部分全部削掉，把中心部分做成了炒土豆丝。结果呢，吃得人一嘴麻味。

很多朋友都认为，土豆见光以后会产生毒素，而这些毒素就在那些变绿的地方。但事实并非如此，让土豆变绿的是叶绿素，就跟让树叶变成绿色的色素一样；而麻嘴的则是真正的毒素——龙葵素了，这种生物碱其实是无色无味的。在有光照的条件下，土豆会同时合成这两种物质，于是给我们一个错觉，就是土豆麻嘴的物质是绿色的。

那么不接受光照的土豆就安全了吗？其实不然，即便是没有光照，只要温度足够高，土豆依然会合成大量的龙葵素。在25摄氏度的无光条件下，将土豆储存20天，其中的龙葵素含量可以从3毫克/100克上升到222毫克/100克，含量提高了70多倍。虽然这样的含量只有光照条件对照组的一半，但也远远超过了安全标准。

在这里给大家提个醒，千万不要吝惜那些麻嘴的土豆，因为龙葵素的毒性很强，它们的工作原理是抑制胆碱酯酶的活性，从而让人体积累过多的乙酰胆碱，这种物质会让我们的神经过度兴奋。如果龙葵素的含量超过20毫克/100克就会引发恶心、呕吐、腹泻等症状，如果一次吃下的土豆过多，会引发抽搐、昏迷，甚至危及生命。所以，看在土豆不是奢侈品的份儿上，这个风险还是不要冒了。

不过，也不要为土豆丝过于担心。其实，我们平常的很多烹饪方法，都在有意无意间破坏了龙葵素。比如炒酸辣土豆丝的时候，为了让土豆丝显得更爽脆，我们会把切好的土豆丝放在水中浸泡，这时有一部分龙葵素就溶解在水中了；更重要的是，在炒制的时候，我们会加入大量的食醋，同时辅以高温，这些方法都可以破坏土豆中的龙葵素，让大家吃上安全放心的土豆佳肴。

✳ 毒素不足人来添？

虽然龙葵素已经足够强悍了，但是这种毒素在科罗拉多甲虫嘴中，就变成了调味品。这种甲虫生活在墨西哥严酷的沙漠环境中，因而练就了一副强悍的肠胃，通杀各种茄科植物。与它们的原有食物相比，马铃薯的茎叶就堪称柔美多汁、安全适口了。

自 1853 年科罗拉多甲虫在美国完胜马铃薯以来，它们几乎把战火烧到每一个种植马铃薯的地方，从美洲一直扫荡到欧洲，再将势力扩展到亚洲，并且连番茄、矮牵牛等跟马铃薯有些亲戚关系的茄科植物也不放过。

虽然喷洒有机磷农药可以帮助马铃薯暂时抵挡凶猛的甲虫大军，但是农药残留造成的误伤恐怕是谁也不愿意看到的。有人提出引进甲虫天敌，进行生物防控，可谁能保证这些天敌不会掀起新的波浪。好在科学家找到了对付甲虫大军的微生物武器——苏云金芽胞杆菌（*Bacillus thuringiensis*，简称 Bt）。这种细菌可以分泌出一种特殊的蛋白质，当被甲虫吃下肚子以后，就会破坏它们肠道的上皮细胞，这些吃坏肚子的甲虫就只能坐以待毙了。并且，这种生物农药很容易分解，残留很低，可以在一定程度上保证食品的安全。不过相应的，它能维持的防御时间也大大受限。所以，科学家试图将制造毒蛋白的基因“植入”马铃薯体内，让这些“Bt 土豆”自己生产对抗科罗拉多甲虫的武器。目前，这项工作已经取得了实质性的进展。美国著名的生物企业孟山都公司已经将这项技术应用于商业生产。

目前，还没有发现“Bt 土豆”会对人体健康产生影响，但是很多人对此仍然是将信将疑。其实更值得担心的是，在“Bt土豆”被广泛种植之后，甲虫会不会产生新的解毒功能。

✳ 不发芽的土豆怎么了？

有人问，那些不发芽的土豆是转基因产品吗？答案是，不是。我国还没有种植转基因马铃薯的案例。市场上主要是使用了抑制土豆发芽的化学药剂，比如青鲜素、CIPC（氯苯胺灵）等，这些药剂的作用原理是进入植物的幼芽后，抑制那里细胞的有丝分裂，特别是阻止马铃薯顶芽的发育。至于安全性还算靠谱，大鼠经口无作用剂量为420毫克/（千克·天），家兔经皮无作用剂量为500毫克/（千克·天）。而按照通常的使用剂量，1 000千克马铃薯只需要980毫克药剂，即使吃下1 000克土豆，摄入量也只有0.98毫克。所以，只要使用者不盲目坚持“多多益善”的陈旧观念，是不会出现安全问题的。只不过，看到永远不发芽的土豆，总觉得有些奇怪。

附带说一下，那些切开不变色的土豆也不是转基因产品，只是因为这些马铃薯中缺乏多酚氧化酶而已。马铃薯的变色和香蕉、苹果、莲藕的变色原理是一样的，都是因为体内的多酚类物质在多酚氧化酶的催化下，变成了有色的醌类物质。如果这个反应中的催化酶类缺失，产生不了醌类物质，土豆自然就不会变色了。我们把土豆丝切好后泡在水里，也可以阻断氧化过程，让土豆丝保持洁白外貌。

不管是土豆、洋芋，还是山药蛋，都是我的最爱。我很快就从

“土豆一周”的阴影中走了出来。在外出吃饭行使点菜权的时候，我依然会点土豆炖牛肉，再点酸辣土豆丝。一桌的土豆宴，不一样的味道，跟餐桌上的百变金刚亲密接触，有何不可？

【美食锦囊】

苹果可以抑制土豆发芽吗？

苹果可以释放乙烯，在一定程度上可以延缓土豆发芽的速度。但是，它并不能阻止土豆发芽。更为稳妥的做法是用报纸把土豆包裹起来，放在冰箱的冷藏室中，在这样的低温避光条件下，土豆中的龙葵素不会快速上升，可以实现长期储存。

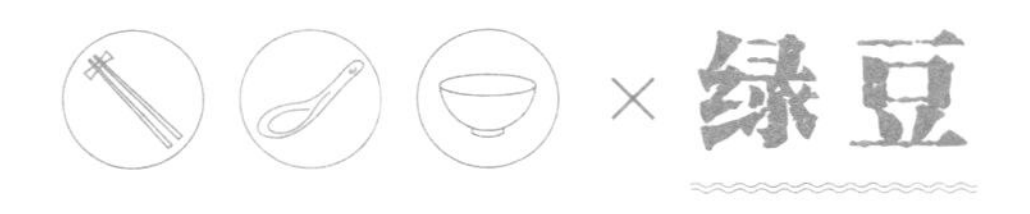

平平凡凡才是真

小时候，我特别不喜欢吃绿豆，总觉得绿豆有种莫名的苦味和涩味，同时还有豆子的腥味。看着大人们大碗大碗喝下绿豆汤，总觉得不可思议，怎么人们都这么喜欢“自虐”呢？长大以后才发现，炎炎夏日下，绿豆和烙饼竟然是绝佳的搭档。绿豆汤微微的苦和涩，正好中和了猪油葱花烙饼的那些油腻，配上一条刚从架子上摘下的黄瓜，搭上一勺黄豆酱，一顿清爽美好的夏日午餐就在我们的嘴里旅行了。也许，对苦和涩的追寻正是人成熟的标志之一吧。

不过，绿豆提供的苦涩体验也渐渐变得金贵起来。以往大把大把往锅里放的绿豆，如今几乎成了数着粒吃的金贵货。某些“养生大师”的一番赞扬让绿豆这个不起眼的食品身价陡增。不过，这种养生言论时不时成为众多专家批驳的靶子。这可苦了普通消费者，绿豆究竟是有用还是没用，我们是吃还是不吃呢？

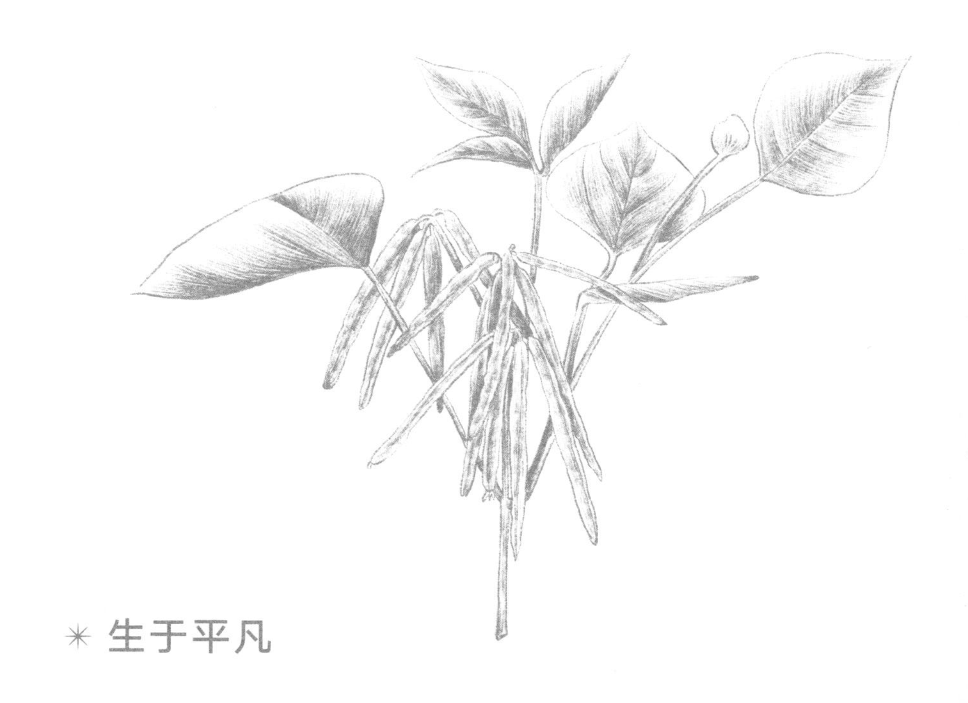

✳ 生于平凡

吃绿豆在我国有着悠久的历史，据考证，早在商周时期，我们的祖先就开始种植这种豆科植物了。在屈原的著作《离骚》中，就出现了对绿豆的记载。它跟大豆一样，都是土生土长的中华作物。只是与大豆相比，绿豆总是显得地位卑微。前者位列五谷，与稻、黍、稷、麦一起被供奉于庙堂之上，而后者呢，只能与山芋为伍，居于杂粮之中。

其实，有这样的差别也不难理解。因为就营养成分而言，绿豆太过中庸，其中不仅有蛋白质，还有淀粉，并且淀粉的含量（61%）要多过蛋白质（22%）。而大豆就不一样了，其中的蛋白质含量可以高达40%，于是有了“田里长出的肉”的美誉。在中国的农耕文化中，大豆一直扮演着蛋白质提供者的重要角色，这是任何其他植物都无法替代的。

反观绿豆则过于普通了，蛋白质不如大豆，淀粉不如水稻，产量更是敌不过小麦，于是，绿豆被分在杂粮之中也是合情合理的。

相对而言，绿豆的同属近亲——长豇豆倒是出镜率更高。如果你没有见过原生态版的绿豆，不妨想象一下，它们就是从这样的豆荚中剥离出来的。当然了，绿豆的豆荚全无吃头，而长豇豆的豆粒也不怎么讨人喜欢。如果想感受它们的相似之处，恐怕只有喝绿豆汤的同时吃老豇豆了。

✳ 不甘寂寞的配角

虽然总是充当配角，但是绿豆的影响力一点都不弱。在每家每户的厨房里面，总会多多少少地存点绿豆。且不说那些绿豆粥，光是夏日里每家每户的绿豆汤，小朋友吃的绿豆冰棍，还有我们餐桌上的凉拌绿豆芽就足以证明其对餐桌的贡献之大。

更为特别的是，绿豆的淀粉有着优良的烹饪性能。中国美食中有一种特殊的食材——粉条（纯淀粉“面条”），粉条之中又以绿豆淀粉为佳。绿豆淀粉颗粒出奇地细腻，降低了制作粉条所需的剪切力，说简单点就是可以在制作粉条时进行充分的搅拌。这样生产出来的粉条就会变得又透亮，又筋道。到目前为止，还没有哪种作物能够提供如此高质量的淀粉，这也就是普通淀粉做的假绿豆粉条横行的一个原因吧。

另外，富含淀粉的绿豆还有一个特殊作用，那就是冻冰棍。绿豆细腻的淀粉会赋予冰棒特有的疏松感。当然了，这种用纯绿豆汤冻出来的冰棍远远没有后来的绿豆雪糕那样松软。不过在那些被糖精水冰棒统治的夏天里，绿豆冰棒已经算得上是极品了。即使后来出现了奶油雪糕之类的产品，绿豆冰棒依然是我印象最深的童年冷饮。

可是，绿色的绿豆真如其颜色一样能为我们遮挡烈日，提供凉爽吗？

✳ 对抗烈日的利器

记得在那个“黑色”的七月，我同广大高中生一样，都在教室里跟各种习题、试卷对战。每个高三班级的门口都有一大桶绿豆汤，每到课间，班主任会指挥值日生把大家的水杯倒满绿豆汤，竟然让人真有种要奔赴前线的感觉。至于绿豆汤有没有消暑，似乎已经不是这个仪式的重点了。

其实，绿豆汤作为消暑饮品并不是因为它有带走酷热的魔力，而是因为其中富含钾、钠、钙等各种矿物质。夏天，我们很容易出汗，这时我们丢失的不仅仅是水分，还有各种宝贵的矿物质，喝绿豆汤可以迅速补充体液和流失的矿物质，达到消暑的目的。所以，在抢救中暑病人的时候，是不能给他们喝纯净水的，这只会让情况变得更糟糕。于是，富含各种矿物质的绿豆成了消暑的必备佳品。其实，在夏天喝绿豆汤跟我们剧烈运动后最好补充带盐分的饮料的道理是一样的。

同时，绿豆中还有一些特殊的有芳香气味的物质（如香豆素类等），让我们饮用时也有了清爽的心情。

✳ 解百毒只是个传说

当然了，绿豆之所以能流行，在很大程度上还是跟它身上的“解毒”光环有关。有一个传说，还是神农那逢凶化吉的万能解毒药，这一次变成了绿豆。虽然这看起来就是个传说，但是记载绿豆解毒的古代医学典籍还真不少。比如，《开宝本草》中说，绿豆可以“消肿下气，压热解毒”；《本草纲目》中说，绿豆可“解金石、砒霜、草木一切诸毒”，仿佛绿豆真有奇效。但是，这不是真的，要是迷信绿豆可以解毒的话，很可能会延误治疗。

事实上，绿豆能解毒（特别是解金石之毒）大概跟绿豆中的蛋白质有关，这些蛋白质能够与汞、铅等重金属结合成沉淀物，以排出体外，当然这个效果只针对肠、胃消化道中的那些重金属，一旦重金属进入血液，再好的绿豆都没招了。其实，蛋白质丰富的牛奶也具有相似的解毒作用。而且，绿豆汤中溶解的蛋白质毕竟是少量的。

至于一些草木的神经毒素（比如断肠草中的钩吻素），绿豆是无论如何也解不了的。绿豆解百毒更像是个传说，并不像人们想象的那么神奇。

✳ 降血脂不靠谱

除了解百毒，绿豆也顺应时代潮流，发展出了新功能——降血脂，只是这个功能被无限制地放大了。在有据可查的实验中，在实验兔子的饲料中绿豆的成分要占到 70% 以上才有预防高血脂的作用。恐怕没有哪个人愿意这样天天嚼绿豆，即使有人愿意这样吃，也必然会影响营养均衡。毕竟绿豆中的脂类、维生素 C 等人体必需的营养物质含量不尽如人意。因而作为一种辅助治疗的食物还勉强说得过去，如果将其当作治病的灵丹妙药，结果恐怕是旧病未愈，又添新疾了。

绿豆的传说，跟之前风传的红葡萄酒对心血管有好处的论调极其相似。实验表明，红葡萄酒中的白芦黎醇确实对我们的心血管有好处，但是要想通过喝红酒摄入足够的量，一天至少需要喝 100 杯，恐怕得到的好处早就被酒精的作用抵消了。片面地强调某种成分的益处，并非红酒和绿豆独有的营销策略，作为消费者的我们只能多多了解，不能盲从。再好的食物也只是食物，与治病良药之间还是有很长的距离。

顺便插一句，绿豆比黄豆贵并非没有道理。由于绿豆果荚具有散播种子的特殊构造，一旦完全成熟，豆荚就会裂开，里面的豆子就飞溅出去，要想把它们一颗一颗从田里请出来并非易事。但是，如果采摘过早，没有成熟的绿豆就会霉变。所以，采摘绿豆只有在将熟未熟的时候。再加上不同果荚的成熟期差异，使得收获绿豆成了一件艰辛的事情。种植者付出的劳动跟出售绿豆的收入不成正比，才真是件让人难过的事情。

【美食锦囊】

如何煮出绿色的绿豆汤?

我们通常煮的绿豆汤都是红色的，这是因为绿豆中含有的多酚类物质被氧化形成了红色物质，而氧化是跟水中的金属离子浓度，以及与氧气的接触情况有关的。所以，我们用纯水和不锈钢高压锅来煮，会更容易得到理想的绿豆汤！当然了，这些汤要及时喝掉，否则在空气中很快会变红。

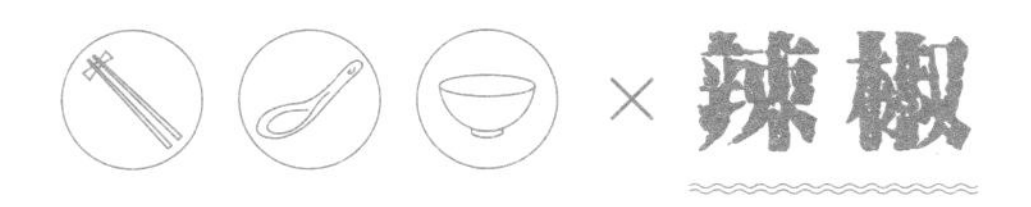

暴君就是这么火暴

第一次走进大学食堂，同行的山西同学差点哭出来——左一盘辣子鸡，右一盘尖椒牛肝菌，中间还有一盘混着辣椒碎的爆炒鸡杂，凉拌菜更不用说，折耳根和牛肉片上都铺着厚厚的油辣椒。如果你不提醒煮米线的师傅，一大勺辣椒酱就自然而然地滑进了饭盆。没办法，云南人离了辣椒就不会做饭，春城的大学食堂也不可免俗地被辣椒浸润了。

还好，我从小就接受地道云南菜的训练，外婆的厨艺已经让我变得无辣不欢了。即使这样，云南辣椒还是给了我个下马威。那是第一次伙同舍友去吃火锅，选择红汤的我还嘲笑选白汤的舍友不懂云南菜的精髓。于是，这顿火锅让我深刻地理解了其精髓。在接下来的两天里，肚子肠子都在火烧火燎中煎熬，更别提在马桶上的那份特殊的痛苦了。我甚至怀疑，吃辣椒根本就是个自虐的行为。

火锅事件也让我更理解了“云南人不怕辣，贵州人辣不怕，湖南人怕不辣”的真意，这句话深刻地阐释了各地对辣椒的态度。辣究竟为何让人如此上瘾？辣椒的辣不辣与什么因素相关？最辣的辣椒又是来自何方呢？

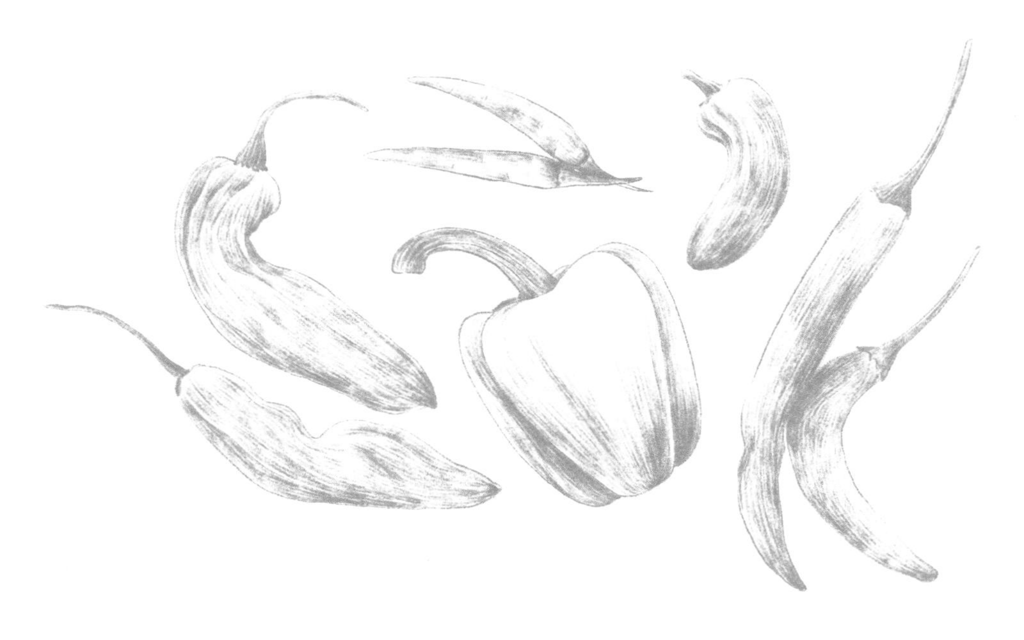

✳ 新大陆上的“冒牌胡椒”

因为野外考察的关系，我在西南各地品到了各种辣椒，贵州的灯笼椒、四川的朝天椒、云南的皱皮辣椒，简直让人觉得辣椒就是西南菜系的捆绑原料，根本感觉不出来辣椒进入中华大地仅有短短的300多年。事实上，除了美洲的印第安人和玛雅人，世界其他地方认识这种植物的时间也不过500年。

辣椒征服世界始于一次雄心勃勃的寻宝历程，而主角则是大名鼎鼎的哥伦布先生。在农业发展成熟之后，人们显然已经不满足于酸甜苦辣这样的基本味。于是，各种烹饪香料成了被追捧的对象。不过，对欧洲人来说，这些香料是从东方神秘国度运送来的奇珍，而胡椒就是奇珍中的奇珍。这种带有特殊辣味的调料不仅可以改善菜肴的口感，还被赋予促进消化、消除胀气等奇异功效。可以说，那时欧洲人对胡椒的渴望，无异于当今国人对于香奈儿 NO.5 的憧憬。但是，从波斯商人手中购得的胡椒价钱又高、量又不足，供应还时常得不到保障，于是在西班牙国王的支持下，哥伦布先生踏上了寻找胡椒的航程。

他们的船队一路向西，最终到达了一块陌生的大陆——西印度群岛，并且真的发现了一种辣味调料。哥伦布先生坚信他们找到了胡椒，并且将这种植物命名为“pepper”。随即，这些辣味调料被运回了欧洲。今天，我们都知道他发现的并非印度，而是美洲大陆；而他发现的胡椒就是我们今天熟知的辣椒了。但是由他命名的西印度群岛和 pepper 一直沿用到了今天。于是在英语中，pepper 同时指代来自茄科的辣椒和来自胡椒科的胡椒。其实只有白胡椒或黑胡椒才是真正长在一条长藤上的胡椒。

实际上早在公元前 4000 年，美洲居民已经开始种植辣椒了，这种茄科辣椒属的植物在美洲饮食中有举足轻重的地位。全世界辣椒属植物有 20 多种，但是成为栽培品种的只有辣椒一个种。而且不是所有的辣椒都有辣味，有一个被称为甜椒的分支就一点都不辣。当然了，绝大多数辣椒都是辣的，也正是哥伦布想要找的味道。可是，辣椒的香味和胡椒的香味有天壤之别，为什么没能区分开呢？最可能的原因就是，当时运送胡椒的路途过于遥远，等摆上欧洲的餐桌就只剩下辣味了。况且，哥伦布一激动就将同样让人冒汗的辣椒定名为胡椒了。

后来，随着葡萄牙人的探险，在 1 500 年前辣椒真的登陆了胡椒的原产地——印度，并且在那里生根发芽。于是，连印度人也将其视为与胡椒等价的调味品。因为印度辣椒最初的种植在果阿附近，所以在印度，辣椒有了新名字“果阿胡椒”。辣椒后来在印度发扬光大，成了不可替代的调味品。

✳ 怎么衡量有多辣？

如今市场上的辣椒品种越来越多，普通的长青椒、丝毫不辣的甜甜彩椒、辣得人掉眼泪的小米椒和灯笼椒，还有传说中出现在西双版纳的，在锅里涮一圈就能变出一锅火暴辣椒汤的“涮涮辣”。那么最辣的辣椒究竟有多辣？

为了统一评估辣椒辣度，美国科学家韦伯·史高维尔（Wilbur L. Scoville）在 1912 年第一次制定了评判辣椒辣度的单位，方法就是将辣椒磨碎后用糖水稀释，直到察觉不到辣味，稀释倍数就代表了辣椒的辣度。为纪念史高维尔，这个辣度标准被命名为史高维尔指数（Scoville Heat Unit，SHU），也就是辣度的单位。今天，史高维尔品尝判别辣度的方法已经被仪器定量分析所替代，但是他的单位体系保留了下来。论辣椒的辣度，只要看看它们的史高维尔指数就行。

显然，那些平时把我们辣得汗流浃背的朝天椒、小米椒、灯笼椒都是小儿科了，它们只有数百到数千个辣度单位不等。最辣辣椒的宝座一度被 2000 年在印度发现的“断魂椒”（*Naga Jolokia*）占据，它的辣度是 855 000 SHU；在 2009 年，这项纪录受到了挑战，挑战者是孟加拉辣椒（*Michael Michaud*）中选育出的极品品种多塞特纳加（*Dorset Naga*），据说可以提供 1 598 227 SHU 的辣度。不过，这些辣椒的辣度离纯辣椒素还有相当距离，那可是高达 16 000 000 SHU 的辣度，我们甚至无法想象这样的一滴物质滴到人的舌头上会有什么样的反应。

✳ 种出火暴辣椒

不仅不同的辣椒有不同的辣味，同一个辣椒的不同部位也有差异。小时候就只会咬咬辣椒屁股，过一下大人专享的辣椒瘾，这是因为辣椒素是由辣椒的胎座（就是长满辣椒籽的那个部分）分泌的。辣椒素会通过胎座和果皮之间的维管束（那些白筋）传递到整个辣椒上。所以，辣椒最辣的部分就是胎座和那些白筋。如果想尝尝断魂椒的味道，又不想被辣哭，最保险的做法就是避开这些部位。

毫无疑问，辣椒的辣度主要是由各个品种的遗传因素决定的。并且那些原生地比较干燥的辣椒更温和，而生活在湿润地方的辣椒更火暴。这似乎与我们平常的联想相距甚远，但是这也是辣椒适应环境的改变。辣椒中的辣味物质就是辣椒素，化学名称为 8-甲基-N-香草基-6-壬烯酰胺的物质。对辣椒来说，这种物质的作用一是可以防止哺乳动物啃食，二是可以防御真菌感染。在湿润地方生活的辣椒，经常让气孔保持在张开状态，这样就大大增加了真菌感染的机会，于是就多准备了一些辣椒素。至于那些生活在干旱地区的辣椒就不会有这样的难题，所以它们分泌的辣椒素也会少一些，显得温和一些。

除了遗传因素，光照和土壤营养元素也会影响和改变辣椒的辣度。首先是光照，适当的遮蔽阳光可以促进辣椒素的积累。这是因为辣椒素的原料同样是黄酮、木质素等植物产物的原料。光照可以促进黄酮类物质的生产，所以在原料有限的情况下，辣椒素的“产量”就降低了。所以，在自己家花盆里种的辣椒有可能比大田里的辣椒更辣。

同样的道理，如果土壤中的含氮量丰富，生产辣椒素的原料就被拿去生产类黄酮、单宁之类需要氮元素多的物质了。有些生长在贫瘠山地的辣椒相当火暴，与氮元素的贫瘠有很大关系。

✳ 要想辣，加纯碱？

我记得在烤鸡翅疯狂流行的那段时间里，“变态辣”成了众老饕都想挑战的极限食品。但是，看似平平无奇的辣椒面，甚至是没放多少辣椒面的鸡翅都有让人眼泪横流的威力。于是，坊间有了这样的传闻——商家在那些辣椒里面加了纯碱，这样辣椒就更辣了。这与纯碱真有关系吗?

到目前为止，还没有关于纯碱与辣椒辣度关系的报道。但是，食盐、蔗糖、味精与辣椒辣度的关系却有详尽的实验研究。食盐和味精对辣度影响不大，想来与食盐类似的纯碱也可能对增辣没有太大帮助。

实验显示，蔗糖对减缓辣度有所帮助，吃变态辣鸡翅喝可乐倒是个明智的选择。不过，蔗糖的效果远没有食用油明显。这是因为辣椒素更容易溶解在脂肪里，减少其对口腔黏膜的刺激，这也是为什么吃重庆火锅要配一碟香油的原因。所以，哪天如果你被辣椒辣到了，与其去喝冰水倒不如来一小杯香油了。相对来说，喝冰酸奶也是一个更为合理的选择。

至于能让辣椒火暴等级瞬间提升的物质，恐怕就是上面提到的辣椒素了。这种无色晶体可是比让人喷火的断魂椒还要辣上 10 倍。稍稍添一点在辣椒面里，自然可以赚得食客的鼻涕和眼泪了。

✳ 吃了魔鬼椒会有什么反应？

第一反应，感觉舌头被很锋利的小刀反复割过。此状态将维持五分钟。

第二反应，口腔开始有燃烧的感觉。此状态大约维持半个小时到一个小时。

第三反应，喉咙开始有燃烧的感觉。此状态大约维持一个小时。

第四反应，胃部开始有燃烧的感觉，此状态大约会维持四五个小时。

第五反应，肠道开始蠕动，跑厕所开始。直到胃部排空。

虽然有种受虐的感觉，但是最终还是有种爽的感觉，这大概就是辣椒素的魔力，以及越吃越辣的秘密吧。不要问我是怎么知道的，这感觉你值得拥有。

【美食锦囊】

挑个辣辣椒

想吃辣椒又怕辣怎么办?

辣椒的辣椒素是在胎座中合成的，然后再输送到果皮当中去，所以如果怕辣的话，先摘去长满种子的胎座，同时尽可能去除果皮上的“白筋”，辣椒的辣味就会淡很多。当然，像灯笼椒这样的品种，果皮就很辣，怕辣就不要尝试了。

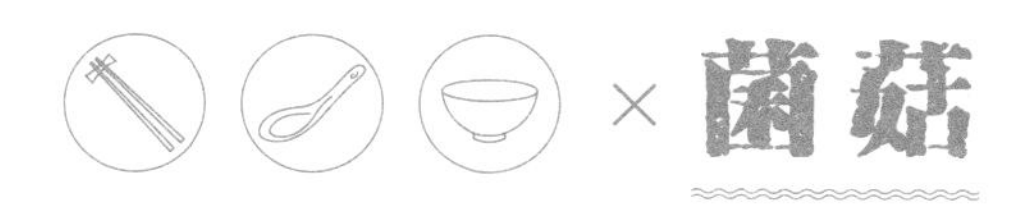

很鲜很美，明天见

周末，我以半个云南人的身份带着一帮同事去云南馆子开荤。在路上，我眉飞色舞地向他们推荐云南的各种野生菌——拌饭佳品油鸡枞、一炒香全楼的干巴菌、身价狂飙的松茸，还有吃了可能看见小人的“见手青”。到了饭店，翻开菜谱就傻眼了，主打的野生菌简直是价比黄金，比之鲍鱼龙虾都毫不逊色。于是大家都体会到了山珍与海味在价格上的平等。

生活在云南的人，从来不把菌子当作稀有物品。且不说家常小炒，连食堂大师傅都会在合适的时间敞开供应青椒炒干巴菌啊，油浸鸡枞啊等一众野山菌，窗口的大妈也不会菜勺抖一抖。至于价钱，也完全在我们这帮穷学生可以承受的范围内。

印象最深的一次吃蘑菇也发生在云南。大学二年级的暑假，我们一帮人去丽江的一个偏远乡镇做社会调查。活动结束时，跟当地朋友搞了个露天烧烤会。那天肉吃了不少（当然是我们从县城买来的），酒喝了不少，一扫半个月来以土豆为伴的郁闷。大家都微醺的时候，当地酒友从大门外的菌子收购点拿来了两根粗壮的菌子。

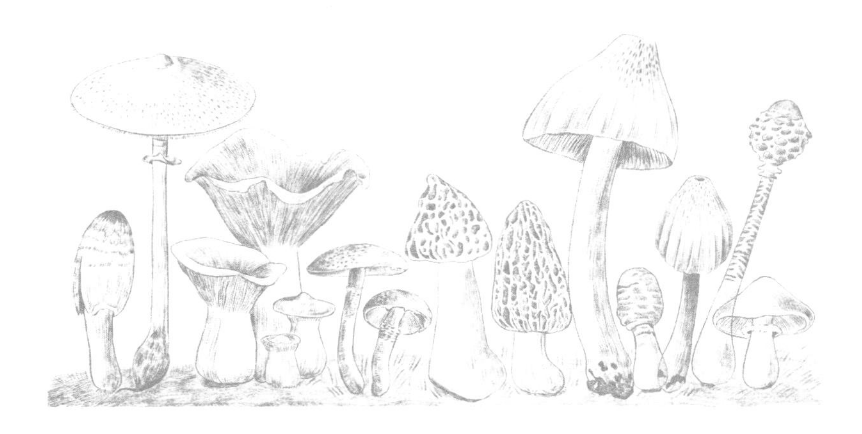

擦干净上面的浮土，一切两半，然后放在火上稍稍炙烤，再撒上一点细盐，一口嚼下去，饱满的汁水在嘴里四溢开来。等大家吞完之后才想起问这是什么菌子，酒友随意地说了一句“松茸”。于是大家都后悔，怎么没让那片菌子在自己的舌头上多转几圈。

自从离开云南，跟蘑菇接触的机会就越来越少了，只能用人工种植的蘑菇安抚那个躁动的胃了。还好，市面上的蘑菇是越来越多了，圆头圆脑的口蘑、身材修长的金针菇、圆如鸟蛋的草菇，还有最大众的平菇。可是同在一个菜摊的蘑菇身价可大有不同。更不用说野生菌的形象几乎被渲染成强身健体的灵丹妙药，干品的价格直抵黄金。面对如此众多的蘑菇以及与其营养“匹配”的价格，我们该如何选择呢？

✴ 蘑菇营养有几分？

我们的邻邦朋友一直相信松茸具有强大的药效。据说，那些经济尚不足以饱餐一顿的人，会把松茸切片晒干后装进小布袋，藏在锦盒之中，每次餐前拿出来嗅闻一番。每每想到布袋中的松茸片，我脑海中的画面就跟囊萤映雪的故事，以及房梁咸鱼下饭的笑话撞成一团。不知道就餐者对于隔空下饭的松茸究竟有什么感受，但是这样的小布袋最多也只能带来一点心理安慰吧。

富含蛋白质和各种氨基酸几乎已经成为标准的野生菌宣传语，如今又加上了提高免疫力等噱头。那么蘑菇的营养成分究竟如何呢？

蘑菇在口感上与肉类很像，以至于让我们有种错觉——蘑菇就是蛋白质构成的。实际上，鲜蘑菇中的蛋白质含量通常不会超过 5%，并且野生的和种植的均是如此，杏鲍菇的蛋白质含量是 1.3 克 /100 克，香菇的是 2.2 克 /100 克，鸡枞的蛋白质含量是 2.5 克 /100 克。

鲜蘑菇中水分就占到了 80% 以上，并且这个比率在不同种类蘑菇中的差别不大，所以也论不上哪种蘑菇的营养价值高、哪种低了。千万不要迷信那些宣传上的“每 100 克蘑菇中含有 18 克的蛋白质，远远高于鸡蛋”，那都是按干蘑菇算的。

另外，蘑菇中的脂肪含量很低，鲜蘑菇的脂肪含量通常在 1% 以下，大多数甚至达不到 0.5%。所以，我们烹饪蘑菇的时候通常会用上大量的油脂，比如黄油煎松茸、小鸡炖蘑菇，否则口感上是不会爽快的。不过，从另外一个角度讲，低脂肪的蘑菇倒是给减肥人群带来了福音。

值得注意的是，一些蘑菇的矿物质元素含量还不错，比如香菇中的锌含量很高，每 100 克鲜香菇含 0.66 毫克。这样看来，蘑菇还是补充矿物质元素的一个来源。但是，我们也不必为此去敞开钱包，因为日常蔬菜都可以满足我们对矿物质的需求。

✳ 蘑菇的美妙滋味

与营养比起来，食物的滋味具有更强的吸引力。大美食家、大才子金圣叹在被砍头前还不忘告诉儿子，“豆干与花生米同嚼，能尝到火腿的滋味。”于是，我还真的去尝过这种组合，只是始终体会不到其中的奥妙。豆干的滋味已是相当的鲜美，那种嚼劲已足以抓住人的肠胃了，而花生豆不过是添几分松脆的口感而已。但是从蘑菇身上真能吃到不同的味道，想想一片似肉非肉的东西能带来肉的滋味，那是何等畅快。

在我上小学之前，肉制品还不像现在这样唾手可得。于是，我特别期望夏日的暴雨，不光可以让我们在门前的“小河”里面放纸船，更重要的是，在雷雨之后，外公总会拣来一朵朵洁白的蘑菇。简单清洗过后，加上两片蒜瓣、几丝青椒，快火爆炒，就成了一盘夏日美味，那筋道的口感和鲜美的滋味能在舌头上徘徊好久。

当然了，滋味鲜美跟营养好完全是两码事。通过分析，蘑菇中鲜味的来源主要是一些像谷氨酸、天门冬氨酸这样有味道的氨基酸，以及像肌苷酸、鸟苷酸这样的呈味核苷酸。不过，这些东西可不是什么神奇的玩意，谷氨酸是我们平常吃的味精的主要成分，而肌苷酸则更多地出现在鸡精等调味品中，从调味料的成分说明中很容易找到它们的名字。

蘑菇的香气倒是特别的化合物引起的，比如香菇中的含硫化合物（五硫杂环庚烷，因为有香菇特殊的味道而被称为香菇精）、松茸中的苯甲醇和苯甲醛（具有浓郁的杏仁香味）。不过，从目前的研究结果来看，这些物质还跟人体健康搭不上关系。至于喜好哪种蘑菇的香气味道更是个萝卜白菜的选择了。说实话，吃过松茸之后，我并不觉得它比平菇高贵多少。

✳“明天还会见”的大蘑菇

蘑菇有很大一部分成分是被称为“膳食纤维”的东西，不同于蔬菜中的纤维素，它们更像构成螃蟹壳、虾壳的主要物质——几丁质。所以从原理上说，这些物质都是“整着进碎着出”，“See you tomorrow（明天再见）”的家伙。

不过，这不是说蘑菇就毫无用处了。这些不易被消化的物质可以促进胃肠蠕动，但是并非多多益善，曾经有吃香菇吃到肠梗阻的病例。至于那些真菌多糖，其发挥作用也是在纯提取物的条件下测定的，而且具体的药理大多仍不明确。那就像为了治疗癌症去嚼红豆杉的树皮（含有紫杉醇），不仅不能获得足够的治疗剂量，释放到合适的位置，甚至还有毒副作用。靠吃蘑菇来治病，恐怕也不是靠谱的事。

✳生长时间定身价

实际上，在摸清了蘑菇生长需要的条件之后，一切都变得简单起来。种蘑菇并不需要什么特殊的珍稀大树，也不需要原始森林的松针。只要有锯木屑、稻草或者棉籽皮，再混上一些营养物质就可以了。总的来说，蘑菇需要的东西只是一些腐烂的木材。不过，生产周期有很明显的差异，比如松茸需要 300 天才能采收一次，而平菇在 2 个月的种植周期中可以采收 4~6 次，这样的产量对比足以拉开身价。

除此之外，蘑菇的身价跟栽培技术有很大关系，像平菇这样有很长栽培史、技术成熟的蘑菇自然价格平易近人。

到目前为止，还有不少蘑菇没有被请进栽培室，比如干巴菌这种奇特的蘑菇。如果只是依靠野外的那些采挖，很难满足众多老饕的嘴和胃，它们身价暴涨也在情理之中了。

最后还是要提醒一下大家，如果没有经验丰富的向导，千万不要去轻易尝试野生蘑菇的滋味。那些“有毒蘑菇都是鲜艳的”“发黑的蘑菇才有毒”之类的判断标准都是不靠谱的，至于“毒蘑菇可以让蒜瓣和银针变黑”就更没有道理了。所以，千万不要当人肉小白鼠。如果特别想品尝那份山情野趣，还是到当地正规餐馆去解馋吧。

【美食锦囊】

蘑菇爱阴凉

碰上了便宜的蘑菇，恐怕很多朋友都会像我一样克制不住买一堆。但是，一下吃不完的蘑菇如何处理就成了个问题。蘑菇怕热不怕冻，在热天时很容易腐烂或者木质化。所以，最好把蘑菇放置在阴凉的地方。即使是冻成了蘑菇冰也没有关系，稍微化冻后进行烹调，又是美味一盘。

如果多到吃不完的时候，还可以用油炸干。在锅中放入植物油和蘑菇，小火慢煮，直到蘑菇缩成了干。根据口味放入辣椒、花椒、精盐调味，就成了美味的菌油，拌饭拌面拌凉菜，用处多多。

蘑菇随心配

蘑菇当然是可以混搭的，不会因为混搭产生什么毒素。因为它们的成分都是一致的真菌多糖、蛋白质、氨基酸、核酸类物质、糖类和矿物质。注意：不明野生菌不符合此规则！

粥店粥里滑腻腻的小黄蘑菇是什么？

那是叫作滑蘑或者滑子蘑的蘑菇，特点就是脑袋（菌伞）是黄色的，整个蘑菇黏黏腻腻。至于酸涩味并不来自蘑菇本身，而是保鲜处理时使用的柠檬酸，如果柠檬酸没有被洗干净，肯定会带来酸涩口感。

香菇的蒂到底该留还是不该留？

如果你可以接受它的口感，那就留着。

蘑菇真的不怕煮吗？

看看蘑菇的那些成分，没有什么不耐煮的。只是煮久了，风味成分可能会挥发殆尽，于是就没有那么好的滋味了。

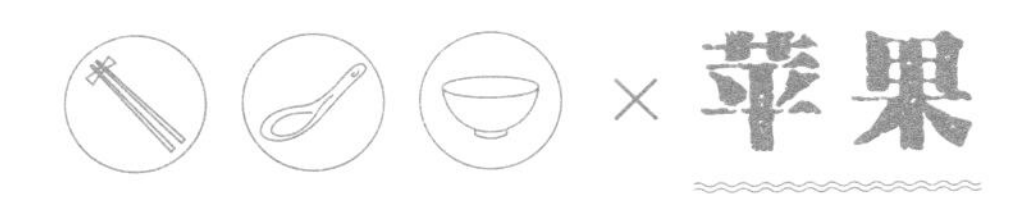

天赋异禀难自弃

平安夜走在北京的大街上，提着篮子的孩子时不时围上来，“平安夜了，来个平安果吧，祝福你一生平安。”略显简陋的包装里面只有一个小小的、还略显青涩的苹果，口味自然也不用期待了，果然是很“平”的果。

如果把时钟倒回20年前，国人显然不会在平安夜专门去买苹果。那时的苹果不过是冬日耐储存的水果代表，仅此而已。“苹果变身平安果”，这大概是在圣诞节原产地也难以想象出的广告词吧，“apple”这个词无论如何也跟平安联系不到一起。如果非要联想，那只能在西方世界找到一个类似的广告语——“一天一苹果，医生绕着走”。

今天，苹果似乎被用于各种领域的传说，成为最符号化的水果形象了。它可以是诱惑亚当和夏娃的欲望之果，也可以是砸在牛顿头上的那个引力之果，还可以是印在手机、电脑上那个代表时尚的符号。这个家伙的每个形象都很特别，连身世都是如此。

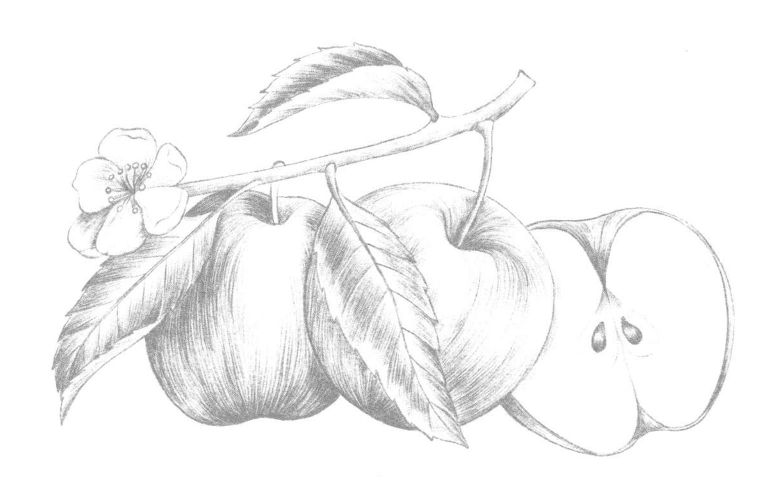

✳ 高效制糖的“蔷薇果”

2010 年，科学家们对栽培苹果（*Malus domestica*）的全基因组好好地检查了一遍，并且得到了一些有趣的结果。从 5 000 万年前恐龙刚刚消失的时候，苹果就与草莓、桃、樱桃这些蔷薇科的兄弟分家了。最明显的改变就是，通常在花朵上用来附着花瓣的平台——花托和花萼筒，被苹果改造成了果实的一部分，将子房紧紧地包裹了起来，所以我们才能吃到“果肉”厚实的苹果，而不是像蔷薇的果子那样干巴巴的。

另外一个让苹果跳上餐桌的改变就是，苹果中拥有一个强大的甜味物质加工厂，这个已经写在它的生命图纸——基因组上了。多达 71 个基因组成的系统可以把山梨醇（蔷薇科植物叶片合成的碳水化合物都是以这种形式运输到果实中去）高效地转化为蔗糖，而在其他蔷薇科植物中，此类基因最多只有 43 个。正是因为这些原因，苹果的可食用性大大增加了。也正是因为这些特别能力，使得人们从石器时代就开始采集苹果作为食物了。

✳ 苹果的老祖宗

不过，究竟谁是第一个吃苹果的人，栽培苹果的老家在哪里，这一直是个颇具争议性的问题。虽然最新的分类学证据显示苹果家族（属）的成员也不过38种左右，要查出一个族谱似乎也并非难事，但是每个似乎都跟我们今天吃到的苹果有共同之处，并且每一种都可以提供一些水果，虽然有些味道着实不怎么样。如果从这个角度看，苹果属的每个种都有可能为超市中苹果的甘甜贡献了一分力量。

不过，苹果的身世还真没有那么复杂，所有的栽培苹果都来自一个种——塞威士苹果（*Malus sieversii*，又名新疆野苹果）。这种苹果的分布区并不大，中亚地区的山坡丘陵都是它们良好的聚居地。目前，几乎所有苹果的家谱都要追到这个老祖宗身上。

大概2 000年前，世界各地的果园都有了各自栽培的苹果。在西汉时期，从新疆来的塞威士苹果在我国还有了一个特殊的名字——柰（附带提一下，梨被称为椋）。只不过，这种柰很可能同目前流行的苹果不是一个东西，这种被称为绵苹果的家伙储藏期比较短，水分含量也不高，所以那时贩卖“柰”的果农绝对不会以多汁和脆甜为卖点。

与此同时，另一支塞威士苹果队伍进入了欧洲，并且与欧洲野苹果（*Malus sylvestris*）搭上了关系，杂交产生今天市场上众多苹果的祖先。考古证据显示，公元前1000年的以色列就开始栽培苹果了。在随后的数千年间，这支塞威士苹果队伍也借助人的双脚，从中亚高原走向了世界各地，并且都找到了自己独到的色、味装备，最终成为现在主流的栽培苹果队伍。

✳ 在美洲大陆升级

如今在超市里，那些号称从美国漂洋过海而来的“蛇果”在水果货架上摆出一副“大哥大”的架子。我不知道它们在出生地是不是也有这么高的地位，但是有一点可以肯定，在美国，苹果在很长的时间里都是用来喝的。

甜甜的苹果只要经过简单的压榨、发酵，就可以变成让人如痴如醉的酒精饮料。不管是甜的、酸的、大的、小的苹果都可以用来榨汁，然后装进发酵桶，半个月后就成了含酒精的饮料，只要经过蒸馏或者放在零下30摄氏度的环境下脱水，就能制成高度数的苹果酒。直到20世纪初的禁酒令时期，苹果才被拿来吃。据说，苹果供应商们创造出了“一天一苹果，医生绕着走”的著名广告语，就是为了挽救因苹果酒被禁而受到沉重打击的苹果市场。其实仔细分析，除了甜的滋味和爽脆口感，苹果在营养成分上并不比其他水果出色。

也难怪，人类对于甘甜滋味有着无法克制的冲动，苹果只要有这个味道就足够了。所以，所有的栽培苹果都在往这个方向靠拢，当然在工业化生产时代，形象也最好如麦当劳的汉堡一样统一，所以“山姆大叔”也培养出了通体散发出妖艳红色的“蛇果”。

今天能吃到如此美味的苹果，还要感谢100年前辛勤收集苹果种子的那位美国大叔——苹果佬约翰（约翰·查普曼）。19世纪初，他在俄亥俄州中部的丘陵地带搞定了几块土地，从此开始了他的苹果收集工程。收集的过程很简单，就是从那些果汁工厂的废渣中把种子刨出来，然后送到自家的果园里面进行栽种培育。据说，他刨出的苹果种子装满了几艘货船。于是，到了19世纪30年代，约翰已经把自己的果园塞得满满当当。而这些苹果个体就成了美国苹果界的老祖宗。不过这些果园里的苹果树只是个头、味道、香气都不同的混杂群体。

✳ 保持品质的代价

突然想起，外婆家院子里就能摘到的黄澄澄的黄香蕉苹果，姑姑家果园里那些只能长到拳头大小的国光苹果都淡出了我们的视线。除了超市里昂贵的“蛇果”，市场上到处都是富士苹果的脆甜，却少了香蕉苹果的香和国光苹果那种特别的酸。据说，分布在我国新疆的野生苹果有着特别的香味，而这些在栽培品种里越来越罕见了。不禁有些担心，未来的苹果会不会也变成栽培荔枝那样越来越缺乏个性的“糖球”呢？

事实上，苹果是善变的植物种类，全世界的苹果品种超过1 000种。如果任由这个水果种族自生自灭地发展的话，你永远都找不到两棵相同的苹果树。因为苹果执行着严格的繁育法规——自交不亲和，也就是说，苹果种子总是两棵苹果树的爱情结晶，虽然一朵苹果花上同时准备好了精子和卵子。纷繁的交流和组合注定了野生苹果林是一个结着不同大小、不同口味果实的混乱集合体，这就好像在人类世界很难找到两个完全一样的个体（双胞胎除外，植物中也罕有双胞胎出现）。所以，我们有了各种不同口味的苹果，从脆甜的富士苹果到绵软的香蕉苹果。不过，这样的特性也带来了不少麻烦——如果我们用苹果种子来建设我们的果园，那结果就如同买彩票，你永远不知道种下的那粒种子为你提供的果子是甜如蜜糖，还是酸掉大牙。

还好，苹果树为我们的餐桌预留了一个出口——它们的枝丫并不介意在其他同类的枝干上生长。所以我们能在嫁接上去的枝丫上得到口味如一的苹果。事实上，这种把一种带芽枝条插入另一种带根枝条的特性，才让苹果成为规模化的作物，而不是在房前屋后栽上两棵赏赏花，偶尔尝个果子的园林植物。而苹果也更容易在不同的地方安家落户，把好吃苹果的芽"装"在那些土著苹果树的枝干上就可以了。如此一来，只要发现口味上佳的苹果品种，并且得到它们的芽，就容易在各地建设同一品牌的苹果园了。你可以想象如今吃到的"富士""糖心苹果"也都是来自一棵树的枝丫，至少从技术的层面可以这样说。这样的结果就是，苹果也变得越来越像是一个工业产品，除了越来越甜，也慢慢被磨掉了个性。

最初从蔷薇科大家族里分离出来，绝对是苹果相当有个性的选择，而如今特立独行的苹果形象一不小心就要被人类抹平了。也许有一天，我们厌倦了现在的口味，重新用种子开始种苹果树，会让苹果树的个性再次展现。

【美食锦囊】

“蛇果”跟蛇有关吗？

“蛇果”其实跟蛇一点关系都没有，它的名称来自港台地区对“delicious”（美味的）的音译“地厘蛇”，后来被进一步简化成了“蛇果”。

小心苹果籽！

不知从什么时候开始，“核心的都是精华”成了人们的普遍认识。于是各种桃核、杏核都会被砸出来吃掉，连葡萄核、苹果核都成了保健佳品。要小心了！吃苹果的种子是有危险的，因为其中含有大量的氰化物，如果吃得过多，很可能会引发呼吸暂停，甚至导致死亡。所以，还是不要相信苹果种子是精华的谣言了。

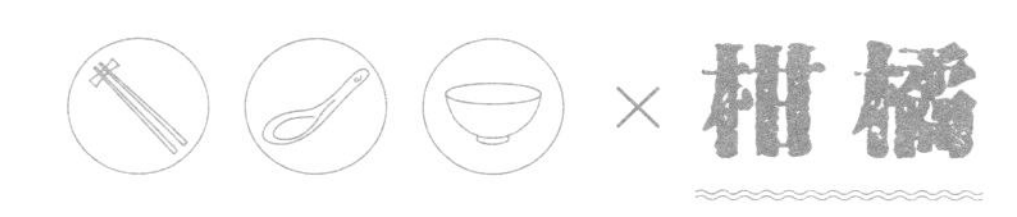

混乱但有爱的大家族

这是一个混乱的家族故事，乱得都不知道该从什么地方说起。

柠檬为啥两头尖，柚子为啥滚滚圆，为什么西柚长得一副橙子样，为什么橙子的皮比橘子难剥，为什么橙子的气味像柠檬，沙田柚和葡萄柚是不是亲兄弟，冰糖橙和砂糖橘是不是一家人，为什么橘生淮南则为枳？能代表柑橘家族成员关系的词语，除了“乱”，还能是什么呢？

别着急，我们从很早很早的时候开始，慢慢讲起。

✳ 编外成员——为枳不曾生江南

中国有一句特别出名的古语——“橘生淮南则为橘，生于淮北则为枳。叶徒相似，其实味不同。所以然者何？水土异也。”大意就是生活环境会对生物产生巨大的影响，大到都可以改变品性。这句晏子灵机一动想出来揶揄楚王的话，经过演绎竟然成了一个植物学

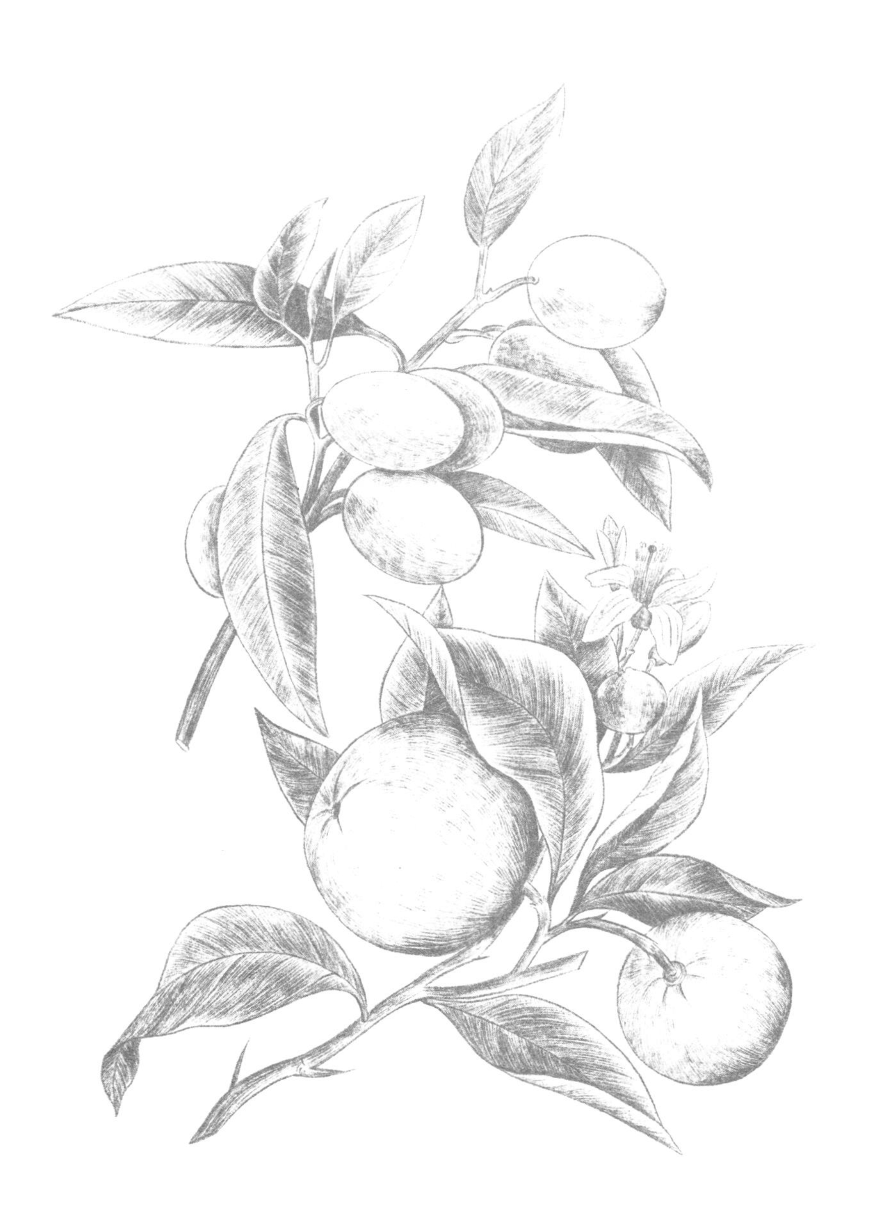

范例。至少我在上大学的时候，就有老师将这句话作为环境影响植物的经典案例来分析，甚至成为一道标准的生态学考试题。于是我们有了这样的认识，枳和橘本来就是一家子，只是因为水土问题，枳才变得酸涩不堪。

实际情况可不是这么简单，因为枳（*Poncirus trifoliata*）和橘（柑橘，*Citrus reticulata*）是完全不同的两个种。在果树的相貌上，枳和橘就有明显的区别，相对于橘来说，枳更矮小一些；枳冬天就变成了光杆，而橘树仍然身披绿叶；枳的叶片上一般都有三片小叶，这跟柑橘的单身复叶（看起来像一张叶子的复叶）有明显的不同。并且，枳树好冷凉，橘树喜温热，所以野生枳确实只生活在淮河以北。如果你把枳树送到江南，它们恐怕只能苟延残喘，更别提结出甜橘子。这也难怪枳被划在了芸香科枳属里面，而橘则是同科柑橘属的植物了。从植物学的角度看，南橘北枳的成语并不成立。

如果把橘比喻成人的话，那枳就是个黑猩猩。你可以想象一下，如果把黑猩猩扔到城市里面，即使给它们穿衣戴帽，它们也不会变成人。总而言之，枳只是柑橘们的远房亲戚，它们从来就没有生活在同一个屋檐下。

枳的果子不堪食用，但是它们生命力顽强，耐病抗寒，个头还不高（这是个很重要的特征），所以是优良的柑橘砧木。简单来说，就是柑橘的枝干长在枳的树根上，最终就能得到好吃又抗病的“组合橘子树了”。这样看来，枳不会为我们结出甜蜜的果实，但是它们却会为橘子树提供足够的营养，也算是对甜橘子有贡献吧。

✳ 旁观者——金橘只吃皮

相对于枳来说，金橘属（*Fortunella*）的各种金橘可能更接近于橘。我在著名的儿童睡前读物《365 夜》里读到过一个关于金橘和爱的故事，爱的故事没记住（大概是跟吃了以后嗓子就不疼了有关），金橘的吃法倒是留下了深刻的印象——这东西是吃皮不吃瓤的。不过，身处黄土高原的我在 10 多年后才第一次尝到金橘的滋味，并且连皮带瓤都嚼了一遍。故事里面说的一点都不错，金橘的瓤是酸的，皮是甜的，并且皮中的汁水要比果肉饱满得多。这也是金橘属植物的特别之处。

再后来，市场上的金橘多了。老妈总会时不时地买回一盘放在我的书桌上，还不住地念叨，“昨天又忘了吃了吧，金橘吃了对咽炎好。”于是，暗暗记住下次要多吃几个，再不济也要揣一些到兜里。后来翻看了一堆关于金橘的资料，发现这东西真的跟嗓子疼有关系。柑橘里面含有的金橘黄酮，对金黄色葡萄球菌、大肠杆菌和枯草芽孢杆菌都有抑制和杀灭的作用。特别是对金黄色葡萄球菌的效果最为明显，看来金橘治疗咽炎的作用倒是有几分靠谱。不过，作为半个怀疑论者，我一直对这样的食疗效果持保留态度。但是，母亲买的金橘还是多吃点吧，里面含有的可不仅仅是金橘黄酮。

外貌上，金橘和枳倒是有更多的共同点，它们的植株通常比较矮小，适合作为盆栽。在年节时，用它们装点居室是个不错的选择。另外，作为盆栽的金橘，通常是没有刺的，如果家里有小朋友，还是选择金橘比较安全。这也算是这些编外柑橘成员的特殊贡献吧。

附带说一句，金橘的子叶和胚芽都是绿色的，如果哪天你一不小心咬开了它们的种子，发现绿莹莹的东西，千万不要惊慌，那不是什么激素起了作用，金橘本来就是如此。

✳ 未曾混乱之前——柑橘三元老的故事

说了半天柑橘家的亲戚，我们还是快来看看真正的柑橘吧。市场上的柑橘类水果多到可以霸占半个水果摊，或大或小，或长或圆，或酸或甜，给它们编写家谱简直就是个不可能的任务。

不过几代植物学家通过孢粉学、形态学、解剖学、遗传学、分子生物学等手段的努力调查，终于为柑橘家族编制出了一个家谱草图。

为什么说是草图呢？因为柑橘家实在是太混乱了，任意的两种拉在一起都可能产生“爱情结晶”，并且这些后代还能跟其他柑橘属植物再度结合产生更多的变异。此外，它们还可以通过体细胞变异产生新的种类。再加上好吃的人类还会选出里面味道最好的个体进行嫁接繁殖，甚至会带它们远渡重洋，把各种奇葩的变异个体都保留下来。就这样，整个柑橘家族的关系就变成了一团乱麻——剪不断，理还乱。

不过，植物学家们倒是达成了一个共识，枸橼（*Citrus medica*）、柚（*Citrus maxima*）和宽皮橘（*Citrus reticulate*）是真正的柑橘家族的三大元老。说实在的，这三位无论是长相、香气、味道，以及果皮的厚度都各有特点，颇有领袖气质。元老嘛，玩的就是个性。

枸橼被认为是这三元老中最年长的种类。不过，对于大多数国人来说，这家伙多少有点陌生。因为它们的可食用部分太少了，皮的厚度通常会超过果实厚度的一半。这样的果子怎么能吸引中华大地的众多吃货呢（不管你信不信，好吃是植物在中华大地成功的重要因素）？虽然长成小手模样的“佛手”（枸橼的一个变种）偶尔也会出现在精致的果篮里面，但是这些东西从不会进入华夏老饕的法眼。

于是乎，枸橼还是远走他乡，去西方找自己的追随者了。还别说，枸橼的一个栽培变种香橼，在西方文化中的影响还不小。特别是在犹太教中，这是种重要的有宗教意义的植物。相传犹太人的祖先从埃及逃离出来后，一无所有，他们用椰枣的叶子、香桃木和柳树的枝条，以及香橼的果实搭成窝棚，并且坚韧地活了下来。如今，这 4 种植物成为住棚节上的 4 种圣物，据说每逢住棚节，品质好的香橼可以卖出相当高的价钱。不管怎样，枸橼的观赏价值要远高于食用价值，这点在东西方都是一致的。

至于柚子，从来就是食品。虽说有人利用柚子皮来吸收冰箱里面的异味，甚至当作吸收甲醛的“神物”，但是这丝毫不影响它们货真价实的水果身份，饱满的水分、长久的储藏期都说明这是个完美水果。当然了，作为一个吃货，对柚子的第一印象就是，肉好吃，皮难剥。有人把柚子比作天然水果罐头，意指其方便储存，我读出的另一层意思却是——难于打开。这也难怪居家节目上经常会开发出剥柚子皮的小妙招了。除了皮难剥，柚子还有一种特殊的苦味，这主要是由一种叫作柠檬苦素的物质引起的。实际上，如果你细品柑橘类的水果就会发现，它们多少都有这样的苦味，只是轻重不同而已。

至于宽皮橘，果如其名，果皮相当的宽松。我国很早就开始栽培柚子和橘子了。在《吕氏春秋》中就有“江浦之橘、云梦之柚”的记载，至于考古学的发现更是将橘子和柚子的栽培时间前推至公元前 2000 年左右。相对个性化的枸橼和柚子来说，宽皮橘要显得平庸了许多。不过，像南丰蜜橘这样传统正宗的宽皮橘，还是主导了几代中国人的味觉。20 年前，我们在市场上买到的几乎都是这样的宽皮橘，甚至商场出售的浓缩饮料香精也多半配成了蜜橘的味道。

总的来说，三元老的差异就在果皮的厚度、剥皮的难易程度以及细微苦味和香味的区别上了。实际上，我对这三大元老都没有太深的感情，反倒是更欣赏它们混乱之后产生的橙子、柠檬等诸多后代了。

在解说三元老混乱产生的后果之前，我们有必要来介绍一个研究。四川农业科学院的研究人员通过实验研究发现，柑橘杂交的变异会遵从几条规律：第一，杂交后代的个头会偏向于个头小的亲本；第二，果实的形状会取个中间值，跟双亲都有点像；第三，糖含量会取中间值；第四，也是我们不希望看到的，酸度会偏向于更酸的一方。所以，如果你打算用甜橙来拯救柠檬，还是趁早放弃吧。知道这些原则之后，我们就容易读懂复杂的柑橘杂交种了。

✳ 第一波混乱之后——甜橙和酸橙

我接触到的第一个橙子，叫作广柑。在很久很久之后，我才搞明白这玩意跟柑完全没有关系，它就是一个橙。橙结合了柚和宽皮橘的特点，根据杂交规律，甜橙显然跟小橘子的个头差不多，至于味道吗，显然是谁酸跟谁，于是有了两种味道截然不同的栽培种——甜橙（*Citrus sinensis*）和酸橙（*Citrus aurantium*）。

至于橙子的其他特征，也在料想之中。它们的果皮不像宽皮橘那样薄，也不像柚子那么厚；不如宽皮橘那么好剥，也不像柚子那样难剥。让人怀疑，这是有意做出来的人工产物。其实，橙子是柚子和宽皮橘的天然杂交种，在人们发现杂交技术之前，它们就在山岗上炫耀自己的果实了。考古证据显示，早在公元前2500年，我国就开始种植橙子。不过，橙子被西方人认识是很久之后的事情了。大概在14世纪，橙子才被葡萄牙人带回欧洲，在地中海沿岸种植。1493年，哥伦布第二次造访新大陆，橙子才登陆美洲，并且在那里找到了真正的乐土。虽然市场上众多甜橙都以原产美国自居，但并不说明它们的老家就在美洲。这点倒是跟中华猕猴桃到新西兰留学归来，身价倍增变成奇异果的故事颇为相像。不管怎么样，这第一波混乱产生了目前世界上最重要的柑橘类水果——橙子。

与此同时，低调的枸橼也有了另外一种低调的后代——来檬（*Citrus × aurantiifolia*）。来檬同柠檬的名字只有一字之差，特征也相差不远，只是叶子更窄些，花朵也更小一些。原先认为来檬的另一个家长是柚子，不过现在看来，这个家伙的身世却不是只有枸橼和柚子双亲这么简单。除了能认定枸橼这一个亲本，柚、宽皮橘、大翼橙都可能参加了“造来檬行动”。

至此，柑橘家的混乱初现。但是，混乱显然没有就此停止。就在橙子还没有冲出亚洲，走向世界的时候，第二波的天然杂交又开始了。

✳ 第二波大混乱之后——柑、柠檬和葡萄柚

有了甜橙和酸橙这两个中间品种，柑橘家族的扩充就更为容

易了。比如，酸橙和枸橼杂交就产生出了我们熟悉的柠檬（*Citrus limon*）。虽然有人认为柠檬也是枸橼和柚子的杂交种，有人认为来檬也提供了基因，可是越来越多的证据显示酸橙确实为柠檬的形成贡献了自己的基因。于是枸橼和酸橙这两种本来就已经可以让人酸掉大牙的物种，造出了柠檬这种将酸发挥到极致的极品。

与此同时，甜橙也没有闲着，它和柚一起造出了葡萄柚（*Citrus paradisi*）。虽然葡萄柚的名字里面有一个柚字，但是它跟元老级的柚已经有相当大的差别。曾经有人认为葡萄柚是柚子引入美洲后，经过变异产生的新品种。但是，最新的分子生物学证据显示，它有着更复杂的身世。

如果仔细端详一个葡萄柚，你会有什么样的感觉？反正我觉得这就是一个披着橙子外衣的小柚子。事实也正是如此，经过分析发现，柚和甜橙都是葡萄柚的亲本，也就是说，柚子和宽皮橘的后代——甜橙，同柚子老爹又发生了关系。于是就有了更为进化的葡萄柚，而这个亲密接触的故事就发生在印度北部的山地之间。

虽然葡萄柚的英文名字是“grapefruit（葡萄果）”，但是这家伙跟葡萄完全没有关系。之所以得名，是因为它们的果实在枝头生长得过于密集，远看就像一串串葡萄。

据说，葡萄柚是甜、酸、苦、香的完美结合体，但是我从来没有喜欢过它。我更喜欢甜橙纯粹的甜味，或者柚子干净的酸味。不过，我的个人感受并不妨碍葡萄柚成为水果的新兴力量，虽然葡萄柚的商业种植只经过了 100 多年的时间。1750 年，威尔士人格里菲斯·休斯在巴巴多斯发现并首次描述了这种特殊的水果，1823 年它被引入美国佛罗里达，随后就在此发扬光大了。到 2007 年，全世界的葡萄柚年产量已经超过了 500 万吨。

除了同柚子结合产生了葡萄柚，甜橙还跟宽皮橘扯上了新的关系，它们共同的结晶就是——“柑”。不过，说柑是甜橙和宽皮橘的后代并不准确。因为在我国，柑和橘从来都没有严格的界限，而柑从来都不是一个严格的分类单元。于是，柑成了一个混杂的大家族，这里面既有甜橙和宽皮橘杂交产生的后代（如贡柑、芦柑），也有宽皮橘慢慢变异而来的宗亲[如温州蜜柑（*Citrus unshiu*）]，还有八竿子打不着的远房亲戚[如金橘属的金柑（*Fortunella japonica*）]。

✴ 还有没有第三波大混乱？

在经历了第一波和第二波混乱之后，现有的柑橘家族阵容基本上已经齐整了。我们现在有了三个基本种——枸橼、柚和宽皮橘，还有重要的杂交种——甜橙、酸橙、葡萄柚、来檬、柠檬和柑。让人想象不到的混乱，竟然由大自然一手指挥。

不过，园艺工作者显然不满足于只靠自然的力量吃饭。我们可以通过继续杂交，或者直接利用细胞融合技术培育出全新的品种。这些技术让我们能解决很多问题，得到更符合人们需求的产品，比如不用吐核的橙子、不带苦味的橙汁、更大更饱满的柑橘，我们甚至能把金橘和橘子的特点结合起来，造出连皮带瓤一起吃的高档果品。柑橘家族升级版本的故事见下一篇《你吃的橘子不一定是橘子，都是因为柑橘这一家太乱了》。

【美食锦囊】

不同柑橘类的水果营养有差别吗?

乱来乱去，大家肯定更关心不同种类柑橘的营养是不是有所差异。实际上，比起味道上的差别，它们之间的营养差异要小多了。在一项针对砂糖橘、脐橙和芦柑营养构成的试验中发现，除了砂糖橘的糖含量明显高于其他两种之外（这很好理解，甜的糖一定多啊），其余的维生素、矿物质含量相差不大，如果不是把这些水果当主食吃，恐怕很难体会出其中的差别。

那些冒名的家伙

还有很多植物，虽然名字里面有跟柑橘植物相同的字眼，但是它们同柑橘家族根本就没有关系。

柚木是马鞭草科柚木属的植物。这种植物的木材具有耐水、耐火的优良性能，同时在日晒雨淋、湿度变化较大的情况下也不翘不裂，于是可以成为优良的板材材料。只是柚木中的硅含量比较高，所以加工时比较费刀。瑕不掩瑜，柚木已经是世界公认的名贵树种。

桔梗是桔梗科桔梗属的植物，嫩芽可以成为野菜。在这个植物名里面，“桔”的读音是“jié”。实际上，将“橘子”写为“桔子”是不规范的做法，所以桔梗跟橘子确实没有关系。

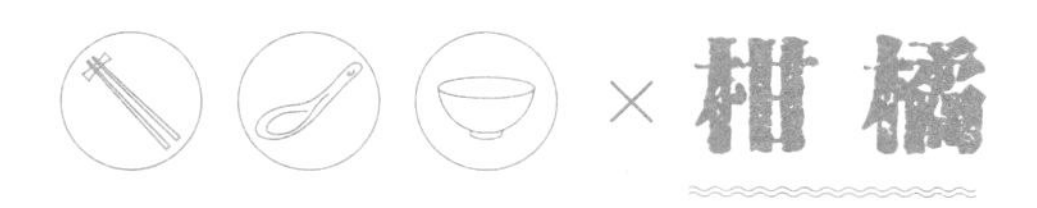

你吃的橘子不一定是橘子，都是因为柑橘这一家太乱了

长久以来，编制一个靠谱的柑橘家族的家谱，一直都是科学家们日思夜想的事儿。这事儿不仅仅是因为柑橘好吃，并且是世界水果贸易的重头，更重要的是，整个柑橘家的亲戚故事堪比北欧神话，如果用一个字儿来形容，那就是“乱”，如果要再加一个形容词的话，那就是“特别乱”。

在吃了大量橘子、橙子和柚子之后，不对，是在进行了大量的DNA分析之后，美国能源部联合基因组研究所的科学家，终于理清了柑橘家的家谱，在《自然》杂志上发了一篇超长的论文，加上附件足足有20页。其实，内容总结起来大概就这么几句话，

第一，我们吃的柚子是柚子，香橼是香橼，橙子是橙子，但橘子不一定是橘子。

第二，世界上所有的柑橘都是相亲相爱的一家人，香橼只当爸，柚子只当妈，橘子既当爸也当妈。

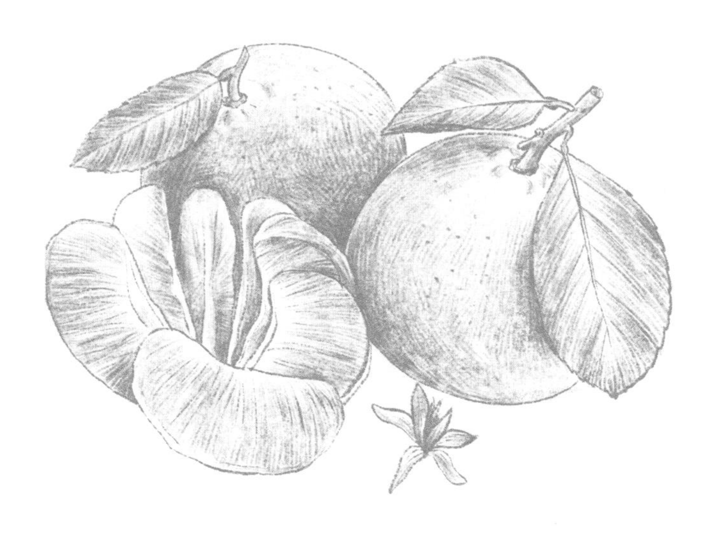

第三，柑橘全家都是喜马拉雅星，800 万年前下山之后，东去宝岛，南去澳洲，一切随缘。

然后，通篇文章里都潜藏着作者的怨念，这些关系太难搞了，太难搞了，你们柑橘家的关系还能更混乱一点吗？好吧，答案是，它们可以的。

查个柑橘家谱，为啥这么难？

柑橘家的家谱为啥那么难查？那是因为这个家族实在是太乱了，每个原变种之间，杂交种之间，杂交种和原变种之间都可以进行杂交，牛不牛？通常来说，在自然界，物种之间都会有一定的界限避免串种，科学的说法叫生殖隔离。打个比方就是，猫和老虎是无法产生后代的。

对于像柑橘这样依靠传播花粉产生后代的植物来说，生殖隔离通常有两种途径，一是避免自己的花粉落在其他植物的雌蕊之上。很多兰花精于此道，它们会雇佣特定的传粉动物，让动物把花粉放在特定的位置（额头、嘴巴边或者屁股上）来实现精准投递。二是，避免外来的奇奇怪怪的花粉在自己的雌蕊上萌发，产生意外的结合，即便精子和卵子结合，也很快就死去了。各种靠风传播的植物，比如说像小麦、水稻等禾本科的植物就是依赖这种方式。而对柑橘家来说，这两个界限都没有，也就是说任意两个物种，甚至是杂交出现的新物种搞在一起都是很正常的，混乱的背景就此形成。在这个过程中，人类也来添乱，在水果种植中经常使用的嫁接和芽变筛选，就是两个超级麻烦的影响因素，很多无记载的栽培柑橘，根本就不知道它们跟原生种到底有啥关系和联系。

因此，研究人员对 DNA 位点的艰苦筛选和分析，在此就不细表了，总之是超级麻烦，超级需要时间的工作。还好，功夫不负有心人，一口气测定了 30 个柑橘类野生和栽培品系的全基因组，再把已经发表的另外 30 套全基因组数据通通下载来一起分析后，研究人员终于得出了一个接近真实的柑橘的家谱。

从喜马拉雅来的柑橘元老

整个柑橘家族都起源于喜马拉雅地区，其中我国云南的西南部、印度的阿萨姆地区以及相邻的区域是起源的中心区域。也就是说，世界上所有柑橘类水果的根都在这座著名的山脉之下。

在 800 万年前，中生代晚期的时候，地球气候发生了一次剧烈变化。来自海洋的季风戛然而止，整个大陆都变得干燥起来。在柑橘家族身上我们确实能看到一些为适应干旱环境做的准备，比如小片肉乎乎的叶片表面还覆盖着致密的白表皮，这显然是为了应对相应的干旱环境而存在的，与那些生活在雨林中的植物是完全不同的。

柑橘的祖先走下喜马拉雅山路之后，一路向西，一路向东，一路向南，最先分化出来的是莽山野橘（*Citrus mangshanensis*）和宜昌橙（*Citrus ichangensis*），注意，这俩植物跟橘子和橙子并没有啥关系，只是有个共同祖先的远房亲戚而已。

到了距今600万年前，一路向西的柑橘家族中产生了三元老之一的香橼（*Citrus medica*），而向南的行进路线上出现了柚子（*Citrus maxima*），向东的路线上出现了小花大翼橙（*Citrus micrantha*）和金柑（*Fortunella japonica*）。

向南行进的柑橘们，一路拼杀到了澳大利亚，在距今400万年前，在澳洲生根发芽，衍生出了像指头一样细长的澳洲指橙（*Citrus australasica*，就是那个果肉像鱼子酱的特殊柑橘品种），以及圆乎乎表面抽抽巴巴的澳洲来檬（*Citrus australis*）和澳洲沙地橘（*Citrus glauca*）。这个在距今200万年前的时候，柑橘家最最重要的物种出现了，那就是宽皮橘（*Citrus reticulata*）。这个可以迅速剥皮的物种，后来成为商品柑橘家族的核心，一个柑橘品种可以跟柚子没关系，可以跟香橼没关系，但多多少少都与宽皮橘有关系。随着干旱的持续，海平面下降，宽皮橘的小弟立花橘（*Citrus tachibana*）顺利通过了露出地面的台湾地峡，进入我国台湾。

就这样，柑橘家族的原生种类完成了在地球上的初步扩张。

在接下来的故事中，莽山野橘和宜昌橙蜗居深山，澳洲的柑橘家族也去自娱自乐了，金柑偶尔跟兄弟姐妹们发生一些联系。真正唱主角的仍然是柑橘家的三大元老，柚子、香橼和宽皮橘。

柚子是柚子，橙子是橙子，橘子真不一定是橘子

现在已经查清楚了，柚子真的是柚子，真的不能再真了，如果按照辈分来说，柚子可以说是整个栽培柑橘家族的老祖母。并且，柚子老祖母对孩子身材的影响非常大，在这个研究中发现，柚子的遗传成分占的越多，个头就越大，橘橙、甜橙、西柚、柚子的排队就是这个规则的外在表现。

至于说橙子就没有那么明确了，橙子分为酸橙和甜橙，在之前的分类系统中，曾经有学者把甜橙塞进了酸橙它们家，合并成了一个物种。但是，这种做法是不对的，在最新的这项研究中，发现这种合并就是人为的扭曲行为，酸橙和甜橙根本就不是一家子，它们有完全不同的身世。

酸橙是柚子和宽皮橘的直接后代，柚子是妈，宽皮橘是爸。对甜橙来说，柚子依然是妈，但是它们的父亲就很混乱了，但可以肯定的是柚子妈和橘子爸的私生子，在研究中被定义为早期杂柑。

在之前的讲述中，大家都认为是橙子和香橼结合产生了柠檬。准确来说，市场上常见的甜橙压根就没有跟香橼发生过关系，真正与香橼结合的其实是酸橙。并且酸橙和香橼杂交出了一大堆后代，包括黎檬（*Citrus limonia*）和粗柠檬（*Citrus jambhiri*），只是这两个类似柠檬的物种不大出镜而已。

看着酸橙的丰富生活，甜橙当然也不甘寂寞，它找到了柚子，只为当一个爸爸，它们的爱情结晶那就是葡萄柚，因为葡萄柚有更多的来自柚子的遗传基因，所以葡萄柚的个头也比橙子老爸要大很多。正所谓，爸矮矮一个，妈矮矮一家，这个中国的谚语在这里不无道理。

好了，最后再来理理橘子这一堆物种的关系，在一大堆橘子中，有真正的橘子，也有假冒的橘子——杂柑。真正的橘子就是纯纯的从宽皮橘而来，比如说中国的南丰蜜橘就是纯纯的宽皮橘，并且在中国栽培甚广。至于说椪柑（Ponkan）其实是宽皮橘和柚子结合的后代，也就是所谓的早期杂柑，而在欧美市场一度占据统治地位的克莱门氏小柑橘（*Citrus clementina*），其实是宽皮橘和甜橙的杂交品种而已。另外，在中国开始流行的青见橘橙其实也是甜橙的后代。宽皮橘和甜橙之间有太多的不可描述的事情，这是因为人类会在它们产生种子的实生苗中挑选那些优秀的个体加以培育，于是进一步推升了柑橘家族混乱关系的复杂度。

值得一提的是，默默无闻的金柑也与宽皮橘搞出了一个特别的物种四季橘，这种耐热的橘子通常出现在东南亚的市场之中。与此同时，香橼也顺手跟小花翼叶橙搞出了墨西哥来檬（*Citrus aurantiifolia*）。至此，柑橘的混乱达到了顶点。

我们应该感谢这种混乱，就像传说中北欧诸神的混乱造就了世界一样，柑橘家族的混乱让我们可以在盛夏时节享受冰凉的柠檬，可以在隆冬时节围坐在火炉旁剥橘子（虽然不一定是橘子），还可以背着柚子这种天然水果罐头去远行。

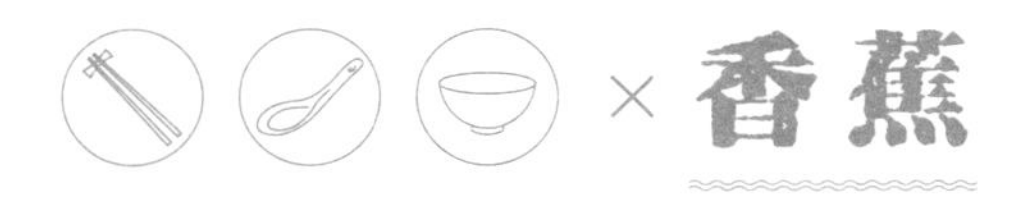

身世较复杂，前途有风险

在20世纪90年代之前，香蕉对于中国北方的广大人群来说，绝对算得上是奢侈品。如果哪个小朋友说他们家有香蕉吃，必定会引来艳羡的目光。我还记得那个时候，老爸会托跑长线火车的朋友，从南方捎回来一箱子香蕉。不过，这些泛着青绿色的香蕉不能立马吃，否则涩味会占据你的味蕾许久。老妈会找来一个纸箱子把香蕉捂起来，同时还会在箱子里面放进一些生石灰。并且嘱咐我，不要掀开盖子，3天之后就能吃到熟透的香蕉了。不过，期待香蕉的我一有机会就会去翻那个盒子，期盼着香蕉快点变黄。3天过后，香蕉皮已经变黄，老妈会取出一把先当贡品恭恭敬敬地祭献过后，才会发给我。早已迫不及待的我，扒开香蕉皮一口咬下去，那个软，那个糯，世间最好吃的果子莫过如此。等等，好像缺点什么？那是当然，这么折腾的香蕉怎么会有香味。

碰到好吃的香蕉，那还是20年之后在昆明读书的时候。本来感觉金贵的东西，陡然变成了地摊货，还真让人不适应。我和死党大董经常扛着价值10元的香蕉（1元1斤）返回宿舍，大嚼特嚼。于

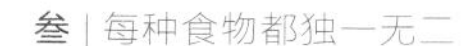

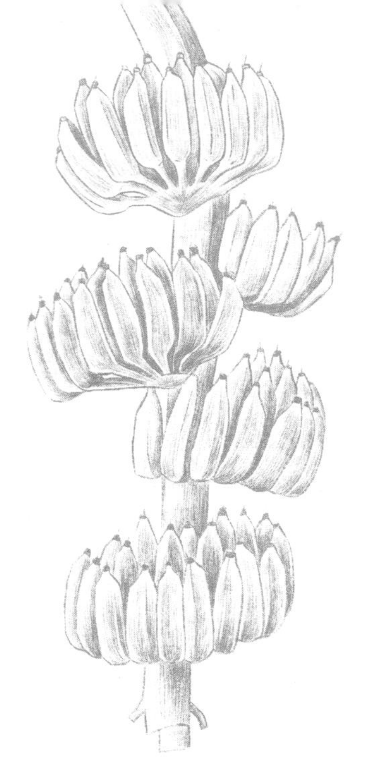

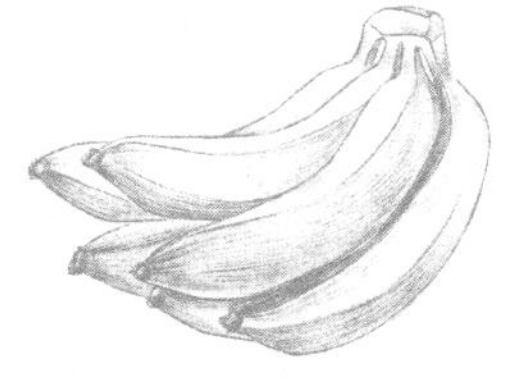

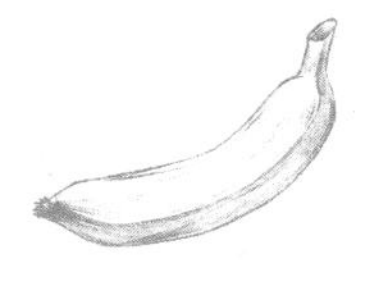

是经常听到南方同学的嘲讽："没吃过香蕉啊。"就是在这个时候，我才知道香蕉是成串长的，而且香蕉真的是香的。

后来，市场上的香蕉越来越多，口味和香味也参差不齐。于是，偶尔会有人抱怨："唉，花香蕉的钱买到了芭蕉，不好吃不说，还涩肠，还是少吃两根吧。"每每听到此言，我都会想芭蕉和香蕉的功效差异真有如此之大？它们的模样有什么不一样呢？

✴ 复杂的身世

不管是香蕉还是芭蕉，都是小果野蕉[*Musa acuminate*（*A*）] 和野蕉[*Musa balbisiana*（*B*）] 的后代，这是两种分布在亚洲的芭蕉科芭蕉属植物。注意，这两种野香蕉都是有核的。那种子的密度堪比我们熟悉的火龙果，而且种子还更硬、更大。试想一下，我们吃下去 1 斤香蕉要吐出 4 两核是什么感觉。如果所有的香蕉都是那样，它们也成不了世界性水果了。

还好，小果野蕉和野蕉做了些让人类兴奋的事情。通过在自然条件下自交或者杂交，造出了很多没有核（可育种子）的个体，这些个体被人们发现并栽培起来，于是就形成了庞大的食用蕉（香蕉和芭蕉）家族：

AA 二倍体组合，这是个古老的组合，可能来自小果野蕉不同亚种之间的杂交。通过分析野生的二倍体基因发现，它们同栽培种的遗传成分是一致的。不过这些原始品种的身价可不低，超市里面单独放成一小堆的“皇帝蕉”就是这个家族的成员。

AB 组合，这种奇葩只存在于印度，鲜受关注。

AAA 三倍体组合，注意了！这是通常我们吃到的香蕉，包括大名鼎鼎的“卡文迪许”（*Dwarf Cavendish*）在内，所有的商品香蕉几乎都是这个家族的。

AAB 三倍体组合，这个组合果实的水分含量比较低，被西方人单独命名为“plantains”了（被翻译成芭蕉），这个组合是在印度南部发展起来的。

ABB 三倍体组合，这个组合是在印度、菲律宾、新几内亚起源的。目前是东南亚和非洲一些地区人口的主食，适合烹煮后食用。虽然基因组更偏向“芭蕉”一点，但还是被称为“香蕉美食”。需要注意的是 AAB 和 ABB 又被划分成一个独立于香蕉的集合——大蕉。

BBB 三倍体组合在我国云南和越南等地有广泛的栽培，据研究，广东的大蕉也是这种组合的成员。这应该是我国传统意义上的芭蕉组合了。后来，这个组合也被划分到大蕉中去了。

除了以上这些组合，还有一些四倍体的 AAAA、ABBB 等组合，只是比较少见了。

所以简单地以遗传学来分类，AAA 就是正宗的香蕉了。如果除了正宗的都算芭蕉的话，那 AAB、ABB、BBB 则都是芭蕉圈的人士了。目前国内栽培的几乎都是 AAA 组合。

此外，《中国植物志》里记载有一个学名为芭蕉（*Musa basjoo*）的东西，这个八成是铁扇公主芭蕉扇的原料植物。不过可以肯定这不是我们平常说的芭蕉，因为这种植物的种子有 6~8 毫米大，还有不规则突起。吃芭蕉时吃到米粒大小的种子，这种事大家都没有碰到过吧。

英文“banana”这个词通常涵盖了香蕉和芭蕉。

✳ 芭蕉和香蕉

相信很多人已经被两者的复杂关系搞晕了。千万别晕，我们这才要分辨芭蕉和香蕉。

首先看外形。先说祖先，小果野蕉的果柄比较短，而野蕉的果柄比较长。于是后来形成的不同群体，果柄也会有些许差异。根据《中国植物志》的记载，香蕉的果柄略短，而“大蕉”（也就是我们通常认为的芭蕉）的果柄比较长，只是没有给出明确的分辨界限。由于存在 ABB、AAB 这样的过渡类型，我们很难区别究竟果柄长到多少才能把它扔到芭蕉堆里去。实际上，如果能把 AAA 和 BBB 放在一起，可能会很容易区分开，但是如果把任意一个群体的成员单独拿出来鉴别，就很难了。

其次看所谓的果棱。《中国植物志》中记载了小果野蕉的果棱数目为 5，香蕉 AAA 的果棱数目是 4~5，但是没有任何关于野蕉、大蕉以及其他食用蕉的果棱数记载，也没有任何其他文献显示这是一个客观的分类标准，甚至都不是区分小果野蕉和野蕉的标志。这种连家长“姓氏”都分不出的标志是否能作为分辨后代“姓氏”的标志，就值得考量了。

那就是这两者没有区别了？区别确实存在，那就是果实的味道。正宗香蕉 AAA 群体的香味比较浓，味道也比较甜；而掺杂了 B 家族遗传因子的 AAB、ABB、BBB 群体，不管是被称为大蕉还是芭蕉的家伙，不仅味道里加进了酸味，连香气也比较弱。当然，这一判断标准的适用范围是成熟的食用蕉。而我们目前能吃到的绝大多数食用蕉是在没有成熟的时候就被采摘了，在运输途中或运到目的地后才被催熟。如果催熟的条件控制不好，成熟度出现偏差，那这样的酸甜判断标准就不好用了。另外，果实的香气成分要在自然成熟过程中慢慢积累。即使是正宗的 AAA 香蕉，被提前采摘后香气也会大打折扣。从这个角度讲，根据香气来判断也是很困难的事情。

✳ 润肠还是涩肠

想必很多朋友会问，如果我们就这么稀里糊涂把香蕉吃下去后，那不是中了奸商的诡计？我们吃到的不是 AAA 香蕉的话，岂不是得不到营养，还涩了肠子？

首先需要说明的是，香蕉和大蕉的营养并没有显著差异，无论是淀粉含量、糖含量，还是各种矿物质元素的含量。AAB组合在维生素A、维生素C以及钾、钙、镁的含量上都优于AAA组合，AAA的明显优势只是体现在水分含量上。

营养上没差别，那功能物质是不是有区别呢，特别是肠道喜欢的膳食纤维之类。可是，香蕉的膳食纤维含量只有1.2%，低于梨、蜜橘等水果以及很多谷物蔬菜，这个东西很难跟润肠结合起来。一些流行病学调查结果也显示，吃香蕉与否，以及吃香蕉的数量对便秘没有任何显著性影响。

至于芭蕉涩肠的说法也没有任何证据支持。在食用蕉的所有成分当中，跟涩肠相关的应该是单宁了。单宁与胃酸结合确实会形成胃石，这在空腹食用柿子和山楂后常见。但是到目前为止，还没有因为食用香蕉或者芭蕉导致胃石或者消化道症状的病例报道。另外，在一些研究中发现，单宁具有促进肠道蠕动的作用，这个涩肠的说法就更站不住脚了。

✳ 香蕉的臭味是催熟剂吗？

除了营养功能，现在我们对香蕉滋味的要求也越来越高了，连表皮上的一点异味也无法忍受。于是，网络上有一大堆解释说，那些异味是催熟的乙烯利引起的。可是，同样由乙烯利催熟的番茄上面为啥就没有这股奇怪的味道呢。

乙烯是一种无色无味的气体，并且催熟果品的需要量甚少，只要空气中的乙烯浓度达到100 ppm（百万分之一浓度），香蕉就能在两天之内由青变黄。而且乙烯利分解产生的磷酸同样没啥气味。

香蕉的异味，更有可能来自其自身的组成成分。

香蕉皮中含有丰富的脂肪和蛋白质，特别是不饱和脂肪酸的含量不低。在运输过程中，这些物质可能产生酸败，从而引发了香蕉的异味。炒菜锅里面的油水混合物经常也能发出类似的气味。

实际上，我们能在北方吃到又好又便宜的香蕉还要归功于乙烯利。当青涩的香蕉被采摘下来，就会立马被送往北方，到了目的地喷上催熟剂，香蕉就可以慢慢变熟了。如果将采摘全熟的香蕉运送到北方，那我们恐怕就只能吃香蕉果酱了。所以从运输的角度来说，我们更希望香蕉成熟得慢一些，于是那些能抑制乙烯作用的保鲜剂就应运而生了。它们可以与香蕉体内感受乙烯的蛋白质结合，从而让香蕉暂停成熟。其中经过 1-甲基环丙烯（1-MCP）处理，可以延迟香蕉果皮褪绿和果肉淀粉降解。于是，香蕉这才有机会走到更远的地方去。

比起我们人类消费者的这些小疑虑，香蕉自己面临的麻烦要大得多。因为香蕉是依靠扦插繁殖的，可以说世界上的香蕉园里其实只种了一棵香蕉。一旦疾病来袭，所有的香蕉都不能幸免，因为它们的软肋是一样的。这种事情在 20 世纪 50 年代就发生过一次，当时最好的品种“大米歇尔”因为巴拿马病（又叫香蕉黄叶病，一种土壤传播的香蕉传染病，染病香蕉会逐步枯萎死亡）完全消失了，而我们目前吃的卡文迪许不过是个能抗击巴拿马病的替代品而已。今天，香蕉黑条叶斑病的阴云又压在了这个替代品的头上。谁能保证卡文迪许在下一次香蕉瘟疫中能幸存呢？

所以，珍惜你吃到的每一根好香蕉吧，也许不久之后，它们就只能存在于历史典籍之中了。

【美食锦囊】

自己动手催熟香蕉

如果有机会自己在香蕉园采摘，还要背回北方，那么天然催熟手法就派上用场了。天然催熟香蕉的方法很简单，只要像我老妈那样把香蕉装在一个比较密闭的空间里面就可以了。因为香蕉自身就会释放出大量的乙烯，自然就可以把自己催熟。不过，为了提高效率，我们还可以放几个苹果进去，它们同样会放出催熟香蕉的乙烯。另外要保证透气，因为香蕉呼吸也是需要氧气的。如果二氧化碳浓度过高，会让果肉变得硬邦邦的。

照上述方法做，用不了 3 天，我们就可以吃到黄澄澄的香蕉了。

芝麻蕉是好香蕉吗？

我们经常会听到这样的推销语："别看这些香蕉有斑点，这叫芝麻蕉，是好香蕉的标志。"在香蕉成熟的过程中确实有可能发生褐变，通常是多酚类物质结合成为醌类物质，或者糖和氨基酸发生反应产生有色物质，而这些通常是在成熟的顶峰时期发生的。通俗点说就是，这香蕉快"熟过了"。这时香蕉的可溶性糖已经达到了顶峰，如果继续保存就会软烂了，买到这样的香蕉建议尽快消灭掉。

当然，真菌感染也会让香蕉产生黑斑。如果香蕉在青绿色的时候长出斑点，那多半是这种情况，这样的芝麻蕉还是放弃吧。

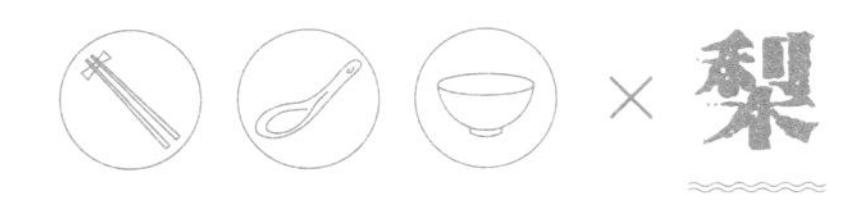

不能分，但可以冻

从莱阳考察结束回北京，朋友塞上两大箱的莱阳梨，单看梨的个头就足以让人产生崇敬之感。一天晚饭之后，老婆丢过来一个削好的大梨。“这梨也太大了，要不咱俩分着吃吧……”我这话音还没落，老婆的拳头已经倾盆而下。“什么，你还想跟我分‘梨’，安的什么心？老实交代。”为了避免战争进一步升级，我只好在威逼之下，把一个大梨硬生生地塞了下去。

我敢打赌，99.9% 的朋友都以此文字游戏为由，逼人或被逼吃下过大梨。每每想到此处，不得不感叹中文的博大精深。同为水果，分吃苹果是分享平安，而分吃鸭梨就变成了催人分离了。照这个逻辑，饭量小的人看见梨只能绕道而行了。

还好，现在的超市里面出现了不用“分”的梨——小巧的库尔勒香梨。虽然价钱高于一般鸭梨，但是能避免不必要的家庭冲突，讨个口彩还是有必要的。再看看超市货架上的各种梨，有大有小，有黄有绿，有长有圆，有硬有软，差别极大。更不用说时不时蹦出一个像苹果又像梨的——苹果梨。同是梨家族的成员，差异怎么就这么大呢？

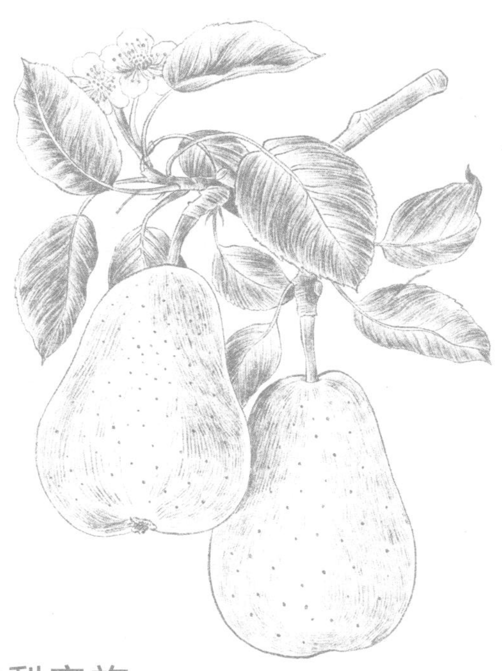

✳ 庞大的梨家族

全世界水果摊上的苹果都是一个种，但是梨的种类却数不胜数，甚至划分出了东方梨和西方梨两大阵营。实际上，苹果最初也被植物分类学鼻祖林奈老先生放在了梨属中。另分出苹果属都是后来的事。如果把这两种果子都切开，我们就会发现，苹果和梨的果肉和果核基本结构是相同的，我们欣赏的果肉绝大部分是由花托发育而来的，而真正的子房壁（通常会变成果肉的部分，比如桃子）变成了包裹种子的果核。所以在植物学上，苹果和梨的果子被称为假果，从而与桃子那样的真果相区别。

虽然同为蔷薇科苹果亚科的水果，结构也类似，但是梨的家族比苹果要复杂多了。之前有报道说，全世界的梨物种、变种、变型有 900 种之多。植物学家在整理归类之后缩编了种类，即使这样也有 30 多个种。并且它们的势力范围横亘欧亚大陆，从东亚到中亚，从欧洲再到北非，都有野生梨属植物的分布。在北京郊区能看到的杜梨（*Pyrus betulifolia*），就是一种典型的野生梨属植物了。

广泛的分布区域和纷杂的种类，让梨的家族更为丰富多彩。世界上所有的栽培苹果都是一个种，但就栽培种的东方梨来说，就至少有 4 个家族在超市的货架上晃悠呢，其中包括了白梨（*Pyrus bretschneideri*）、秋子梨（*Pyrus ussuriensis*）、沙梨（*Pyrus pyrifolia*）和新疆梨（*Pyrus sinkiangensis*）。在中国长达 4 000 多年的栽培历史中，这些家族之间挂上了千丝万缕的关系，让整个栽培梨大家庭显得纷繁杂乱。虽然它们都能开出雪白的花朵，但是彼此的个性却差异极大。

✳ 冻过的秋子梨才是好梨

在我看来，这 4 个家族中贡献最大的应该是秋子梨。秋子梨生性喜凉，抗冻，所以在广大的北方地区能够开花结果。但是就果实本身而言，秋子梨并不是一个完美的即食水果。因为这种水果挂在树上的时候，无论如何也跟甜美二字扯不上关系。从树上扯下来的秋子梨是原生态的，但也是不好吃的，它们需要后熟。实际上，很多水果都需要后熟的过程，比如说柿子必须经过后熟才能减少单宁含量，除去那种涩味。秋子梨也大概如此。

通常来说，最简单的后熟方法就是将其放在一个容器里不管它们，一段时间后就可以享用了。不过在我国东北有一种特别的后熟方法，那就是冻梨。直接把采摘后的秋子梨放在零下 30 摄氏度的冰天雪地之中，直到那些青黄的梨变成了黑乎乎的冰块。要吃的时候，用一盆凉开水浸泡，当这些冻梨吸收了凉水的热量，盆里的水变成稳定的冰水化合物的时候，敲开梨上的冰壳，咬开果皮，甜美清凉的汁液就会奔涌而出。这样梨才是熟了！

✳ 梨的绿白之争

因为秋子梨吃起来需要“加工”流程，显然无法满足人们尝鲜的心理。所以，它的继任者——白梨成了梨家族的代言人。白梨的覆盖范围之广可能超出你的想象，从京白梨到河北鸭梨、莱阳在梨，再到砀山酥梨、赵州雪花梨，通通是白梨家族的成员。这个家族的特点是鲜食性能好，直接从树上摘下来，擦擦灰土就可以大嚼了。另外，白梨之所以成为采摘园树种还有另外一个原因——漂亮，这个家族的品种特别符合我们传统的审美观。记得小学上美术课的时候，老师总会强调，鸭梨是黄的，苹果是红的，叶子是绿的。这样的一幅画充分显示了老师们喜欢的“童趣”。还记得有同学冒傻气地把梨涂上了绿色，惹来老师一顿训斥。

很多年后我才发现，黄澄澄的不一定是梨，梨也不一定就是黄澄澄的，比如沙梨家族就挺丑。沙梨家族的粗放跟白梨家族的细皮嫩肉形成了鲜明对比。在云南我第一次碰见绿色的梨，我的第一反应是，这梨还没有熟能好吃吗？在咬下一口之后，我的所有疑虑都消散了，这家伙的口感一点都不比黄澄澄的鸭梨差。我们不可以以貌取人，这条原则在水果界同样适用。比起外表青涩的云南宝珠梨，从东洋来的丰水梨外表就更抱歉了，但是在除去锈褐色的表皮之后，它们就能展现出甜美多汁的心。最近的研究表明，沙梨也参与了白梨的物种形成，所以白梨那些黄澄澄的外衣下面可能潜藏着一颗褐绿色的心呢。

✳ 异域风情的新疆梨

不论如何，上面三种梨都是我国的传统栽培品种，至少在某些地区拥有悠久的栽培和食用历史。相对来说，新疆梨进入大众的视野就是近年来才发生的事情了。目前的分子生物学分析表明，新疆梨身世复杂，不仅有白梨、沙梨参与了形成，在基因组中还有西洋梨和杏叶梨的成分，很可能是通过自然杂交形成了这个特别的梨品种。

新疆梨皮薄水多，一上市就赢得了大众的喜爱。关于新疆梨，不能不提一个说法，新疆梨表面不像鸭梨那样干爽，而是像涂了一层蜡一样。曾经一度传闻是商贩为了保持新鲜才给梨涂了蜡。实际上，所有的香梨表面都有这样的“滑腻”感，主要成分是果实分泌的果胶等多糖物质。我们完全不用介意，如果实在不放心，削了皮吃一样爽快！

说到新疆梨，必须提一下它的异域祖先——西洋梨（*Pyrus communis*）。说来也奇怪，我对梨的最深印象不是河北鸭梨，不是莱阳梨，也不是砀山酥梨，而是童年时吃过的一种软梨。现在想来，那竟然是一种西方梨品种——巴梨。很多年前，老家的市面上曾经流行过一种软梨，全然不像鸭梨那样脆爽，也不像冻梨那样只有汁水，倒是透出一种近似香蕉的软糯。西方梨的培育从开始就走上了一条与东方梨不同的道路。

20 世纪初，西洋梨被引入我国山东进行栽培，但是这种特殊的口感始终无法得到国人的认同，毕竟我们已经吃了 4 000 多年的脆爽梨肉，对于这种颠覆性的梨很难建立起认同感。所以，时至今日，巴梨在我国的种植区也还局限在环渤海地区。至于我童年时为什么能吃到这样的特殊品种，至今我也没能想明白。

✳ 苹果梨是苹果还是梨？

有一年去父亲的一位朋友家做客，他拿来一个奇怪的水果，那东西泛着苹果的红绿色，但是又有梨的麻点。吃起来有梨肉的粗糙，似乎也混杂了一些苹果的香气。这位叔叔信誓旦旦地说，这是苹果梨，是在苹果树上嫁接的梨树枝条结出的果实，所以才兼有两者的外形和风味。

事实证明，嫁接之说不过是道听途说、以讹传讹的一种流言罢了。在苹果树上嫁接鸭梨的枝条是不可能的任务。最初把苹果从梨属中单独拉出来，自立门户，也是因为二者不能嫁接在对方的枝条上。即使能嫁接，那鸭梨的枝条结出的仍然是鸭梨的果，并不会染上苹果的味道。简单的嫁接不会影响到枝条的遗传组成，梨枝条开出的仍然是梨花，结出的也仍然是梨果。就像嫁接到橘子树上的柚子枝条，结出的仍然是柚子，这点已经不是什么新鲜事了。

实际上苹果梨就是一种梨，通过 DNA 分析已经基本确认了它同秋子梨的亲属关系。相较于白梨和沙梨，苹果梨还有自己独特的遗传位点，并且这些特征可以稳定地遗传给后代。这样看来，这个味道奇异的种类，倒是自成一家更为合理。

不管怎样，苹果梨不太适合当成鲜食的水果，因为它们的果肉太粗了。

✳ 梨肉里面的小石头

说到苹果梨的粗糙，就不能不说说梨果肉中的一种特殊结构——石细胞。我们平常吃梨时感受到的小颗粒就是这种特别的细胞了。在梨的发育过程中，会有一些细胞的细胞壁上不断堆积纤维，逐渐加厚，同时细胞内部空间逐渐压缩，直到成为一个近乎小石块的结构，叫它们石细胞一点也不为过。

石细胞对梨的口感影响极大。石细胞多的梨通常会惹来这样的抱怨——“这梨的砂粒真多”。不过，我们对于此类细胞敏感的重点不在于石细胞的多少，而在于此类细胞的大小。通过测试发现，个头超过 250 微米的石细胞才会影响到口感。如果石细胞个头比较小，即便是数量更多，也不会影响我们对这种梨的评价了。所以，通过测定石细胞总量来判定梨的质量的传统方法是有失偏颇的。那么，有没有什么方法可以避开那些大个头的石细胞呢？

答案是肯定的。石细胞的发育过程和分布都有特别之处。比如，在梨生长的初期，石细胞逐渐变多，待到成熟过程开始，石细胞的数量又会减少。这个现象告诉我们，不要提前去偷梨子吃，要不你的嘴巴负担的不仅是酸涩，还有更多的小石头了。另外，石细胞在果实不同部位的分布也有差异，果实中心的石细胞含量最高，表皮附近的含量次之，两者中间的石细胞含量最少。我在想，有没有极品老饕开发一种专门吃中层梨肉的手法呢？

对于我们这些普通人来说，避开石细胞也是有方法的（如果需要的话）。不同种类的梨所含石细胞的差异很大，在我国的4种栽培梨当中，白梨的石细胞个头最小，含量最少，所以我们能感受到鸭梨的细腻；沙梨和新疆梨的表现也不错；至于秋子梨和苹果梨，还是以冻梨嘬汁的吃法为佳了。

✳ 冰糖梨水可以止咳润肺吗？

除了生吃，熟食则是吃梨的一种特殊方法了。我在童年时经常会上呼吸道感染，咳嗽不止。每当这时，老妈就会挑选出大个鸭梨，切下顶部少许，挖去梨核，在梨盅里灌入冰糖蜂蜜，再把顶盖盖上，上锅蒸熟。蒸熟之后，都会被我连梨带汤完全扫光，而母亲总是会在一旁看着我吃完。长大之后，就再也没有吃过这样好吃的蒸梨了。只是，现在已经记不得当时吃过之后，咳嗽究竟是好了还是没有。

如今，老妈仍然会在秋冬季节给全家煮梨汤，并且每人必须完成任务。要不然就会听到她的唠叨声，“天气这么干燥，多喝点梨汤能润肺。”在喝下一大碗梨汤之后，每每都在想这东西补充水分不错，但是要润肺止咳怎么想也不够科学。

可能有朋友会觉得我抬杠，但是我真的去查阅了所有关于梨成分分析的文献，竟然没有找到一个关于止咳成分的研究报告。仅有一个广告网页上表示梨中的配糖体是止咳的成分，其实这里所说的配糖体的大名就是“苷”，它们是可以水解成糖的一类物质，在植物中广泛分布。并且，梨中的苷并没有什么特别之处。

再仔细查阅一下莱阳梨止咳冲剂的药理作用，这才发现这种药物的主要成分是麻黄碱，这种生物碱确实有镇咳的作用，而莱阳梨的成分多半是为了平衡口感才出现的。

不难发现，大梨补充水分不假，多少能缓解因为干燥引发的咳嗽。特别是有咽炎的朋友，吃上两个鸭梨补充水分应该是有效的。但是论到止咳，还是找靠谱的药物比较保险。

不管怎样，即便“梨能止咳”是个传说，我还是会想念蒸梨的滋味，那里面浸透的可不单单是化学成分，还有不分离的期望。

【美食锦囊】

哪种梨可以存得久些?

梨作为秋冬季的常备水果，储藏性就显得非常重要。一般来说，包括鸭梨、酥梨在内的白梨家族是最耐储存的；秋子梨家族适合做冻梨，也可以看作是耐存的标志；沙梨家族的皮通常比较薄，所以很难长时间存放，如果买到好的宝珠梨和丰水梨，还是尽快享用为好；至于巴梨更是怕碰怕捏，这种水果要趁鲜享用才不会暴殄天物。

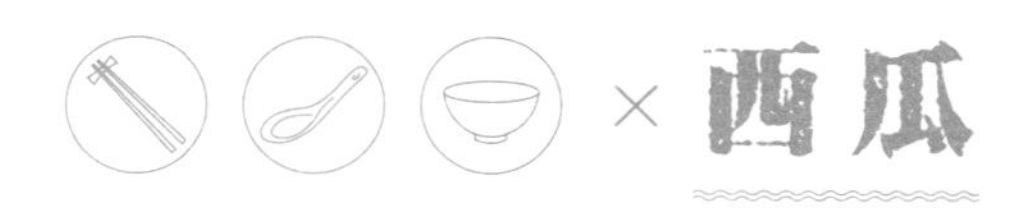

又甜又红又无籽

西瓜是家家户户必备的消夏水果。顶着炎炎夏日，切开一个沙瓤大西瓜，任由四溢的西瓜汁顺着脖子和手臂留下来，那是何等的畅快。

可是现在，很多朋友以审视的眼光重新打量这些吃了千年的水果。有人说，现在的西瓜都是用药水催大的，甜西瓜都注射了甜蜜素和色素，那些黄色的条带就是打针遗留的痕迹。还有，皮薄的西瓜是转基因品种……人们越来越不敢吃西瓜了。

✳ 甜西瓜靠打针的可能性太小

西瓜打针的说法已经流行了 20 多年。从我上小学时候说的糖精，到如今的甜蜜素和红色色素，不得不让人感叹，西瓜被注射的东西还真是多种多样。新近的说法是，那些长着黄色纤维的西瓜就是打过针的，这难道也是真的？

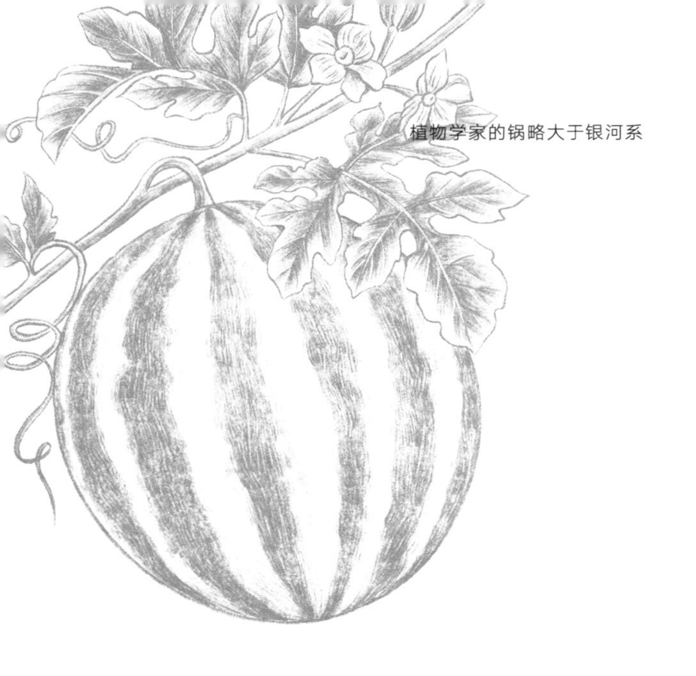

我们仔细分析一下就会发现，注射颜料说有很多不合理之处。首先，如果黄色的条带是注射留下的痕迹，那这些条带为什么没有被染成红色。另外，白色的瓜子为什么没被染成红色？

其次，西瓜是球形的，要注射到中心才有更好的扩散效果。如此长的针头如何控制好呢？与此同时，在注射期间还要控制好量，毕竟西瓜里面不是海绵，注射过多的水溶液势必会撑爆西瓜皮的。另外，如何防止针眼处不被细菌、真菌感染也是个难点。如果无菌操作，那代价也太大了吧。

那么，西瓜里出现的这种黄色的、比较硬的组织是什么呢？作为有着几年甚至几十年“瓜龄”的人，恐怕都碰到过这种情况。如果仔细观察就会发现，条带的排列是有规则的，因为它们是西瓜种子附着生长的重要组织——胎座。实际上，我们在吃甜瓜和冬瓜时扔掉的那些挂着种子的“白瓤”就是胎座了。同属葫芦科的成员，西瓜也有类似的胎座，只不过西瓜的胎座膨大了，占据了整个果实的内部空间。也正是如此，我们有了好吃的西瓜瓤。

作为供给种子营养的组织，胎座中是有维管束的（就像树皮中的那样）。只是在西瓜成熟的过程中，这些维管束逐渐降解了，所以我们在吃西瓜的时候不会发现它们曾经出现过。但是由于肥料、品种等因素的影响，有些西瓜的维管束纤维没有被降解，甚至发生了木质化，从而形成了黄色的条带。这样的西瓜也被称为“黄带果”。

目前，黄带果的成因已经研究得比较清楚，主要有以下几条。第一，果实缺钙，钙的缺乏是西瓜成熟后期纤维物质不能消退而形成黄带的主要原因。第二，若氮肥施用过多，植株长势过旺，会阻碍养分向果实输送，瓜瓤内的维管束和纤维不能随着果实的正常成熟而消退，就可能形成黄带。第三，当果实发育前期植株长势过旺，果实发育后期遇到连续低温天气或光照不良时，植株的正常生长受到影响，果实营养的吸收受阻，也易出现黄带果。第四，果实得不到必需的营养物质而产生黄带果，试验发现部分南瓜砧木易出现这种情况。第五，西瓜黄带果的产生与选用的西瓜品种也有一定关系，一般瓜瓤组织较致密、果肉较硬的品种成熟时，白色或黄色纤维不易消退。只要在这些因素中占了一点或几点，黄带果就出现了。

✳ 红瓤黄瓤和转基因没关系

红瓤黑子是我们对西瓜的标准印象。30 年前在山西老家一带，西瓜里面的黄瓤瓜还占有相当比例。那时切西瓜要看运气，你永远不知道下一个西瓜的瓜瓤是什么颜色的。

那时大人都更喜欢红瓤瓜，所有宣传品上的西瓜也都是红瓤的。这大概跟胡萝卜颜色的形成过程类似。不过，在瓜农自己留种自己种的年代，黄瓤瓜总是能混迹在瓜堆中。后来，西瓜种子都从种子公司来，于是黄瓤瓜就绝迹了。当然了，最近又有一些特殊的黄瓤瓜复活了，比如一种叫金小凤的品种就开始在市场上流行了。

实际上，西瓜的果肉颜色是由多个基因控制的。目前的研究表明，至少有 3 个基因控制着瓜瓤的色彩。每个位点都有 2~3 个等位基因。正是这些等位基因让瓜瓤有了缤纷的色彩。野生西瓜和栽培西瓜的瓜瓤，从白色、淡黄色、亮黄色到粉红、橙红和大红一应俱全。所以，完全没有必要去用转基因技术去改变瓜瓤的颜色。

附带说一下，据中国农业科学院郑州果树研究所的一项研究表明，红瓤瓜的中心甜度要高于黄瓤瓜，其中白肉型的含糖量分布在 5.0% 左右，黄肉型的含糖量分布在 8.5% 左右，红肉型的含糖量分布在 10.0% 左右，从整体水平看，红肉类型的果实含糖量明显高于白肉类型。这可能是长期选择的结果，因为白肉的主要是籽用瓜，红色的才是肉用瓜。

✳ 生出无籽西瓜

不过瓜瓤的颜色还不是十分重要，就算碰上个白瓤瓜，如果它很甜，我们也可以吃。不过，要是里面都是瓜子，即使再甜，恐怕也会乏人问津的。无籽西瓜就是为了迎合人们“吃西瓜不吐籽”的需求设计出来的。目前有几种技术可以实现无籽西瓜。首先是不经过授粉，直接用植物激素来刺激雌花的柱头，让西瓜的子房膨大。这样得到的西瓜里没有发育的种子，自然是无籽西瓜了。不过，这种方法的缺点很明显：一是必须一朵花一朵花地处理，工作量极大，二是效果也没有保证，还会带来皮厚、畸形、味道不好等问题，所以这种技术并不实用。

实际上，目前通用的做法是培育三倍体西瓜，来实现西瓜无籽。像我们人类一样，一般的西瓜都是二倍体，也就是说每个个体有两组正常的染色体。当繁殖季节开始的时候，在雌花和雄花中会分别产生精子（花粉）和卵子（胚珠），这些特殊的生殖细胞各含有1组染色体，当花粉和胚珠结合，形成的种子获得了二者的染色体变成了完整的二倍体，这就开始了又一轮的西瓜生长。

而无籽西瓜的生产就是要打破这个正常的过程，做法呢，就是在染色体的数量上做文章。具体的流程是，先通过秋水仙素等处理二倍体西瓜，使细胞中的染色体加倍（也就是说有4组染色体），产生四倍体西瓜，这些四倍体西瓜产生的卵子都含有2组染色体。之后用二倍体西瓜的花粉（含1组染色体）和四倍体西瓜胚珠（含2组染色体）结合，就能产生含3组染色体的西瓜种子。这些三倍体种子可以像它们的父母一样生根发芽，伸展枝叶，但是到开花的时候问题就出现了。3组染色体在减数分裂中无法平均，也就不能产生正常的花粉和胚珠。不过，这时用正常的二倍体西瓜花粉来刺激三倍体西瓜的花朵，它们的子房依然能够膨大，最终成为可食用的沙瓤大西瓜，而其中的种子就是我们看到的那些白色的残余了。

至于转基因的方法，理论上也是可以实现的。通过导入生长素基因，促进西瓜单性结实（类似于涂抹激素的方法，只是把激素生产放在了西瓜里面）。或者导入影响种子发育的基因，使种子发育失败从而实现无籽。不过，这些技术都还在实验室里面转悠。西瓜的生长发育是个庞杂的网络工程，这些小的改造很可能会引发连锁反应，影响西瓜品质。所以，究竟能否通过转基因种出无籽西瓜还是个未知数。

✳ 南瓜秧上结西瓜

这种嫁接技术是存在的，因为西瓜和南瓜都是葫芦科的植物，它们有相似的维管束组织。就像血型相配的两个人可以移植器官一样，西瓜的芽也可以在南瓜的根上生长。此外，同属葫芦科的葫芦、瓠瓜、冬瓜都可以作为西瓜嫁接的砧木。

这些砧木植物的根系比西瓜发达，同时对干旱等恶劣条件有较强抵抗性，所以用南瓜做砧木会在一定程度上提高西瓜的产量。

另外，这样的嫁接技术可以帮助人们在同一块地上连续种植西瓜。西瓜枯萎病是一种由于真菌引起的病害，这种侵蚀西瓜根系的病害可以让西瓜产量下降30%。要想保住产量，就得寻找不怕病菌的根系，于是就有了嫁接技术。不过，这种技术对于操作者的要求比较高，所以在绝大多数情况下，我们吃到的西瓜还是长在西瓜根上的。

【美食锦囊】

冰西瓜没有营养吗?

每 100 克西瓜的可食用部分中含有:

水分 93.3 克(放在冰箱里水分会减少,但是不会变成老倭瓜);

蛋白质 0.6 克(吃西瓜本来就跟吃肉不一样);

脂肪 0.1 克(我们家油壶嘴上的残油好像都比这个多);

膳食纤维 0.3 克(有在低温下强力分解纤维的微生物吗?生物能源专家好想要);

糖类 5.5 克(少点就少点吧,又不是面包);

钙 8 毫克,磷 9 毫克,铁 0.3 毫克,锌 0.1 毫克(在低温下西瓜能将矿物质元素排出体外?西瓜没有这特异功能);

胡萝卜素 0.45 毫克,维生素 B_1 0.02 毫克,维生素 B_2 0.03 毫克,尼克酸 0.2 毫克,维生素 C6 毫克等(这些成分有可能会降解,但是 3 小时就降解光也太神奇了)。

总结一下,不管你相信不相信,吃西瓜基本等同于喝水。即使有变化也没什么区别,冰镇一下更是没关系。

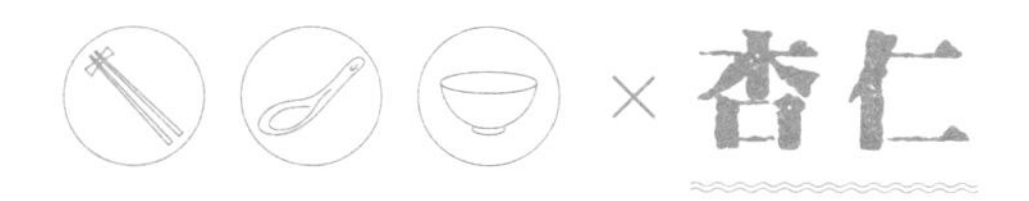

危险挡不住美味

网络上和电视上不时有这样的消息：某人吃下了过量杏仁自杀。杏仁究竟有多大的毒性呢？我们平常吃杏仁时会不会也中招？这跟杏仁品种有关系吗？

20年前，吃杏仁还只是吃杏肉后留下的消遣工作——吃到苦的立马丢掉；吃到甜的呢，就随便嚼嚼。可是现在，我们会在超市里碰到各种各样的杏仁，生鲜柜台上有泡在盐水里面的脱皮杏仁，干果货架上有美国大杏仁。至于其他杏仁的产品就更多了，像杏仁酥、杏仁茶、杏仁巧克力等，连饮料货架都被杏仁露挤占了一角。杏仁如今这么受欢迎，关于杏仁的问题自然也更多了。

✳ 大小杏仁非同族

如果你留意观察就会发现，市场上的杏仁有大有小，有圆有扁。虽然都叫杏仁，但是来源却是多种多样的。其中山杏、西伯利亚杏、

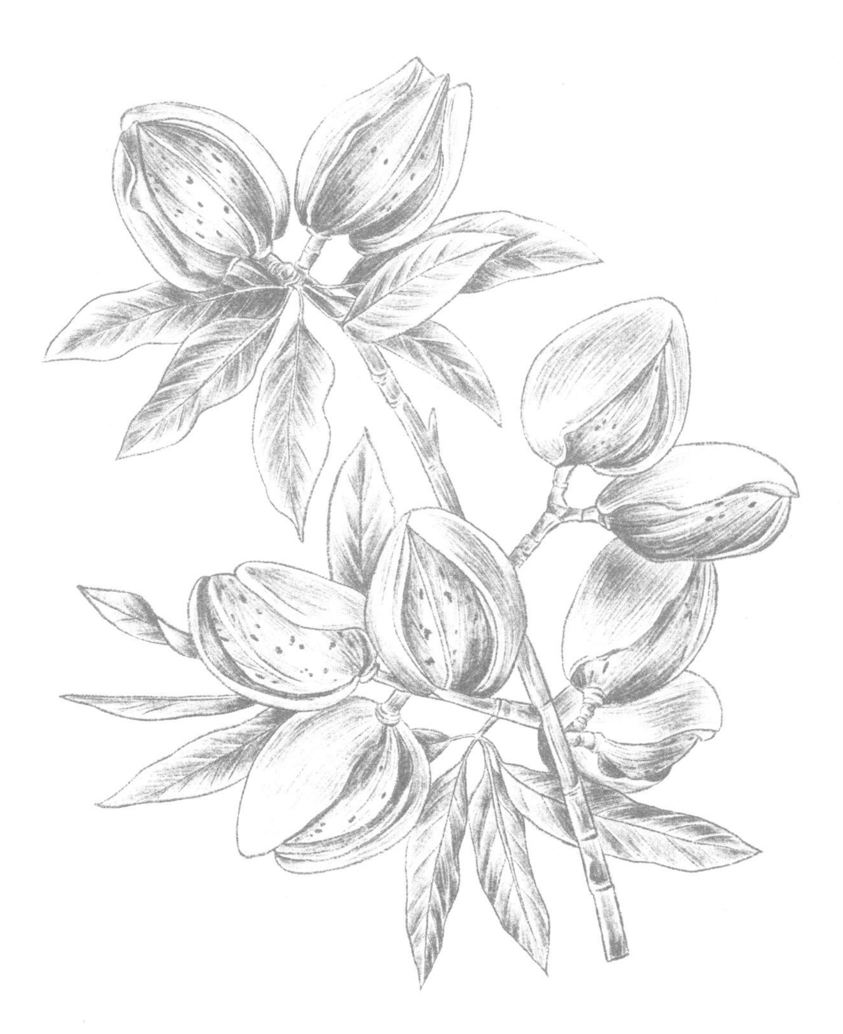

东北杏以及栽培杏的干燥成熟种子通通都被当作杏仁了，这些出产杏仁的原生植物分类上都归杏属（*Armeniaca*）。

如今，除了少数商品杏仁来源于栽培的甜仁杏树外，大多还是采自野生杏树，它们的杏仁有苦与甜之分。那些苦的被称为“北杏”，而甜的则被称为“南杏”，在很多粤菜靓汤中的“南北杏”配料其实就是杏仁了。

至于现在市场上被捧得火热的美国大杏仁却不是真正的杏树结出来的，这种大杏仁实际上是扁桃（又叫巴旦杏）的种子，在植物分类上隶属于桃属（*Amygdalus*）扁桃亚属。与其叫美国大杏仁，还不如叫美国大桃仁来得更确切一些。这两种植物最显著的区别就在于，扁桃在成熟时果肉会裂成两半，而我们熟悉的杏果肉自始至终都把种子包裹得严严实实，不会开裂。

✳ 甜杏仁、苦杏仁

对于“美国大杏仁”的爱好并不是新近才有的，人类在很早之前就开始收集和食用巴旦杏仁了。在 1.2 万年前约旦河流域的人类遗址中，就发现了野生巴旦杏仁的踪迹，当时的人把它们同野生豌豆储存在一起，说明采集者就是直奔这些可食用的种子而去的。

不过，野生的杏仁和扁桃仁都不是安全食品。苦杏仁的毒性来自苦杏仁苷水解释放出的氢氰酸，这种物质可以阻断细胞的呼吸链，妨碍 ATP（腺苷三磷酸）的产生。每 100 克苦杏仁中所含的苦杏仁苷就可以分解释放出氢氰酸 100~250 毫克，而 60 毫克氢氰酸就可以置人于死地，这也是杏树保护种子的重要手段。所以，如果吃下不经处理的杏仁，特别是苦杏仁，中招的风险很大。过去就发生过有幼童因为好奇吃下过量苦杏仁导致死亡的惨剧。不过只要稍加处理，苦杏仁就能变得很安全。有文献报道，将氢氰酸含量为

0.139 9% 的苦杏仁用 60 摄氏度的温水浸泡 10 分钟，捞出后脱皮晒干，氢氰酸的含量就下降为 0.066 7%。

有一个很有意思的现象，野生巴旦杏仁都有强烈的苦味，而栽培巴旦杏树的杏仁则大多数都是甜的。研究人员认为，这可能是因为一个基因变异导致一些巴旦杏树丢失了苦杏仁苷这种防御武器，使得甜杏仁的氢氰酸含量降到苦杏仁的 1/3 左右。这可能是早期的农民偶然注意到一些杏树能结出甜杏仁，进而不断栽培改良的成果。也有科学家认为，巴旦杏树之所以被驯化，就是因为它们的种子有巨大的吸引力。在埃及法老图坦卡蒙的陵墓中发现的栽培巴旦杏仁，意味着这种植物可能早在青铜时代就已经成为果园里的常驻居民了。

在 18 世纪时，巴旦杏被西班牙殖民者带入美国。加利福尼亚潮湿、凉爽的气候特别适合巴旦杏的生长，于是巴旦杏在美国安家落户，今天加州地区已经成为巴旦杏仁的主产区之一。据说，美国前总统克林顿的两次总统就职招待会上，都选择了巴旦杏仁作为餐后小食。这么一来，巴旦杏仁被贴上美国大杏仁的标签，倒也合情合理。

✳ 常规营养半斤八两

那么，扁桃仁真的冒了杏仁之名吗，我们是不是花了更多的价钱买到了营养比较差的东西？在下结论之前，我们不妨对比一下扁桃仁和杏仁的营养成分。

成分	扁桃仁（美国大杏仁）	杏仁
糖类	21.7 克	23.9 克
脂肪	49.4 克	45.4 克
蛋白质	21.22 克	22.5 克
水分	4.7 克	5.6 克
维生素 B_1	0.211 毫克	0.08 毫克
维生素 B_2	1.014 毫克	0.56 毫克
维生素 E	26.2 毫克	18.5 毫克
钙	264 毫克	97 毫克
铁	3.72 毫克	2.2 毫克
锌	3.08 毫克	4.3 毫克

（注：数据为每100克中所含）

除了杏仁的蛋白质略高于扁桃仁，同时维生素 B_1 和钙低于扁桃仁之外，两者的营养成分就是个半斤八两。

至于脂肪的构成，如在不饱和脂肪酸这个时兴的概念上，两者也差别不大。扁桃仁的不饱和脂肪酸占总脂肪酸的 92.5%，而杏仁的占 95%。

想想，我们一次吃杏仁也就是吃个二两（100 克）。如果不是拿这些东西当饭吃，这么点差别完全可以忽略不计了。

✴ 药用成分有区别吗？

同现在时兴的保健食品一样，杏仁被打上了抗癌、防衰老、增强免疫力等标签，但是这些说法都还缺乏实验证据。仅有的一些实验证据也是在利用纯的成分实验中得到的，并且都还是动物实验或者离体动物实验。

实际上，杏仁中确实存在镇咳平喘的成分，那就是苦杏仁苷，这种物质在人体内水解后会产生氰化物。正是这些氰化物，可以抑制呼吸中枢活动，从而起到镇咳平喘的作用。我们偶尔会吃到苦的杏仁，它们的苦味就来自于苦杏仁苷。不过苦杏仁苷还是有毒物质，这点在上一章节中就已经阐述了，它们还会抑制 ATP 的产生。人如果吃下太多的话，直接就挂掉了，还有什么药效可言。

并且，不管是苦杏仁还是扁桃仁，都含有一定量的苦杏仁苷。实际上，在选育食用杏仁和扁桃仁的过程中，很重要的标准就是降低苦杏仁苷的含量。所以从安全的角度，我们还是不要去苛求扁桃仁了，毕竟减少了苦杏仁苷的甜杏仁（大杏仁）才是最有益健康的。

✳ 天天吃还是偶尔尝？

目前，我们吃的扁桃仁已经是经过长期选育的，所以其中的有毒成分已经很少了。只要你喜欢它们的口感，尽可以放开吃，它们是不错的蛋白质和脂肪的来源。当然，单一的食物来源总是不好的，况且脂肪和蛋白质过剩也不是什么好事情。现在人们的问题不在于营养不足，而是营养过剩了。

至于选择杏仁还是扁桃仁，那就看自己的口味了，不管是哪个，营养成分都相差无几。

不过需要提醒的是，真正的杏仁培育历史很短，甚至可以说还没有开始真正培育。并且那些山杏等植物的种子也被混杂到食用杏仁之中，这就带来了很大的风险。如果苦杏仁苷处理不完全，那就很可能会引起中毒。从这个角度讲，杏仁比扁桃仁的风险更大一些。

其实，我们也不会拿杏仁或者美国大杏仁当主食，就是当小零食尝尝而已。如同吃蛇果就跟吃苹果一样，选择杏仁还是桃仁也没有那么大的不同。

✳ 不是豆腐的杏仁豆腐

至于中国原产的杏树，最初是以果树的身份出现的，所以中国的杏仁大多数时候只是作为吃杏果肉时留下的副产品。而那些苦杏仁更多时候也是出现在药铺里面，被作为一种止咳平喘的药物来使用。

虽然杏仁的苦味不大讨舌头喜欢，但是这种味道却可以用来平衡甜食那种“腻”的感觉。所以杏仁很快跟甜品挂上了钩，在中国最出名的当属杏仁茶和杏仁豆腐了。

杏仁豆腐中没有半点豆子的成分，它就是用甜杏仁磨浆后加水煮沸，再加入从石花菜里熬制出的琼脂，待冷冻凝结就变成像豆腐一样的固体。在炎炎夏日，来上一碗冰爽的杏仁豆腐是一件惬意的事。

至于杏仁茶，最初就是将杏仁磨成浆之后煮开，再加牛奶、糖调味的饮料，制作方法跟磨豆浆没有什么区别。而老北京的名小吃杏仁茶，则是用精制杏仁粉为主料，再配上花生、芝麻、玫瑰、桂花、葡萄干、枸杞子、樱桃、白糖等十余种佐料，用龙凤铜制大壶烧制的沸水一冲，就可以享用了。这种杏仁茶的味道更像是甜味油茶，相比而言，倒是看着用长长壶嘴的大茶壶冲茶的过程更有意思一些。

【美食锦囊】

切勿生食山杏仁！

一般来说，山区生长的杏树都会提供很多杏仁，千万不要为了一时好奇，吃到中毒。标准的做法是，在开水中将山杏的杏仁煮熟，然后在清水中浸泡 24 小时，换水后再次浸泡。这样就能清除大部分氰化物了。

鉴于氰化物的含量跟杏仁的种类和处理方法有关，所以更建议大家去买那些已经处理好的成品杏仁！

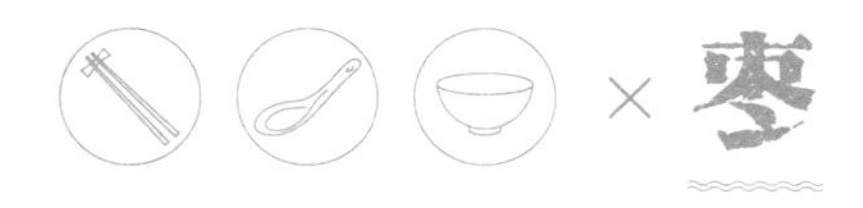

红枣、青枣、黑枣、蜜枣

老妈是红枣的忠实拥护者。以前每次开学的时候，她总会在我的背包里塞上大袋的红枣，还不断叮嘱，“红枣可以补血安神，多吃点对身体好。”我们家位于黄土高原上的红枣主产区，总能买到质量最好的红枣。但是我对红枣的味道并不感冒，除了甜味，似乎也没有什么独到之处，特别是枣皮时不时还会塞到牙缝里。不过，这丝毫不影响室友们对红枣的狂热，只要把红枣放在一个显眼的桌子上，用不着宣传，它们定能在短时间内消失得无影无踪。

我曾经试图找出一个阻止他们暴食的理由，可完全是徒劳。不管怎么样，在这个全民养生的时代，红枣被奉为滋补圣品。最亮眼的广告就是，一个梦露装扮的美女抱着红枣浓缩汁。我想，梦露大概不会喜欢那种奇异的味道。因为，几乎没有西方人种过枣树，吃过枣。对了，她也许喜欢吃伊拉克蜜枣。

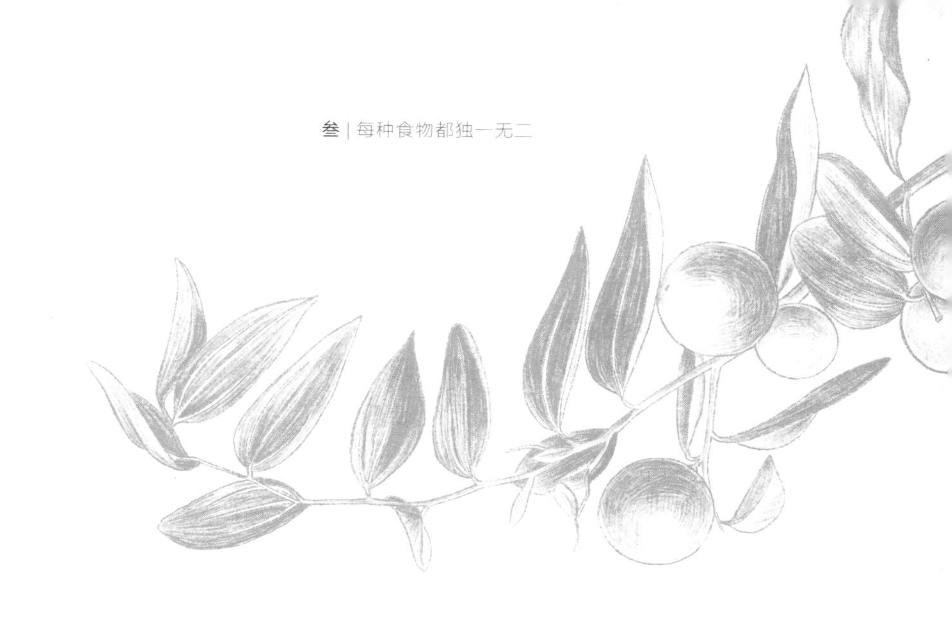

✴ 本来只是调料

如今，除了红枣，还有酸枣、黑枣、大青枣，甚至还有存在于很多人印象中的伊拉克蜜枣，全都被认为是健康食物。但枣之正宗却只有鼠李科枣属的植物。整个枣属的成员不多也不少，就 170 来种。不过，这个家族的分布区很集中，绝大多数种类都集中在亚洲南部地区。这样的结果是，纵然大枣有百般甜蜜，也没能与西方人发生关系。纵观西方有关食用植物的著作，如剑桥出版社的《剑桥世界食物史》（*The Cambridge World History of Food*）和牛津出版社的《食用植物》（*Food Plants*）两本书，压根没有提到枣这种植物。

其实，甜味成为人类餐桌的一个主导元素是很晚的事情。要知道，直到 18 世纪蔗糖才成为一种大众消费品。我们甚至可以说，甜味是种可有可无的味道，它同胡椒味、辣椒味一样也只是一种调味元素而已。所以在很长时间以来，甜味的果实一直是作为餐桌的补充或者是奢侈品出现的。若是甜味水果仅仅是居于这种地位的话，就完全没有必要费力气来引进了。毕竟，欧洲所产的苹果、樱桃以及蜂蜜已经可以满足人们对甜的需求。最近的一项调查发现，有关大枣的研究项目几乎是由中国、印度和日本霸占了。这样看来，枣是个不折不扣的东方果实。

在中国，枣的栽培史已经长达 7 000 多年，有文字记录的栽培史至少有 3 000 年。考古学家先后在山东、广东、甘肃、新疆等地的古墓中发掘出枣核和干枣遗迹，表明枣树栽培在汉代就已经很普遍了。对于枣的热衷，最初大概是因为它们可以提供丰富的糖分。在《礼记》中有这样的描述，“枣、栗、饴、蜜以甘之。”说白了，枣就是一种甜味调料。至于它们有没有美容效果，这还不是那些处于农业生产初级阶段的人所要考虑的事情。

当然了，甜味的大枣完全可以填饱肚子，毕竟红枣里面含有大量的糖类。在《战国策》中，苏秦在说服燕文侯时就曾拿枣来说事，“北有枣、栗之利，民虽不由田作，枣、栗之实，足食于民。”这个语句被多方引用，作为枣成为重要粮食的证据。实际上只要仔细分析一下，这话完全是苏秦在拍马屁。要知道，即使在栽培和杂交技术大发展的今天，红枣的亩产最高不过 1 000 千克。注意！鲜枣里面有 70% 以上都是水分，糖类只能占到 20% 左右。也就是说一亩红枣可以提供的糖类不过 200 千克。而实际情况是，大枣的亩产通常只有 200 千克左右，要想成为粮食作物，红枣显然是不够格的。应付一些饥荒时刻，作为应急食品还差不多。

今天我们知道，枣能提供的最重要的营养元素就是维生素 C 了。每 100 克鲜枣中的维生素 C 含量可以高达 500 毫克，只是待到红枣晾干，维生素 C 的含量就下降到了 12 毫克 /100 克。所以，那些想要靠吃干红枣补充维生素 C 的人，还是放弃这个念头吧。

其实长久以来，红枣还有一个特殊的身份，就是作为一种安神药物出现在中药铺里。通过一些现代的分析实验，确实在红枣中找到一些特殊的生物碱，据说可以发挥镇静作用。我不知道吃红枣是不是能舒缓紧张的神经，但可以肯定的是，仅靠吃红枣来治疗失眠是不靠谱的。

当然了，红枣最出名的作用还是补血。一听到补血，人们自然就想到铁元素的含量。确实，铁的补充对于制造更多的红细胞至关重要。只是，每 100 克干红枣的含铁量平均只有 2 毫克。且不说每 100 克猪肝的含铁量可以达到 25 毫克以上，就连 100 克油菜的铁含量也可以达到 3 毫克。从这个角度来说，用红枣补血只是个关于“红”的联想罢了。还有人提出，红枣中的多糖对于刺激脾的发育有一定的作用，这是不是真正能帮助贫血者或者增加血容量，仍然是个未知数。

看了上面的故事，你是不是要放弃红枣了？也别这么冲动！毕竟红枣有特殊的风味，也有足够的甜味，以此来调整一下饮食也是不错的选择。不管怎样，红枣银耳羹可是我最爱的甜品之一。

✳ 打枣的技术含量

虽然红枣被人们视为果中上品，可是与它们有关的成语可都不怎么样。不是囫囵吞枣，就是歪瓜裂枣，民间有一种流言是歪瓜裂枣才够甜。只是，枣裂不裂跟含糖量没有直接的关系。裂枣主要是由于枣果的快速生长引起的。它们是枣果本身（表皮角质层的厚度、果肉的弹性）、水分供应以及天气情况共同作用的结果。那些不够坚挺的角质层在吸收了大量水分的果肉细胞的撑挤下，最终破裂了。

最好的俗语也只是“有枣没枣打三竿”，这没啥事还得挨几下。不过，挨几下似乎是必需的。枣树会大量开花，一棵树冠直径 6 米的枣树可以开出 60 万~80 万朵花。所以在开花期间，枣树也是重要的蜜源植物。但是在一般情况下，只有 1% 的花朵会贡献红枣。由于花朵和幼果对于资源的竞争，其中的 99% 来不及长大就都去见土地爷了。为了解决这个问题，聪明的种植者开发出了去掉部分花果从而促进结果的方法。在《齐民要术》中就有这样的记载，“以杖击其枝间，振去狂花。不打，花繁，实不成。”劳动人民的智慧真的是无穷的。经过疏花疏果的处理，枣树的产量甚至能提高 3 倍之多。这么看来，先打三竿才是保证有枣的好方法呢。

打枣毕竟是个技术活，我也没机会参加。采酸枣倒是经常干，也顾不上漫山遍野的酸枣刺。对，这种植物上到处是刺，稍不留神就挂上衣服，如果挂出大洞，还得编造理由去老爸那儿求饶。不过就算这样“历尽艰险”，采回的酸枣味道却不怎么样。那些薄薄的果肉，还有酸溜溜的味道似乎并没有什么吸引力。于是，每每看到在学校门口同学们以五毛钱一小碗的价格抢购酸枣，总觉得有些不可理解。唯一的感觉是，每每想到酸枣这个词，嘴里都会涌出唾液。这也加深了我对望梅止渴的理解。

有意思的是，虽然酸枣的味道不怎么样，但是这丝毫不会埋没它们的重大贡献，因为它们是红枣的祖先。研究人员对比了酸枣和枣的花粉形态、染色体、DNA 等特征，得出了枣是由酸枣演化而来的结论。如此香甜的后代，有个如此酸的老祖宗，恐怕是大家难以想到的吧。

✳ 外来户大青枣

不管怎样，枣这种东西受到我国南北方人民的喜爱，于是有了新疆和田枣、密云金丝小枣、山西稷山板枣等形态各异、口感不同的红枣。如今，还不断有新品种涌现。最近，一种新枣的曝光率越来越高，那就是大青枣。

如果说红枣只能是兼职水果的干果，那么口感近乎苹果的大青枣则完全是正宗的水果了。虽说大青枣通体碧绿，但是水分充足，味道也足够甜。这跟我们习惯认为的枣变红才成熟有着很大区别。虽然同是枣属的成员，但大青枣完全是另外一个物种，它跟我们平常熟悉的大枣没有任何直接的关系。它们的学名叫滇刺枣（也叫毛叶枣）。大青枣的主产期是每年的1~3月，在这个水果稀少的时段上市，自然吸引到了更多的食客。

虽然货架标签通常都标明为台湾大青枣，但这种植物是在印度被培育出来的。不要小看印度，那里才是枣属植物的分布中心。在印度－马来西亚植物亚区，分布有81种枣属植物，占世界种类的47%左右。在这么多的植物中找到一种能吃的似乎也不是什么难事了。

至于大青枣的营养，跟普通的红枣并没有特别的差异。每100克大青枣的维生素C含量为75~150毫克，比那些高维生素C含量的红枣还要低一些。所以吃大青枣，就去感受一下那种爽快的口感就好了。

✳ 黑枣和柿子的亲密关系

初冬的一天，同事拿着满满一袋“黑枣”来办公室分享。不过，这种枣可真是有点奇怪，不管是没有一粒种子的果肉，还是那个黑乎乎的外皮，全然不像是枣家族的成员，这是因为黑枣跟红枣没有半点关系。新鲜的黑枣可不像是枣，倒是更像一个小柿子，没办法，谁让它们是柿树科柿属植物的果实。黑枣还有一个好听的名字——君迁子。只是这些黑枣在晾干的过程中，越来越像枣了。

我小学的时候听过这样一个童话：森林里住着猴子两兄弟，猴哥憨厚老实，猴弟精明算计。森林秋季运动会时，哥俩联合赢得冠军（不知是不是体操冠军，不过这不重要），奖品是一棵挂满漂亮柿子的柿子树。猴弟把树锯开，抢先霸占了下半段，把上半段扔给了猴哥。猴弟的小算盘打得很美，栽下这半棵“柿子树”就可以长期吃到柿子了，而猴哥的漂亮无根树只是浮云。一年过去了，到了收获果实的时候，猴弟精心培育的柿子树竟然长出了黑枣，而猴哥家的大柿子吃也吃不完。

之所以发生这种神奇的故事，是因为栽培的柿子树大多是以黑枣为砧木的。猴弟抢回的那段树桩就是黑枣树，而猴哥呢，只要挖一棵黑枣树来，整理整理枝叶，再把柿子树干嫁接上去，就能继续生产大柿子了。这个故事在告诉我们“聪明反被聪明误”的同时，也告诉我们植物学知识是多么重要。

黑枣由于根系发达，能够适应贫瘠的山地，并且在嫁接后能迅速生长，一直是柿子树的传统砧木，甚至可以说，整个柿子林不过是插着柿子的黑枣林。

如今，吃腻了柿子的人们又开始将目光转向了黑枣，并且培育出无核的品种。这种似枣非枣的果子倒是可以调节一下人们的胃口。更重要的是黑枣显得更天然，也就显得更有营养了。但是实际上，既然是柿子家族的成员，它的成分自然是跟柿子相仿了。这些小黑枣里面含有大量的单宁，所以最好不要在空腹的时候吃太多。否则的话，单宁同胃液结合形成“坚固”的团块——胃石，那就要到医院寻求帮助了。

✳ 伊拉克蜜枣

我没有经历过物质短缺的年代，只是听大人说当年的伊拉克蜜枣可是高档的奢侈甜品。不过，在如今这个崇尚低糖饮食的年代，连正宗的蜜枣都少有人看上一眼，那些伊拉克蜜枣自然是乏人问津了。

“伊拉克蜜枣”这个名字是个真假结合体。说它真，是因为这种果实确实与伊拉克有关，伊拉克是最大的生产国和出口国；说它假，是因为这种东西根本就不是枣，更没有经过什么“蜜汁”加工，这货只是棕榈科植物海枣（这是中文学名）的干燥果实。说白了，它们天生就这个样子。因为伊拉克蜜枣的大树跟椰子树非常像，所以还得了个常用名——“椰枣”。

虽然在中国海枣自始至终是餐桌的配角，但是这丝毫不影响它们在中东地区的统治地位。海枣树喜欢冬季冷凉潮湿、夏季炎热干旱的气候，中东地区正是它们理想的家园。而这种植物也跟阿拉伯文化结合在了一起。在合适的条件下，海枣的产量非常高，一般来说，一棵海枣树可以年产 20~100 千克的海枣，这家伙甚至赶上了普通红枣的亩产量。另外，海枣的含糖量极高，干燥海枣的含糖量甚至可以达到 80%，并且这些是实打实的糖——一半是果糖和葡萄糖，另一半是蔗糖。如此高的含糖量，让海枣看起来就像经过蜜汁浸泡一样。当然，还能预防微生物侵染，为长期保存提供了便利。

高产量、高能量、易保存，海枣拥有如此多的优点，它们在阿拉伯世界占据重要位置就不值得奇怪了。在《汉谟拉比法典》中就规定，凡砍倒一棵海枣树的人，都要缴纳半个银币的罚金。海枣如此重要，渗入了整个阿拉伯文化，沙特国徽上的那棵大树就是椰枣，在庙宇、皇宫等主建筑上的海枣纹饰就更不用说了。在当地的俚语中，甚至把帅小伙比喻成椰枣树。仔细想想，倒是隐含着“高富帅”的意思。

其实我国南方的广东、广西等地也引种了不少海枣，只是海枣并不适应这些地方潮湿的环境，所以就不要期望它们贡献太多果实了，只能当作高大挺拔的装饰树木了。

不管是红枣、黑枣、大青枣，抑或是伊拉克蜜枣，都承载了种植者的情感和期待。这也正应了一方水土养一方人的老话。固有的特性让它们很难成为苹果、香蕉之类的世界性果实。不过，在这个地球村时代，地域个性尤为难得，尝尝红枣想到中华大地，嚼嚼海枣体验阿拉伯滋味，又有什么不好呢?

【美食锦囊】

红枣如何去皮?

把干枣放入水中浸泡 3 小时后，放入锅中煮沸，等大枣完全泡开发胖后，再捞起来剥皮就容易了。

保存红枣要密封!

因为红枣有很高的糖分，所以受到小动物们的极端青睐，出虫成了常事。要避免出虫也很简单，将一时吃不完的红枣装进大口塑料瓶，再放在冰箱里冷藏一个月，就能保证红枣不受骚扰了。

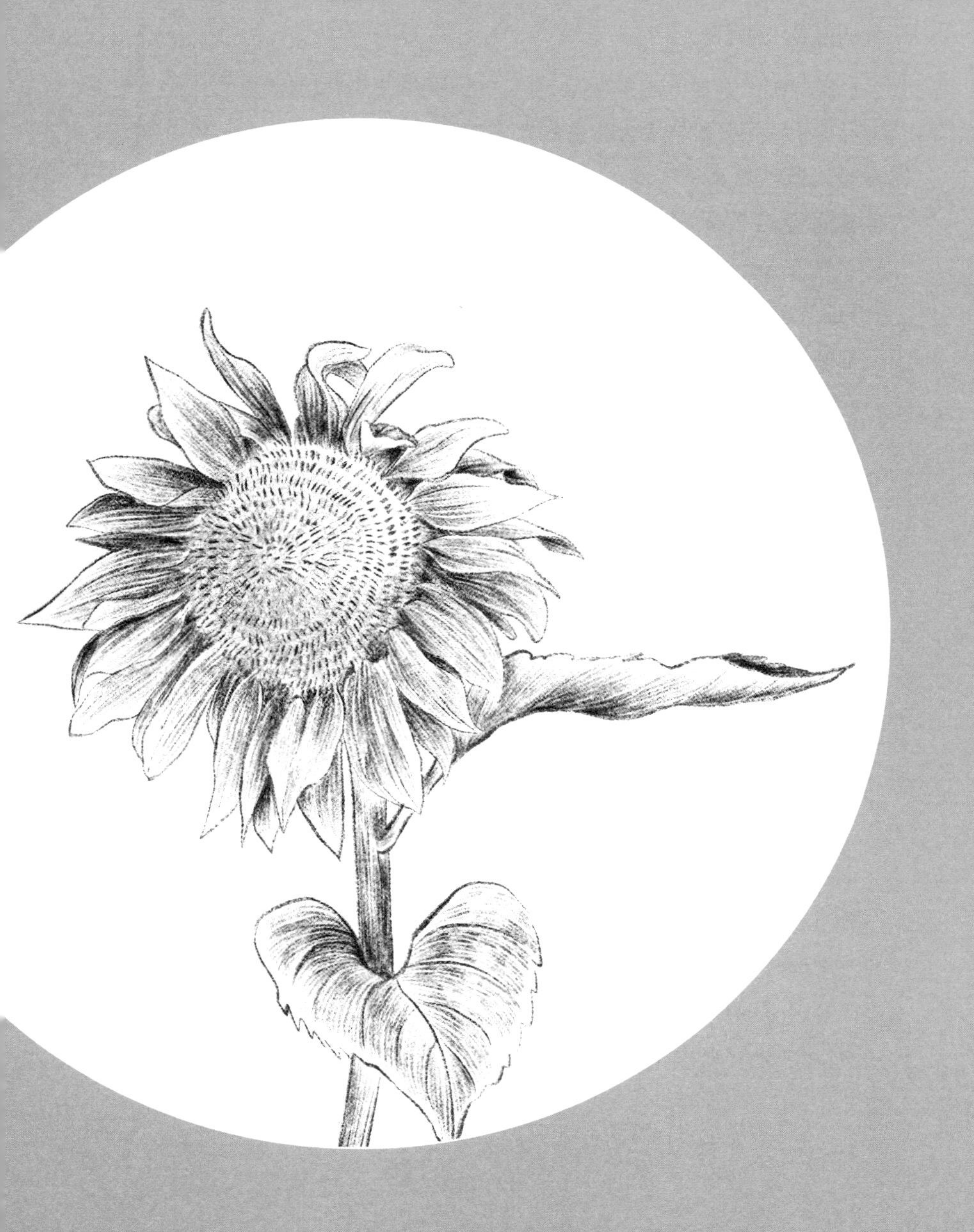

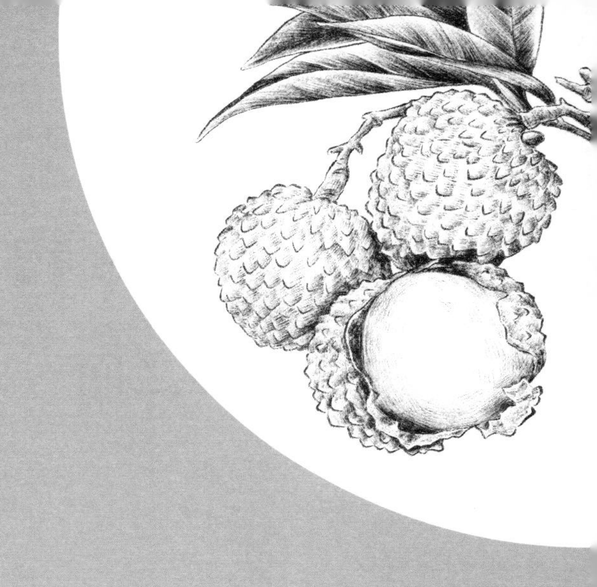

菜情和人情的相对论

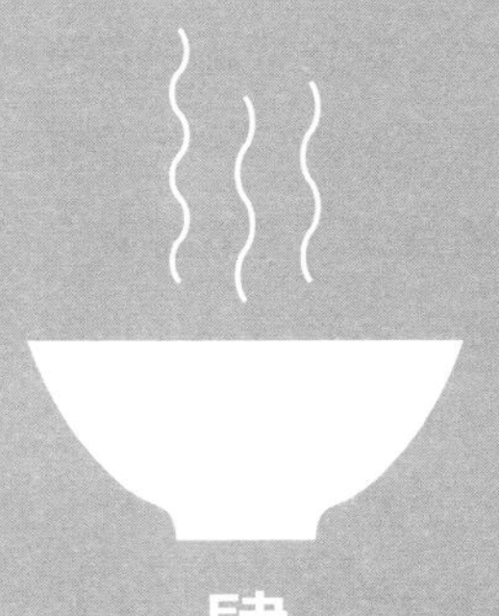

肆

PART FOUR

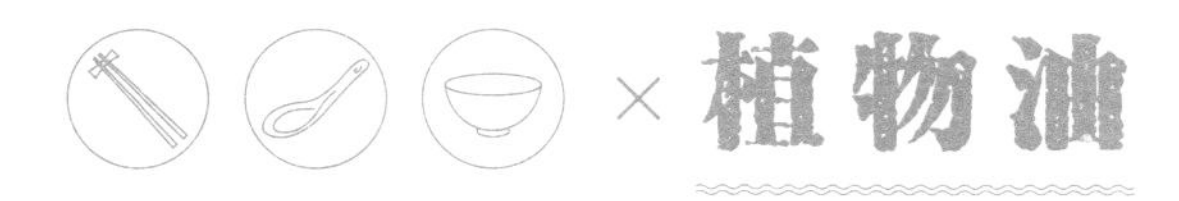

在纯和天然之间

摇号摇了三年，我依旧没有在北京买车的资格。不过这并不妨碍老婆关心油价，只不过不是加油站的油价，而是超市货架上的油价。于是，每次路过那排黄灿灿的油品区，老婆总会感叹一句："有一天，要汽油都卖这个价，大家都不用开车了吧。"我只能暗笑这种阿Q精神了。不过我当然也感觉到，这些油的包装越来越漂亮，油品越来越澄清，价钱也越来越贵。

我还依稀记得童年时去粮油公司买油的情景，卖油的师傅从仓库里滚出一个大油桶，用改锥敲开封口的铁盖，然后把泵油的漏斗插进去。看着棕黄色的油灌满了油壶，在粮油本上画了号，就随父亲一起拎着油壶回家了。那时候的油似乎只有一种，就是装在铁桶里面的油。

那个时候特别喜欢吃外婆做的饭，不喜欢吃奶奶做的饭，因为外婆做菜用猪油，奶奶用的是这种铁桶油。后来才知道，这些铁桶里装的是植物油。那个时候要买猪油需要找食品公司的熟人开后门，而买植物油只用去粮油公司排队即可。每每看到铁桶油在锅里冒起

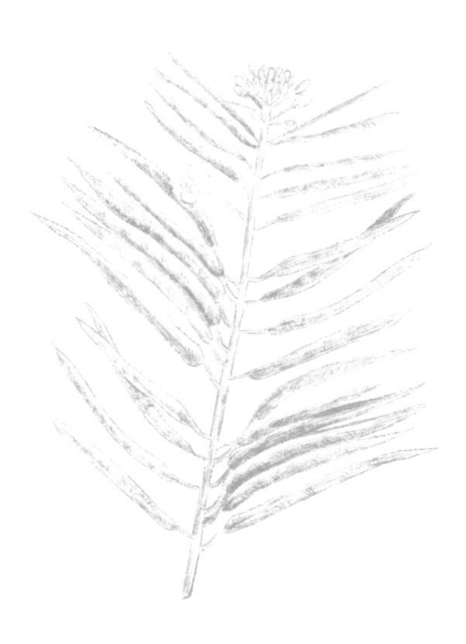

黑烟，总是会想，它怎么不像大厨的炒锅那样着火呢？不过，那个时候的植物油味道着实够呛，经常掺杂一些怪味。

现如今，植物油显然逆袭了，植物油的货架上不仅有传统的花生油、菜籽油，还有新兴的橄榄油、玉米油和大豆油。食用油区已经成为继蔬菜区之后，植物种类最丰富的货架了。

✳ 芝麻油，最早起跑的小众油

其实，中国最先使用的植物油不是豆油，也不是菜籽油，而是芝麻油。这种胡麻科胡麻属的植物是人类最早栽培的油料植物，没有之一。公元前 2000 年，印度和巴基斯坦一带的人们就开始种植芝麻了，最初只是以它们的种子为食物，后来逐步变成了油料作物。不过，芝麻被带入中国种植已经是东汉时期的事情了。

在芝麻到来之前，厨师们都在与膏、脂并肩作战，前者来自头上无角的动物（比如猪），而后者则取自头上长角的动物（比如牛）。植物油的到来大大丰富了厨师们的选择，于是他们开发出了新的烹饪方法——煎。虽然从北魏到隋唐的各种古籍中，多有关于用“菁油、大麻”等植物原料榨取植物油的描述，但是应用方式却没有明确记载。沈括在《梦溪笔谈》中曾经这样叙述，“如今之北方人，喜用麻油煎物，不问何物，皆用油煎。”可以说芝麻油才是第一种被广泛应用的植物油。实在想象不出如果用芝麻油炸馒头片会是什么样的滋味。

不过用芝麻油来炒菜，这事我也干过。那还是上大学的时候，有个周末大家聚集在团委书记的宿舍中，我想给大家来个黄焖鸡块，但是遍寻油而不见，于是团委书记亲自去买油。不一会儿就见她拎着一瓶香油回来了，理由是，只有这种油有小包装。于是我只能用芝麻油当菜油，当时的黄焖鸡倒也没什么怪味，只是直到两天后，书记的宿舍里面仍然有浓浓的芝麻香。

芝麻油的香味主要是由一些吡嗪类物质和二糠基二硫醚决定的，而这些物质特别容易受热挥发，所以可以想象，北宋厨师的烹饪方式还真是暴殄天物，完全吃不出芝麻油的精髓。

还好没过多久，把芝麻从油锅里面解救出来的植物出现了，这种植物就是油菜。

✳ 油菜花儿大不同

夏末时节，朋友组织去河北坝上旅行，据说那里的一大胜景是看油菜花，为这事我着实纳闷了一番。这油菜花不是都在清明时节开放吗，坝上的海拔再高，也不能这时候开啊。细看之下觉得这种油菜跟南方油菜花在长相上有差别，一人多高的个头并不像南方油菜那样精致可人。这是为什么呢？

实际上，我们平常所说的油菜根本就不是单一的一种植物，而是十字花科芸薹属中一类可以产生油料的植物。其中包括了北方小油菜、南方小油菜、油芥菜和甘蓝型油菜，前三种都是我国原产，最后这种则起源于欧洲。排成十字的 4 片黄色花瓣，四长两短的花蕊以及羚羊角一样的果实是它们共同的特征。

北方小油菜其实是芸薹的一个变种，这也是最早出现在华夏大地的“油菜”。在夏代的历书《夏小正》中就有“正月采芸，二月荣芸”的记载，这里的芸就是油菜了，只不过这时的油菜还是一种蔬菜。至于榨油，那是到宋代之后的事情了。在《图经本草》中有了关于油菜的多种用途，这时的人们开始琢磨着用菜油炒菜、点灯，剩下的油饼也可以用作猪饲料和农田肥料了。从这时开始，油菜才真正成为人们生活中不可或缺的作物。

与此同时，在我国广大的南方地区，人们培育出了南方小油菜，即油白菜，也就是我们今天在超市中看到的“小油菜”和“上海青”，只不过超市里卖的是叶用品种，而榨油用的是油用品种，仅此而已。这两个品种走上了不同的道路，前者成就了著名的大白菜，而后者则让植物油在中国南方站稳了脚跟。

实际上，北方小油菜和南方小油菜的关系非常紧密，它们同属白菜型油菜，所以两者的味道也大同小异。最明显的区别是，北方小油菜的叶片像羽毛一样，而南方小油菜的叶片则是椭圆状的。掰开它们的叶子都没有什么辣味，如果想生吃也无妨。

不过另一种油菜的味道就不那么友好了，它就是明显有辛辣味道的油芥菜。单看名字就大概知道它们的味道了，谁没有尝过芥菜的辣呢？这种类型的油菜主要分布在我国的西北地区，因为它们耐寒抗旱的能力更强，所以虽然产出的油品质不如前两者，还是在西北等高海拔地区占有一席之地。值得注意的是，芥菜籽油中含有大量的芥酸，这种超长链脂肪酸不容易被人体吸收，同时会影响不饱和脂肪酸的含量，所以在健康为先的今天，芥菜籽油多少有些尴尬。不过，经过挑选的低芥酸品种已经投入了种植，于是经过包装的芥菜油以“芥花油”的身份重新进入我们的视野。另一方面，因为芥酸可以用于制造人造纤维、聚酯及纺织助剂、PVC 稳定剂、油漆干性剂等的化工产业中，所以芥酸含量高达 70% 的品种也被筛选了出来，并且朝着更高的目标迈进，这也算是油芥菜的新家园吧。

不管是北方小油菜、南方小油菜还是油芥菜，都受到了漂洋过海而来的甘蓝型油菜的挑战。甘蓝型油菜的始祖就是野生的甘蓝，其实它同花椰菜、卷心菜都是一家子的亲兄弟。从植株上也能看出它们的特点，全身包着一层粉霜，就像是浓妆的欧洲贵妇，我们本土的三种油菜更像是小家碧玉了。贵妇的厉害之处在于产量高、含油量高，所以进入我国之后很快将势力范围拓展开来，目前已经在长江流域广泛栽培。

市场上有一种宣传，说菜籽油是用双低油菜制成的。其中一低就是芥酸低，这点确实跟我们人体的健康直接相关，而另一低——硫苷低就没那么重要了。硫苷本身无毒，但是会在动物体内分解，产生影响生长发育的毒素。不过，水溶性的硫苷并不会入油脂，而是在剩余的油菜籽饼粕中，使得那些本该作为优良蛋白饲料的油菜籽饼粕只能当肥料了。不过，随着新的双低油菜（低芥酸、低硫苷）品种的成功选育，油菜的利用率将大幅度提高。油菜花的景点恐怕又要增多了。

✳ 大豆油煎豆腐

在油菜逐渐兴起的同时，油用大豆也逐渐兴盛起来。大豆原产于我国，是最早被驯化的农作物之一，位列五谷。不过在漫长的农耕历史中，大豆的主要使命都是提供蛋白质，而提供食用油仅仅是大豆的兼职而已。毕竟大豆中 40% 是蛋白质，油脂只占 20%。

虽然在北宋时苏东坡就曾经写下“豆油煎豆腐，有味”的语句，但是豆油一直是个默默无闻的食用油。因为豆油有两大缺陷，最大的缺点就是大豆中的磷脂（组成细胞膜的成分）含量比较高，一经压榨都混进了豆油之中。虽然磷脂被现代的营养学证明对我们的神经系统有很多好处，但是在油脂里面它更像是个捣蛋鬼。这些成分的吸水能力极强，同时又喜欢跟氧气拉拉扯扯，最终的结果就是使油脂酸败，产生各种怪味，不堪食用了。所以，在现代脱磷脂工艺应用之前，大豆油一直处于尴尬的状态。

另外，大豆的豆腥味也是让大家无法接受的重要原因，这种特殊的腥味主要是由以己醛为代表的 30 多种化学成分引起，其间掺杂了不同大小的醇、醛、酸和酚类化合物。究其原因，是因为大豆中的脂肪氧化酶太活跃了，它们会氧化其中的亚油酸从而产生这些小分子化合物，让大豆油和其他豆制品染上了浓浓的豆腥味。

实际上，大豆油的兴起在很大程度上是由美国人的饮食习惯引发的。在 19 世纪，大豆被引入美国，但是特殊的豆腥味成为横亘在大豆和餐桌之间的鸿沟。于是，豆腐、豆干、豆浆都没能成功地跨过国门，在很长一段时间里，大豆只是装点美国人菜园的异域花草。在20世纪20年代，由于战争引发油脂供应紧张，“山姆大叔”这才把目光投向大豆。“咦？这豆子能榨油！宝贝！”于是，大豆在美国找到了新差事，种植面积也与日俱增，目前美国已经成为世界上大豆种植面积和出口量最高的国家。

至于大豆的豆腥味，也有了改进的契机。在20世纪90年代中期，美国陆续选育出了一些脂肪氧化酶活性较低的品种（没有用转基因手段），于是不仅催生了大豆冰激凌之类的产业，更重要的是为大豆油横扫世界铺平了道路。至于后来孟山都的抗除草剂大豆让大豆的产量猛增，就是另一个故事了。

苏东坡大概想不到，当年的怡情小食竟然变成了改变油料世界的巨头。

✳ 源自美洲的奇怪兄弟

与芝麻油、菜籽油和大豆油的华丽表演不同，来自美洲的两种油料作物一直是低调沉稳地默默承担着自己的责任，它们就是花生和向日葵，一个躲着太阳钻，一个跟着太阳跑。

花生是典型的豆科植物，因为受精之后的花朵必须钻到土壤中发育，因而得了落花生的名号。在花生的原产地——南美，早在公元前3000年，人们就开始种植花生了。从明朝引入我国之后，它们就在默默地扩张自己的领地。它们对生存环境倒也不挑不拣，沙土地的河滩、黄泥地的山坳都有它们的身影。

相较而言，花生是种近乎完美的油料作物，在整粒种子中脂肪占 50%~55%，蛋白质占 30%，而且籽粒完全可食用，风味也不错。它们榨出的油品质也不错，油酸和亚油酸等不饱和脂肪酸的比例可以占到总脂肪酸含量的 80%。不过，花生的油酸含量要比大豆油、菜籽油、葵花籽油来得高，所以冬天的时候，花生油更容易被“冻”住。

我倒是对此比例的要求不高，但是我们家还是会用花生油炒菜，理由很简单，就是花生油有特殊的香。花生的特殊香味主要是由吡嗪类化合物引起的，这点倒是与芝麻有些相像。于是，花生酱、花生油也经常被奸商兑入芝麻制品充数。不过我更感兴趣的是，这两个不同科属、生活在不同大陆上的植物籽实竟然有类似的气味，让人不得不感叹生物世界的奇异。这难道是勾引动物传播种子的共同招式？在实验之前，这只能算我的猜测了。

同样来自美洲的葵花籽油就更显低调了。而且相较于油料，我们显然对这种菊科植物的“转头动作”更感兴趣。我就曾经不止一次去仔细看过向日葵的大花盘，但是从来都没有看到它们转动。其实到目前为止，向日葵转头的机制还不清晰。但是有一点是可以肯定的，向日葵并非一直会转动。在花芽时期，它们的花会随着太阳自东向西转动，但是在完全开放后，花盘基本上就固定不动了，并且绝大多数都指向东方了。

至于转动的机制，比较靠谱的还是光对生长素分布有影响，这是目前传播最广的观点。光照会影响生长素的分布，受光照一侧的生长素浓度低，背光一侧的生长素浓度高。这种分布的不均匀会影响不同部位的分裂速度，于是出现了随太阳转动的现象。至于夜晚的时候转回来，是由于重力影响生长素的分布。在开花后，茎生长

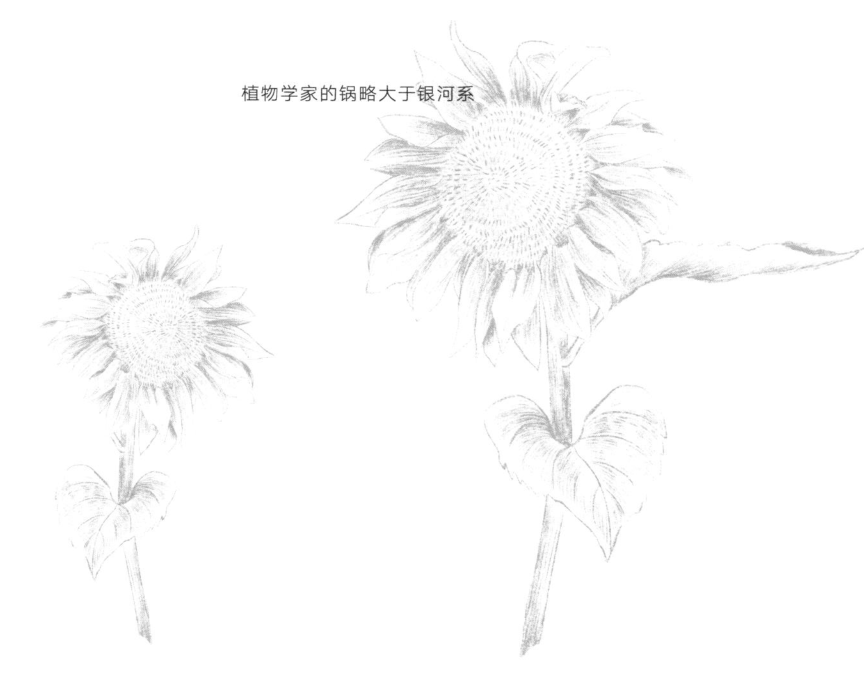

减缓就基本固定了，但是仍有很小范围的摆动。

不管向日葵如何转头，它们的籽粒终将成为我们的食物。童年时最喜欢干的一件事就是，同小伙伴偷偷潜入向日葵的地里，扯下一个花盘就跑，然后躲在某个角落里把整盘的瓜子一粒一粒吃光。吃的时候还要统一好口径，大家都去一起写作业了。可是回到家中，不用父母审问，染成紫色的手指和嘴唇就暴露了我们的行踪。那些并不是平常当零食吃的向日葵，而是榨油用的油葵。这些向日葵的一大特征就是外壳上有大量的花青素，所以像桑葚一样染紫了我们的手和嘴。

过年的时候，岳父特意让老婆捎回来了一桶葵花油，是用自家种的葵花自己压榨出来的纯天然绿色食品。不过，美中不足的是这油的发烟量极大。所以在每次炒菜之前，都需要先把瓶子里的“生油”熬煮成“熟油”。我忽然想起在20多年前，从食品公司买回的油也需要这样处理。可是，如今的大多数油都不需要炼了，这究竟发生了什么变化呢?

✳ 榨出来还是浸出来?

简单来说，我们如今吃的油已经在炼油厂里“炼制”过了，所以才那样清澈、明亮、无异味。

油脂是植物种子储存能量的重要物质。在种子萌发光合作用之前，植物油脂就是生长能量的主要来源之一。当然，这些油脂会跟淀粉、蛋白质纠缠在一起。这两种物质（特别是蛋白质）织就的网络将油脂牢牢地网在一起，给我们取油带来了麻烦。

“压榨”是最简单、最直接的方法了：用机械压力把种子中的油脂给逼出来。为了让它们更好地出来，需要先对原料进行高温处理，提高油脂的流动性，进而提高出油率。如果过度烘烤导致原料被烤煳，就会产生有毒物质。所谓“低温冷榨”，只是说压榨时的温度比较低。

如今所有的食用油都在竭力向“压榨”的标签靠拢，而与之相对的“浸出”却常常遭人白眼，据说这后一种方法中要使用到化学溶剂，有可能会影响人体健康。可是很少有人了解什么是“浸出”法。这方法真的会影响人的健康吗?

在油料压榨操作中，因为压力有限，所以总有些油脂与细胞结合紧密、屹然不动，并且这样的家伙还不在少数。于是，“溶剂浸出法”就应运而生了。简单来说，它就是用能够“溶解”植物油脂的溶剂，将油脂从原料中“请”出来。目前常用的溶剂是“6 号溶剂油”，它虽然与汽油一样都是石油家族的后代，却无铅、无苯，比汽油干净多了。更重要的是，它的沸点很低（通常在60摄氏度），把植物油脂拉出来之后，只要稍稍加温就被回收了。浸出法最明显的好处就是出油率高，以茶树油原料为例，压榨法的出油率为11%左右，而浸出法可以达到18%；同时，浸出法消耗的能源也少得多。其实只要溶剂油是合格的，我们大可不必担心浸出油的质量。

不管是压榨还是浸出，刚生产出来的植物油都混杂了让油变得黑乎乎的色素物质，让油闻起来不舒服的游离脂肪酸、醛酮类物质，以及会让油脂酸败的磷脂等杂质。所以，接下来就要让油脂亲密接触高温水蒸气，这样与水结合的磷脂就会形成沉淀被脱去。

再接下来，就要往油脂中加入氢氧化钠或者氢氧化钾溶液，让其与游离脂肪酸结合成沉淀，同时将油脂与吸附剂（用硅藻外壳形成“白土”或活性炭）结合，这么一来色素就被吸收掉了。在结束这些经历之后，油脂还要在高温高压水蒸气中洗个澡，脱去那些产生不愉悦气味的醛酮等物质，最终得到亮晶晶的食用油。

除了压榨法和浸出法，还有更好的技术，那就是在高压（大约相当于300个大气压）下用二氧化碳作溶剂，把油脂从种子里取出来，这样的油脂不需要处理就能达到常规精炼油的水平。不过，这样的技术仍旧处于实验室阶段，造价极其高昂，制成的食用油真的是“液体黄金”。不是因为营养成分好多少，而是成本价比黄金了。

✳ 另类植物油

除了上面提到的那些大桶装的油，我们在货架上或者配料表里还能看到一些比较小众的名字，比如火麻油、棕榈油、棉籽油和亚麻油。

在我国古代著名的农学、植物学著作《神农本草经》中，对火麻有这样的记载，“胡麻（芝麻）为上，芸薹次之，火麻仁为最下。”这里面提到的火麻仁，其实就是大麻的种子。别紧张，并非所有的大麻都富含让人成瘾的四氢大麻酚。况且四氢大麻酚主要分布于茎尖叶片和花蕾之中，种子中含量甚微，并且通过基因工程还可以进一步降低其含量。火麻仁中的脂肪含量可以达到30%以上，这要比罂粟籽油靠谱得多。

不过，火麻油长期被视为等外物，这跟其高含量的磷脂（这种构建细胞膜的物质喜欢跟水拉手，又喜欢跟油脂结合）密不可分。如同大豆中的磷脂一样，它可以大量吸水，且极易氧化，从而让油染上怪味。现在，脱磷脂技术的发展使火麻油有了摆上餐桌的可能。据分析，火麻仁中的亚麻酸和亚油酸含量均高于目前日常使用的油脂，因此也算是健康油品吧。

与其他植物类食用油相比，棕榈油可能是最不健康的一种食用油了。因为它的饱和脂肪酸含量很高，所以在常温状态下，棕榈油和猪油、牛油一样都是固体。有趣的是，它来自棕榈科植物油棕的果肉，而不是种子，主要的产地在东南亚地区。

在西双版纳，我啃过油棕的果子，有点油的香味，据说油棕的种子可以当作零食，但是那天我却没有尝出味道。不过，棕榈油的饱和特点让它成为各种与肉味有关的食品的用油，加上产量高、价格便宜，所以即便有反对的声音，依然在食用油市场上占有一席之地。

如果说上面提到的油用植物都是专职的话，那棉花和亚麻就属于兼职了，它们还有一个共同的额外功能就是提供纤维。不要小看棉花种子，其含油量可以高达40%。据说在油料紧缺的年代，人们都是把棉花籽捣碎在锅中炒炒来给饭菜增添点香味。目前在我国食用油市场上，棉籽油的供给量仅次于大豆、花生和玉米，堪称第四大油料作物。只不过棉花中含有一种叫棉酚的物质，棉酚对肝、血管、肠道及神经系统毒性较大，特别是会危害男性生殖系统。所以，如果有人向你推销原生态的棉籽油，还是果断放弃吧。

个人感觉亚麻油是最漂亮的油，不是因为它的清澈透明，而是它那像石竹一样的花朵。第一次看到宿根亚麻，无论如何也无法把它跟吃联系在一起，它们更像是庭院中的精灵。不过，这种亚麻科亚麻属的植物，最初就是当油料作物来培育的，在原产地中东地区的种植历史可以追溯到公元前8000年。我国应用亚麻油的历史可以追溯到2 000年前。亚麻油中的亚油酸含量较高，所以在西方被当作直接饮用的保健用油。不过，目前亚麻油早已不是食用油的主力，它的主要工作也转向了工业方面，在油漆、油墨中扮演着新的角色。

有朋友可能会说，你完全没有论及橄榄油和玉米油啊，这两种油可是风头正劲的明星产品啊。确实，橄榄油的身价相当高昂，玉米油的健康标签也十分响亮。但是，这两种油并没有成为中国食用油的主力。喜欢地中海气候的油橄榄在中国很难栽培，而玉米在中国的本职还是提供淀粉类食物。这两者站在食用油区，更像是棉花和亚麻那样的客串表演吧。

再者，各种饮食杂志、健康期刊早就把这两种油的老底翻了个干净。不过有一点需要提醒大家，各种健康指导都会说吃不饱和脂肪酸如何如何好，但是他们都有意无意地漏了半句，完整的句子应该是，吃不饱和脂肪酸比饱和脂肪酸有可能更健康。想想也是，如果成天大鱼大肉，还要喝橄榄油的话，很难不被肥胖之类的问题困扰啊；如果是营养不良的山区孩子，每天多一点大豆油又有何不可呢？所谓的好油和坏油，关键在于谁在吃、吃多少，仅此而已。

看着食用油的货架，我总觉得看到的是一片葱郁的植物园。“发什么呆，这花生油特价，买上两桶。”刚刚还在油料世界中穿梭，一不小心就被老婆拽回了现实之中。拎起两桶花生油，放入购物车，回家！

【美食锦囊】

炒菜油不要烧冒烟

把炒锅中的油烧至冒烟，然后再投入原料，这大概是中国厨房的积习。原因大概是原先的油没有经过精炼，需要通过高温除去那些味道不好的醇醛类物质。但是，目前的食用油都经过了精炼处理，异味物质几乎都被去除了，如果再烧到冒烟，不但不能改善风味，反而会让油在高温下氧化，增加新的有害物质。所以，油烧八成热就可以了。

如果喜欢旺火快炒，那可以把锅先烧热，放油后迅速放入材料，效果也不错。

煎炸炒选对油！

我以实践经验表示，花生油不耐高温，尽量不要用于炸，但是炒菜，特别是炒青菜的味道是一流的。豆油和葵花籽油的发烟点较高，用来炸丸子、炸豆腐都很合适。

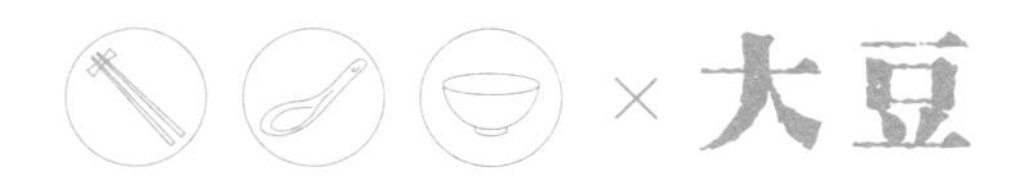

发芽和转基因有关系吗？

外婆家的黄豆有两种特别的吃法，一种是放在瓦罐里，一种还是放在瓦罐里。不过，按第一种方法操作的瓦罐要用棉被捂起来，并且豆子要煮过。过不了多久，里面的豆子就会变黏拉丝，还发出阵阵特殊的臭味。经过晒制，拌上辣椒、花椒、盐巴、烈酒，再晒再腌，最终变成了豆豉。经过这一番折腾，黄豆都换上了一身黑皮。用菜油炒过之后，香酥鲜辣，配白粥、配腊肉、配莜麦菜皆可。

至于后一种方法，就用不着那么麻烦了。等到寒冬腊月，用清水把黄豆浸泡一夜，然后装进瓦罐，上面盖上纱布，放到靠火炉近的地方，保持在25摄氏度左右的室温条件下。每日再添水少许，保持罐子湿润。3天之后，每粒豆子上就都长出晶莹的豆芽了。这样的豆芽用来清炒、做汤或者炒面条都是鲜味一道。如今，年过八旬的外婆已经没有力气来自制这些豆制品了，所以这些自产豆豉和豆芽，我已经十余年没有见到了。

在市场上，我们可以买到各种各样的蔬菜，豆芽也在其中。并且，这豆芽越来越长，肥嫩得有点不真实的感觉。各种报道也奔涌

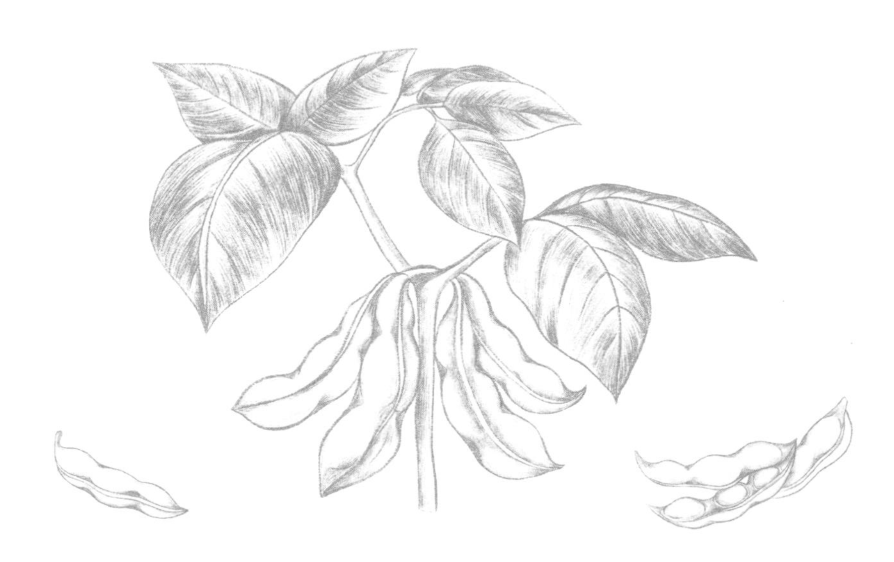

而出，“长豆芽是化肥养出来的”，“不长根的豆芽都用了激素”，“孩子吃了这样的豆芽会早熟”等。虽然我也屡次撰文澄清那些豆芽生长调节剂的原理和安全性，但是这点解释瞬间就被广大消费者的疑虑稀释掉了。于是，很多朋友本着求人不如求己的原则，自己做起了豆芽。

可是做豆芽的过程并不总是顺利的，有些朋友的豆芽无论如何也不露头，于是有人推测，这些大豆不发芽是因为它们都是转基因产品。事实真是如此吗？

✳ 留学归来的转基因大豆

提到市场上的转基因大豆，我不免有些失落感。如今的大豆市场已经被大洋彼岸来的同族完全把持了，可是这大豆却是中国土生土长的作物。

在神农同志的尝百草行动中，豆科（蝶形花科）大豆属的大豆被挑选出来，以“菽”的名号位列五谷，跟稻、黍、稷、麦一起撑起了我国粮食的天空。虽然大豆究竟是起源于黄淮流域，还是东北抑或南方沿海还没有定论，但是有考古证据显示，在3 000年前我们的祖先就开始种植大豆了，而在6 000年前遗址中发现的野生大豆说明利用大豆的资源历史比我们想象的要早得多。实际上，大豆对于中华文明的支撑作用要大过其他四谷。这不是因为它们可以变化成豆豉、豆腐、豆酱等诸多美味，而是因为蛋白质不仅可以提供日常所需能量，还可以为大脑发育提供必需的氨基酸。在贾雷德·戴蒙德的《枪炮、病菌与钢铁》一书中，详细介绍了不同文明古国的蛋白质来源，两河流域有驯化的野牛，南美有羊驼，北非有骆驼，而中国则有大豆！而在同样有人居住的新几内亚，之所以没有发展成帝国，没有稳定的蛋白质来源是一个重要的原因。

不过，吃大豆在很长一段时间内都是我们和东亚邻邦的特别做法。直到18世纪初，大豆才传入欧洲。只是欧洲人不缺少蛋白质来源，他们饲养的牛、猪等动物已经足以完成此项任务，于是大豆的角色就变成饲料了。

1765年，大豆被一名叫赛缪尔·鲍恩的水手带到了美国。于是，这种作物找到了更广阔的空间。不过，美国人民同样没有把大豆当作美食，而是开发出了它们潜在的工业用途。在第一次世界大战结束后，美国急于推进国内的农产品生产，首先就是改良耕地土壤。而带有固氮菌的大豆就成了不二之选，种植大豆可以有效地提高耕地的有机氮含量，从而让耕地焕发新生。但是，生产出来的大豆怎么用呢？它们没有被送进豆腐坊，而是被送去了榨油厂。只不过这些榨出来的油没有进炒菜锅，而是变成油漆刷在了汽车上。虽然生产汽车的福特老兄力主推进美国的大豆美食，甚至开发出了大豆冰激凌，但是美国友人们始终是把大豆制品当作娱乐产品，浅尝辄止。

不过，这并没有影响“山姆大叔”种大豆的兴致。因为随着工业的发展，对于大豆油和蛋白质的需求与日俱增。于是，美国逐渐成为新的世界大豆种植中心。为了方便机械化种植，就有了转基因大豆。实际上，抗“农达”（Roundup，草甘膦产品）转基因大豆是孟山都公司的第一个转基因商品，被转入的基因是抗除草剂基因。有了这个基因的大豆就可以忽视草甘膦的存在，而农民伯伯只要洒点这种除草剂，就省去了锄草犁地的诸多麻烦事。不过，有这个基因的大豆一样是可以发芽的。有人肯定会想，那不就相当于种子公司免费提供了种子，大家不断留种不就好了，那种子公司不就成了冤大头？

实际上，孟山都公司是通过签订协议来限制农民自己留种种植的。在推广的初期，确实有农民试图私自留种。但是高额的罚款和严密的调查，很快就理清了种植的规矩。在1999年，孟山都公司对500个关于留种的报告进行了调查，并对65名农民提起诉讼，这些种植者最终都同意支付每公顷2 000美元的罚金。

美国转基因大豆的种植面积从1997年的7%迅速攀升到2010年的93%，时至今日，美国出口的大豆几乎都是转基因品种，而这些大豆占世界大豆总产量的36%。说大豆是学成归来的留洋人员，一点都不为过。

那么，让种子绝育的技术有没有？这个确实有。1998年，美国农业部和岱字棉公司曾经公布了一项新的控制种子发芽的技术——种子公司将种子浸泡过四环素溶液后再进行销售。农民用这些种子可以得到产量高、抗病性强的作物，但是其中的种子都是不可繁育的。也就是说，农民得到的种子都是一次性使用的。这项技术因此被形象地称为“终结者”。毫无疑问，对于种子公司来说，这项技术是保证获得专利权收入的一个法宝。其原理很简单，通过插入特殊的控制种子生死的基因，以四环素作为启动信号，最终决定这些种子还会不会发芽。著名科学记者丹尼尔·查尔斯（Daniel Charles）在他的转基因作物著作《收获之神》中做过一个形象的比喻，“终结者由一系列基因组成，这些基因充当了遗传开关的角色，在正常情况下这些基因并不发挥作用，就像松开的捕鼠器，种子可以正常地繁育。当用四环素溶液处理之后，种子中的‘捕鼠器’就‘吧嗒’一下扣上了，这些经过处理的种子可以开花结果，然而它们的后代就再也不能发芽了。”不过，直到今天，“终结者”技术还没有被实际应用。

那么那些不发芽的大豆又出了什么问题呢？

✳ 豆子活着不容易

如果你泡的大豆不发芽，那最有可能的原因就是大豆已经死了。在我们通常的印象中，种子就代表了生命和希望。不管是葫芦娃里面的那颗葫芦籽，还是《神秘岛》里面的那颗小麦粒，都是生存的希望和象征。可是，种子也有生老病死，大豆自然也逃不脱这个轮回。一般来说，把大豆放在冰箱里（低温条件下储存）一年，它们的发芽率就会降到大约 60%；如果放置 30 个月以上，发芽率就只有 20%~30% 了；如果只是放在袋子里面不密封，一年后的发芽率就已经跌到了 13.5%；有个别的大豆品种，新种子的发芽率就已经低于 30%；有些品种常温保存一年之后甚至会集体“阵亡”。要指望这样的豆子长出豆芽来恐怕比较困难了。

表面上看似平静的豆粒，里面实际上正在激烈挣扎。总的来说，大豆有如下几种死法。

大豆有可能被自己的脂肪毒死。虽然我们人类喜欢高脂肪种子带来的酥脆口感和高热量，但是这些脂肪在氧化之后就会变成凶猛的自由基。这些自由基有个强悍的能力，就是抢夺其他物质的电子，蛋白质、DNA 都深受其害。被夺去了电子的生物分子，要么失去了活性，要么就土崩瓦解了。于是细胞中好端端的结构就被些炸弹搞得支离破碎了。

除了脂肪，蛋白质的活性降低也是大豆的死因之一。这些蛋白质是大豆萌发生长的关键。我们都知道，种子中储存了大量的营养物质，那都是为生根发芽准备的。但是，这些能量和物质已经被高度浓缩，比如氨基酸都被打包成为蛋白质，而能量也被锁在结构复杂的淀粉当中，相当于把金币都铸成了大金块。如果想把这些物质和能量取出来，那就需要特殊的切割机——酶。但是，这些酶也会受到温度和湿度的影响，逐渐丧失活性。结果就是萌发大豆得不到足够的营养，守着食品库被饿死了。

除了分解物质会逐渐降低，大豆的合成能力也会受到影响。特别是对蛋白质和 DNA 的合成能力会大打折扣，而这两种物质的合成复制，恰恰是生命繁衍的核心过程。

除了这些静悄悄的变化，大豆的细胞结构在储存过程中也会不断变化。比如，线粒体的形状会变得奇异起来，这个为细胞提供能量的工厂一旦停转，所有的事情就不用干了。另外，细胞膜的结构也会受到破坏，细胞中的钙离子、钾离子、糖和氨基酸都会渗透出去，这样千疮百孔的大豆不发芽就在情理之中了。实际上，我们在泡豆芽之前，可以先测一下泡豆芽水的导电程度，导电程度越高说明细胞破损得越厉害，那么生不出豆芽的概率也就越大了。这时就应该果断地将其磨成豆浆，或者煮成五香豆好了。

写到这儿，大家该明白生出豆芽是多么幸运的事了吧。

✳ 存一粒活大豆

实际上，比我们更关心大豆发芽的是那些农学家。要知道，我们吃的大豆还必须用种子来种，如果没有好的保存方式，真要碰见小行星撞地球那样的天灾，那我们就只能从野生大豆中一点点再选育了。要保存种子需要几个关键的条件。

一说到保持活性，我们首先想到的就是低温。诚然，低温保存会让种子进入更深的休眠状态，降低它们的呼吸作用，这样能减少超氧化物的产生，也能让酶等蛋白质的活性保存得更久一些。想想，那些蛋白质药物（比如胰岛素等）都要放在冰箱里保存，冷藏大豆也是类似的原理。但是冰箱不是保险箱，保存在里面的种子一样会逐渐丧失活性。在湖南省作物研究所针对 13 个大豆品种的实验中，储存一年的冷藏种子的平均发芽率从原初的 80% 降为 77%，而在 30 个月之后会陡然下降到 30% 左右。这个死亡的过程只是慢一点而已。

除了低温，隔绝氧气也是抑制活性的好方法。有一篇有趣的小学生作文，大意是说用两种大豆生豆芽，前者是纸袋子装的，后者是塑料袋密封的。结果纸袋子的发芽很好，塑料袋的却挂掉了，得出的结论是大豆是种子，种子也是需要呼吸的，放在塑料袋里的大豆是憋死的。看到这儿，我差点把嘴里的一块豆腐喷出来。正如我们上文所说，氧气对种子有很大的危害性，比如诱导自由基产生破坏细胞。所以，适当隔绝氧气才是真正保护种子的方法。如果两个袋子的豆子是同一来源的，那这个探究小作文就有点学术造假的味道了。植物需要呼吸没问题，但是定律也不能随意套用啊。

在关注温度和氧气的同时，我们经常会忽略一个影响种子生死的重要因素，那就是含水量。通过现有的实验证明，干燥储存与冷冻储存的效果是等价的。一般来说，当种子的含水量在 5%~14% 间变化的时候，含水量每降低 1%，种子的寿命就会提高 1 倍。中国农业科学院粮油作物研究所的实验显示，当储存大豆的含水量为 5.4%~6%，同时存放于 5 摄氏度的环境中时，大豆种子的发芽率和生长情况会达到最佳状态。这就意味着，我们为了生豆芽，需要把买回来的大豆（通常含水量是 8.5%）做干燥处理，再放入冰箱的冷藏室。这样就能长时间保持大豆的活性，至少活到下一次生豆芽。

✳ 善待你的黄豆芽

如果可以保证大豆种子是新鲜的，但还是得不到豆芽的话，那就要考虑是不是发芽过程出现了问题。一般来说，发芽过程分为浸泡、播种、后期管理三个阶段。看似高深，实际上都是些简单操作。

对于浸泡种子来说，12 小时就足够了，咱可不是煮八宝粥。只要保证豆子充分吸水鼓胀，又没有发生皱皮即可。如果浸泡的时间过长，豆子会被淹死。对！是淹死。因为种子是需要呼吸的，特别是豆子在萌发过程中需要大量的氧气供应细胞生长。如果这时把它们泡在水里，无异于把小鸡仔扔进了游泳池，生不出豆芽也是合情合理。

种子泡好之后，就要及时更换场地了。对于居家播种来说，一个陶罐就是最佳的器皿。这时需要保证的条件依然是足够的氧气，同时还要有温度。而陶罐之所以是个绝佳的选择，一来陶制品透气性不错，二来还可以适度保温，让豆芽在 20~25 摄氏度的温度下健康成长。相对来说，虽然那些玻璃罐子很漂亮，但是不透气，可能把豆芽菜憋成了豆豉。

在豆芽生长过程中，我们要始终保持生长环境的湿润，但是也不能浇太多的水，道理与浸种时间一样。只要能保证湿润度即可，多一分都可能把豆子推向死亡。另外，要适当隔绝空气，保证大豆生长环境的清洁。别忘了，空气中的微生物都还在觊觎大豆中的营养物质呢。

只要能做到上述几点，生个大豆芽并非难事。

✳ 豆芽菜的营养比大豆好吗？

有很多人纠结于黄豆和豆芽的营养问题。诚然，发芽程序一旦启动，两者的营养就出现了差别，但是这两者根本就没有可比性。

大豆中的蛋白质和脂肪含量大约为 40% 和 20%，另外还有 30% 的糖类。前面说到，这些物质在大豆发芽过程中会被分解再利用。我们都有这样的体会，直接吃黄豆并没有什么特别的鲜味，但是吃豆芽就会有不一样的感觉。那是因为蛋白质被分解成了氨基酸，同时合成的核苷酸也会增加鲜味。好一点的素食馆子会用豆芽来吊出“素高汤”，并用在各种菜肴之中，取的就是这些物质的鲜味了。

当然了，大豆变豆芽，其蛋白质和脂肪的含量必然会降低。另外，在萌发过程中经过换水、漂洗，黄豆中的钙等可溶性矿物质多少会有一定量的损失。不过有一点值得注意，虽然大豆种子不含维生素 C，但是在豆芽的生长过程中会合成大量这种物质。一般来说，在大豆萌发的第 4 天，维生素 C 含量会达到峰值。这时每 100 克大豆会含有 20 毫克的维生素 C。这也算是一个漂亮的补充吧。据说当年中国远航的水手不会得坏血病，全要托豆芽的福（当然，绿茶也功不可没）。在他们享受这些简便获得的维生素 C 时，那些欧洲同行还在疾病中煎熬呢。

话说回来，究竟是吃黄豆还是吃豆芽，仍是个萝卜青菜的问题，究竟如何选，全看我们自己的口味了。混搭着来，终归不是坏事。

不管如何，大豆种子也是有寿命的。这个跟转基因技术并没有太大的关联。发不出芽的豆子基本上是因为它们已经死掉了。如果实在是对生豆芽感兴趣，不妨去田间地头直接找点最新的黄豆，那一定会长出豆芽的。

【美食锦囊】

阿司匹林助力私家豆芽

生豆芽的时候，不妨放两片阿司匹林在水里面。因为阿司匹林可以有效提高大豆中超氧化物歧化酶（SOD）和过氧化物酶（POD）的水平，从而抑制自由基对细胞的破坏作用。浓度为 60 毫克 / 升的阿司匹林溶液效果最好，可以将发芽率从 40% 提高到 60% 左右。

绿色豆芽是特别品种吗?

绿色大豆芽只是在发芽过程中接受了光照而已，把生豆芽的场地从无光的陶罐换到见光的沙土苗床上，我们就能得到绿色的大豆芽了。不过豆芽生产要用弱光，所以遮光网也是必不可少的。

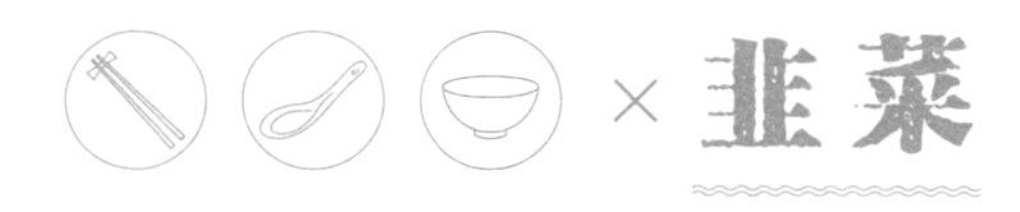

有辛又有锌，就是不能壮阳

第一场春雨过后，大田里的蔬菜又活了起来，春韭大概是最先上市的一种。能来一盘头茬韭菜的饺子，简直能品到春天的滋味。这些韭菜跟一年 365 天都可以吃到的大棚里种出的韭菜完全不是一个味道。不过，对于韭菜来说，春韭的风雅早已经被“壮阳草”这个新名号夺去了风头。

说实话，我特别喜欢韭菜那种特立独行的味道，以至于学生时期总要在烧烤摊上点烤韭菜。每到这时，同行的哥们儿总要露出异样的坏笑。说来惭愧，在很长一段时间里，我都没有读懂那种笑容的含义，依旧我行我素地点着那盘烤韭菜。

如今，吃韭菜多少有点矛盾，前些年说韭菜都是大粪汤灌出来的，最近又是农药过量，又是硫酸铜保鲜，仿佛就是一个险象环生的圈套。

这韭菜，我们到底是吃还是不吃呢？

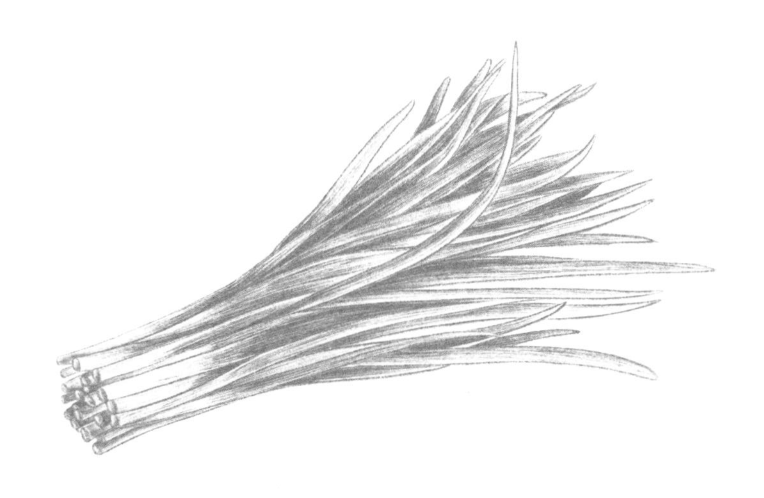

✳ 韭菜的真本事

韭菜是我国土生土长的蔬菜，在《诗经》中就有“四之日其蚤，献羔祭韭”的诗句，当时的人在祭祀时就已经用韭菜做祭品了。到了汉代，官府已经开始利用暖房在冬季生产韭菜。这种带有特殊辛辣滋味的石蒜科植物之所以受人推崇，一是容易种植，靠着宿根对叶片发育的支撑，越割越多，甚至得了个懒人菜的诨号；二是被认为有助于男性雄风，甚至被冠以“壮阳草”的名号。韭菜究竟有没有这样神奇的功效呢？

要当神药，总得有点独家的成分吧。对韭菜来说，最特别的自然是其中的含硫化合物（如二甲基二硫醚、丙烯基二硫醚等），韭菜那种特殊的辛辣香味就是因为它们的存在。虽然韭菜中的这类物质多达 20 多种，但是直到现在还没有发现一种能作用于我们的生殖系统。倒是它们的本职工作被人类放大了，这些有辛辣味的东西很有希望成为新的生物农药，一方面抑制真菌，一方面还能驱赶啃食蔬果的害虫。

那我们再看另一种“神奇”的物质——锌，这也是目前“韭菜壮阳论”大力宣传的科学基础。很不巧，韭菜的锌含量相当低，每100克韭菜的含锌量只有0.43毫克左右。且不说同等重量生蚝的71毫克含锌量，就连香菇的8.6毫克也远比韭菜多。如果真是用锌来支配雄性功能，那我们不如吃两朵香菇来得直接，省得去吞大盘大盘的烤韭菜了。至少从目前的实验报道来看，锌的主要作用还是在于促进雄性器官的正常发育，并维持精子的活性。至于男士想借助它们提升男性雄风，恐怕是有些勉强。

好了，除了这些特别的东西，壮阳传说还强调韭菜中含有丰富的营养——维生素C、多糖物质，甚至连纤维素也被拉来客串“助性”元素。没错，这些物质都对我们的身体有好处，不过它们实在跟男性功能没有直接的联系。况且，提供这些营养素就更不是韭菜的专长了，大白菜的维生素C含量（47毫克/100克）都要比韭菜（24毫克/100克）的高。

✳ 壮阳一说从何来？

好吧，那么唯一可以支撑壮阳传说的“证据”就是古老医典的记载了。那么我们再来看看典籍是怎么记载韭菜的功效的。在《本草纲目》中，韭菜的功效是“饮生汁，主上气喘息欲绝，解肉脯毒。煮汁饮，止消渴盗汗”“（韭子主治）梦中泄精，溺白”。虽然提及梦遗，却没有其他跟男性功能相关的内容。

如果非要寻找与韭菜壮阳相关的证据，《本草拾遗》中有“温中，下气，补虚，调和腑脏，令人能食，益阳，止泄臼脓、腹冷痛，并煮食之”的记载，其中“益阳”一词被当作韭菜壮阳的重要依据，不过把这个“阳”解释成男性功能未免有些牵强。这样看来，韭菜壮阳更像是个现代版本的养生传说。

不管怎么样，韭菜鸡蛋水饺还是我的最爱，至于壮阳传说，就当它是个美好的心理安慰剂吧。

✳ 保鲜保色的困惑

毫无疑问，韭菜是个大众菜，从饺子、馅饼到清炒小菜，甚至是烧烤摊（烤韭菜味道真不错），都少不了它们。曾经因为农药问题中枪的韭菜，后来又着了“保鲜药”的道儿。据说一些不法商贩为了让韭菜看起来更鲜嫩，会往韭菜上喷洒蓝矾。

在相关的报道中，大致将韭菜用药的原因归结为两点，一是保持翠绿的颜色，二是防腐。首先，绿色毫无疑问是由叶绿素决定，要保持绿色就要维护叶绿素的稳定；其次，防腐所要对抗的就是微生物。报道中所提到的蓝矾能完成这两项任务吗？

报道中所说的蓝矾，学名叫作“五水合硫酸铜”，也就是一个硫酸铜分子挟持了 5 个水分子形成的淡蓝色晶体（纯净的硫酸铜粉末是白色的），而真正能发挥作用的就是其中的铜离子。实际上，它对保护叶片绿色以及杀灭真菌都有作用。

叶绿素的核心是包含一个镁离子的环状结构（卟啉环）。不过，镁离子天生活泼，很容易擅离职守。它要是跑开，叶绿素就降解了，叶片自然就枯黄了。不过，铜离子很敬业，一旦替代镁离子坐进卟啉环，就不会离开了。更有意思的是，有铜离子坐镇的叶绿素也会表现出绿色。于是，硫酸铜经常被用于植物标本的护色工作。

至于抗真菌也是硫酸铜的拿手好戏，过去被广泛使用的农药波尔多液，就是由硫酸铜和石灰配制而成的。除了人为地使用硫酸铜，连植物也知道这一点，有一种叫遏蓝菜的植物，可以吸收土壤中的铜离子来对抗真菌的侵蚀。这样看起来，用蓝矾处理韭菜倒是有些许道理。

至于媒体说的硫酸铜有毒也所言非虚，不过报道中“对肝脏的影响”有失偏颇，铜离子的毒性主要是同红细胞结合，使红细胞发生破裂，最直接的表现就是出现血尿、酱油尿等症状。另外，硫酸铜可以引发严重的消化道反应，导致呕吐等症状。实验显示，大鼠的口服半数致死剂量（LD50）是每千克体重300毫克。而对人来说，0.5 克就可以引起呕吐，10 克以上就可能致命。

好了，写到这里，总体感觉是媒体揭露了一个黑链条、黑手法，不过这样的报道中有很多让人不吐不快的地方。

✳ 碰上硫酸铜怎么办？

引用好友云无心的一句话，“任何脱离剂量来谈安全的说法都是耍流氓。”查阅文献后我们会发现，在临床上很少碰到硫酸铜急性中毒的案例。原因有二，一是这东西有颜色，二是摄入后强烈的金属味和呕吐反应都会阻止人们进一步进食。

一般来说，大多数真菌对铜离子很敏感，在农药波尔多液中，硫酸铜的浓度是1%。而在制作标本时，通用程序是将标本放入5%的甲醛和5%的硫酸铜混合液中，静置1~5天，这样处理的效果也不是简单的“洗涮涮”能达到的。想要中招，恐怕还是喝一口硫酸铜溶液来得更简单。

很多人还会担心铜在体内的积累问题。实际上，人体内有一套进行代谢维稳的途径，作为一种人体必需的元素，多出的铜离子会进入胆汁，并排出体外。另外，韭菜并非是容易枯黄的蔬菜，再加上需要快速消费（即便很绿，谁愿意买萎蔫的韭菜），这样对菜进行护色处理也是说不通的。

有一个可能的原因就是在这些韭菜被收割之前被使用了波尔多液，这样会有一些残留，也就是我们看到的蓝色了。摘韭菜，我们都是习惯摘掉基部的残叶，而这些地方也是最可能残留药物的地方。不过，目前的杀真菌药物发展得很快，波尔多液也不再那么风光了，所以碰上硫酸铜的机会也不多。

另外，我们需要搞清楚的是，硫酸铜并非只有邪恶的一面，它还可以出现在我们的生活中。

铜是人体所需的微量元素，而硫酸铜溶液可以作为营养强化剂。《食品安全国家标准 GB 14880—2012》明确标注了，硫酸铜可以作为铜的来源。一般乳制品中的铜元素添加量为每千克体重3~7.5毫克，折算成无水硫酸铜的上限是每千克12~16毫克。叶绿素铜钠是一种合法的食品添加剂，那些绿色的糕点基本上使用这种食用色素。那些新闻中提到的“植物体内无法清除的铜离子”就是这种状态了，如果你喝绿色饮料、吃绿色的甜品比较多，摄入的铜恐怕比韭菜来源摄入得更多。

当然了，我们不排除有商贩利用这种手法来处理韭菜的可能，毕竟这样的处理多少还是有用的。其实多清洗一下，避免吃金属味强烈的韭菜，基本就可以避开雷区了。

✳ 蔬菜上的蓝色小颗粒是什么？

在韭菜、白菜和莜麦菜的叶子上经常能看到一些蓝色的小颗粒，它们是什么呢？这些颗粒是四聚乙醛，是一种杀灭蜗牛、福寿螺等螺类的农药。蜗牛那么可爱为什么要杀他们呢？那是因为这些蜗牛的胃口实在太好了，要是喂饱了它们的肚子，我们可就吃不上新鲜的蔬菜了。福寿螺甚至可以让水稻田减产一半。

这些颗粒有毒吗？当然有。只是对人和鱼都是低毒的，主要是针对螺类起作用。如果不专门去吃，中毒的可能性不大。成人急性中毒的剂量是 343 毫克 / 千克，也就是一个 50 千克重的普通成人大概吃 17 克左右会急性中毒。通常的颗粒剂的含量都低于 10%，所以相当于三两多颗粒剂，那是很大一把药了。我看是没人吃这种颗粒拌白菜吧。

四聚乙醛难溶于水，只要去除颗粒，流水反复冲洗菜叶表面即可。切忌长时间浸泡，这样反而会让药剂深入，更麻烦。

四聚乙醛的分解比较迅速，在土壤中半衰期为 1.4~6.6 天，施用半个月后残留的药剂就会很少了。换句话说，这些农药不会赖着不走，很快就消失了，完全不用担心。

时至今日，每次跟朋友们去云南菜馆吃饭，我总是会要一盘烤韭菜。不是因为它有什么“延长时间”的诱惑，而是它特有的香气和口感让我欲罢不能。在老饕面前，营养和功效随时会变为浮云，咱吃的就是那股韭菜味儿！

【美食锦囊】

韭黄是韭菜变来的吗？

韭黄的柔嫩不是韭菜可比的。有人说把韭菜放在黑暗的地方就会变成韭黄，如果真照此法行事，得到的就是一团烂韭菜了。实际上，韭黄是韭菜在隔绝光的条件下生长出来的嫩叶。因为韭菜的根中可以储备养分，所以可以暂时脱离光照，长出黄色的韭黄。

怎样去除韭菜口气？

帅哥美女们通常会避免吃韭菜，因为吃过韭菜后，残留在口腔中的气味着实让人尴尬。最有效的方法就是去刷牙，如果没有这个条件，那嚼点茶叶、喝点牛奶都是有效的。此方法只适用于适量进食韭菜者。如果是韭菜饺子吃多了，打出的嗝都是韭菜味的，那就算神仙也救不了你了。

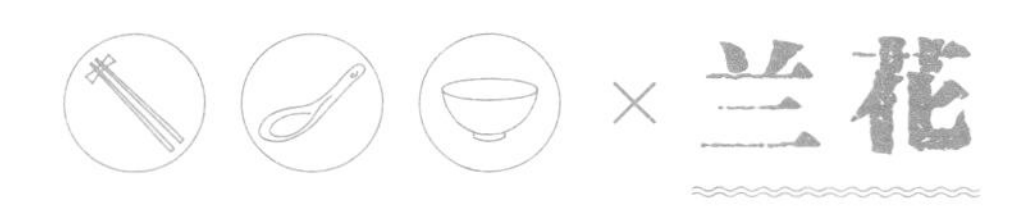

天麻和石斛是可以吃的

曾经，我每天的工作就是蹲在兰花丛中，看兰花怎么骗虫子。兜兰花是没有花蜜的，但是每一次雄蜂都会兴高采烈地飞向它们的花朵，一旦落入陷阱，又会跌跌撞撞地从花瓣里面钻出来，然后带着兰花花粉悻悻而去，突然间它又转身奔向了另一朵兜兰。每每看到此处，我就忍不住想，食物对于动物的吸引是不可阻挡的，哪怕被骗也永不放弃。

饭桌上，我刚想把这个故事拔高到“人为财死，鸟为食亡”的高度，旁边一位沉默已久的朋友冷不丁地冒出一句：“你研究的兰花能吃吗？”我说：“不能吃，但是……”“不能吃，那还研究什么呀？”说完他又开始默默地吃饭，只留下我默默地呆住。

当时，我想告诉他的是，兰花里面确实有能吃的种类，只是很少罢了。

✳ 天麻——精明的雇佣者

第一次看见天麻的花，还是在深圳市兰科植物保护研究中心的苗圃里面。一根栗色的花箭上开着几朵同样栗色的小花，它们张开的花瓣微微泛着白色，就像是一群嗷嗷待哺的小鸟落在了枝条上。这样的情景在野外已经很难见到，因为这些天麻等不到开花就进了药铺或者餐厅。人们要的只是这种兰科植物的块茎，至于花漂不漂亮就没有人关心了。

每每我跟朋友说天麻也是一种兰花时，他们都会露出惊异的神色。其实，我们对天麻并不陌生，且不说药店里面那些以天麻为名头的各种药品，单单是一道云南名菜“天麻汽锅鸡”，就足以让天麻声名远扬了。

若论味道，天麻比其他从药铺里钻到餐桌上的兄弟都要温和。尝起来有些微微的酸，有些淡淡的甜，除此之外没有其他异味。全然不像甘草那么浓烈，也不像三七那样苦涩，更不像鱼腥草那样让很多人退避三舍。

不过如今的天麻并不是什么稀罕物了，这是因为人们已经解决了天麻的栽培问题，解决的过程也被园艺学界奉为经典。天麻是腐生性植物，也就是说它们一生都不会长出绿色叶片。跟其他腐生植物一样，它们的能源供给来自“雇佣”的真菌。其实早在晋代，人们就发现天麻总是和一些白色菌丝长在一起，只是这种情景当时没有引起足够的注意。于是20世纪70年代之前，所有的商品天麻都是野生的，可是随着需求量的增加，野生天麻面临绝种的危险。于是

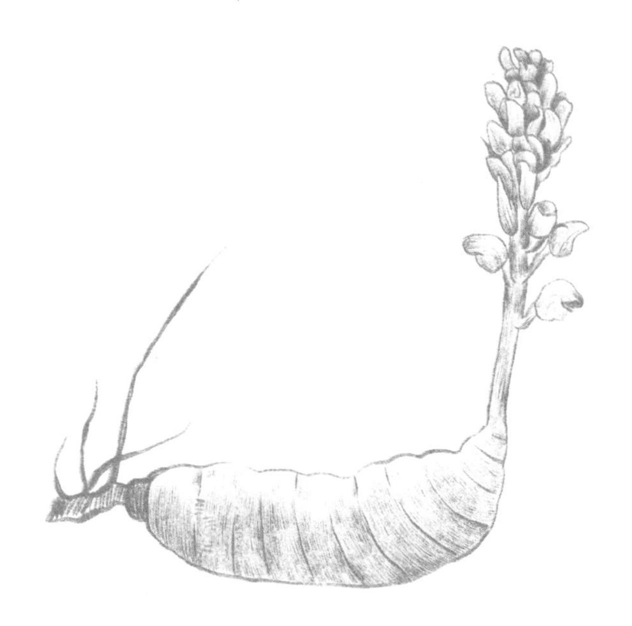

研究人员重新对天麻进行了研究，最终发现跟天麻一起生长的白色菌丝——蜜环菌是为天麻提供营养物质的好员工。于是，人工培育的天麻开始大量上市。

可是好景不长，在此后的几年中天麻的产量急剧下降，并且天麻的种子似乎根本就不愿意发芽。就在种植者百思不得其解的时候，科研人员发现了另一种真菌——紫萁小菇。这种真菌同样可以为天麻提供吃喝，只是与蜜环菌的工作时段不同，紫萁小菇只是在天麻发芽生长的时段起主要作用。至此，天麻栽培的难关都被突破了，于是才有了我们今天大量的天麻供应。

天麻在古时还被称为定风草，意思就是能对抗各种“风邪”引起的病症。所谓的“风邪”，实际上是很多中枢神经系统病变的统称，比如脑梗死引发的中风也是风邪的范畴。另外，据说天麻还有镇静安神的作用。那么，天麻究竟有什么样的真本事呢？

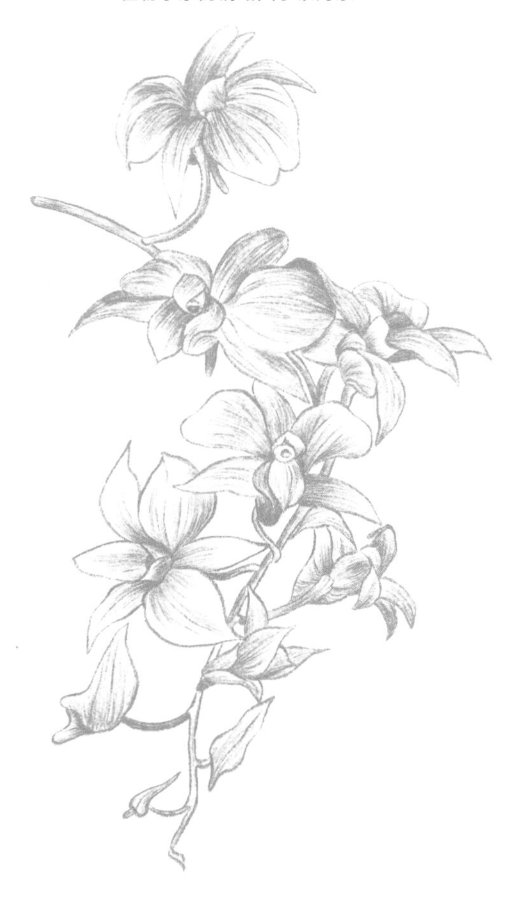

经过化学成分分析，我们已经知道天麻中含有的有效成分就是天麻素。而天麻素在实验中表现出了对部分惊厥的抑制作用，但是天麻素并不能对抗由吗啡或者士的宁引发的惊厥，所以其治疗癫痫的作用还需要根据实际情况来评估。至于安神，有报道说天麻素很可能是通过降低大脑中多巴胺和去甲肾上腺素，从而达到抑制神经活动的效果，使我们安静下来。那些注射了天麻素的猴子确实表现得更安静、毫不紧张。这样看来，天麻确实对于神经系统有一定的效果。

与此同时，天麻的安全性也是很高的。通过实验发现，按 5 000 毫克 / 千克体重的剂量连续给小鼠注射 3 天的天麻素，小鼠们依然活蹦乱跳，没有出现死亡或者中毒现象。这样的量相当于一个 60 千克的人吃下了 1 200 千克的天麻。所以，只要不想被天麻噎着，我们吃几口天麻汽锅鸡远远达不到这个量。

不管怎么样，有很多人愿意相信天麻的功效，至少我们不反感它的味道。况且天麻汽锅鸡听起来就要比原味汽锅鸡高档。于是，天麻顺理成章地成了大量种植的植物，可以在肥沃的土地里面安家，还有专职的园丁为它们松土除虫。它们的雇员名单里面，赫然多了一个名字——人！

✳ 石斛——餐盘里的舞者

除了天麻，人类餐盘里还活跃着另外一大类兰花。而且，我们通常是从它们美丽的外表来认识它们的。如果稍微留意，现在很多餐馆都会在菜盘里摆上一朵紫色的小花作为配饰，六片花瓣加上一个精致的小舌头（合蕊柱）让它们显得分外别致。它们特别的花瓣会让菜品档次顿时提高，这些小花就是石斛。

石斛兰是我在野外见过的色彩最艳丽的兰科植物，并且整个属 1 000 多个种类，几乎个个如此。虽然它们没有浓郁的香气，但也不难被发现。在林子里，那些或紫、或黄、或红的花朵显得异常醒目，这都是为了吸引昆虫帮它们传播花粉的招牌。为了将这些广告牌的招揽效应发挥到极致，它们往往附生在空间比较通透的大树主干和枝杈上，这里可比乱糟糟的地面强得多。不经意间，石斛在雨林中营造出绚丽的空中花园奇观。

很多颜色靓丽的石斛种类可以被直接培养成商品，如此美丽的花朵自然不会被西方的园艺师们放过，通过不断杂交、改良培育出的花朵已经成为成熟的商业鲜切花品种。如今，我们经常可以在花篮里或者高档餐厅的菜肴旁，看到美丽的杂交石斛。从西方引入的杂交品种，占据了花卉石斛的市场。

其实，我国的石斛很早就被人们注意到了。只是请它们去的地方不是花园苗圃，而是药铺（这些平常只有光光的茎秆、花朵又不香的植物自然是引不起中国园丁的注意）。以铁皮石斛为代表的药用石斛在我国已经有很长的历史，在《神农本草经》和《本草纲目》中都有对石斛药用的记载，被认为具有益胃生津、滋阴清热、止咳润肺的功效。近年来，有研究表明石斛多糖有利于调动免疫系统，有些石斛的提取物对抑制肿瘤生长、促进胃肠道功能有一定的贡献。不过没有一项研究能表明石斛就是立竿见影的灵丹妙药，石斛的药用价值究竟有多大仍有待研究。

与此同时，在广告宣传不断增多的情况下，市场对药用石斛的需求量不断攀升。从 20 世纪 60 年代的年均 70 吨，上升到 20 世纪 80 年代的年均 600 吨，再到目前的年均 1 000 吨，并且这个数字还在不断刷新。石斛的价格也在不断攀升，每克铁皮石斛干品的售价在 10 元以上，堪称植物黄金了。

随着需求的增长，野外的石斛不光是铁皮石斛、霍山石斛等传统药用的种类，就连一些与药用不相干的石斛种类也通通被采挖。再加上在自然条件下，石斛的生长速度异常缓慢，即便是生长最快的种类的茎，每年的生长长度也只能以厘米来计。如今，在野外已经很难找到 1 米以上鳞茎的石斛了。很多地方的老乡介绍，就在 10 年前长度超过成人身高的石斛都不是什么稀罕物，可如今已经很难找到了。还好，石斛的组织培养工作已经有了突破性的进展，相信在不久的将来，我们就能看到人工种植的石斛花海了。

从天麻的精明到石斛的悲剧，我很难说这些兰花究竟是不是选对了自己的生存方式。不管是隐居地下，还是绽放空中，这些植物精灵都会以自己的方式挑战自然环境。而如今，它们又在人类的餐桌上开始了新一轮的冒险。

【美食锦囊】

如何分辨野生天麻和人工栽培天麻？

最好的方法是送实验室检测 DNA，两者的遗传特征确实存在差别，相对来说人工栽培个体的遗传背景更单一一些。从外观上看真的很难区分出二者。况且二者的有效成分差别并不明显，购买人工栽培种类对自己、对天麻家族、对生态环境都是好事一桩。

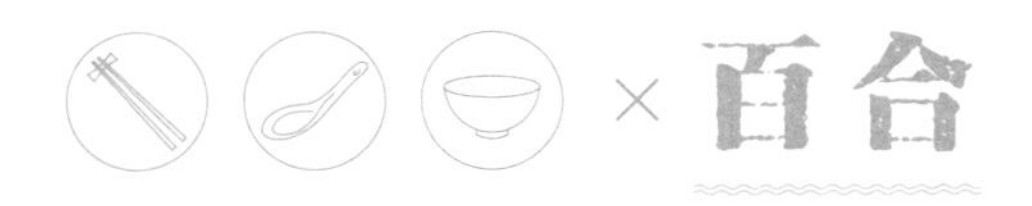

催心还是催情？

食色，性也。毫无疑问，“食”和“色”是人类的两大生物学诉求（如果想探讨精神层面的请联系柏拉图），前者是为了自身的生存，后者是为了产生后代，也正因如此，人类才得以延续。

于是，这两大诉求经常被捆绑在一起。特别是性爱被人类发展成一种娱乐活动之后，如何能刺激感官就成了一些植物的任务。那这些植物是否能当此重任，推动男欢女爱的伟大工程呢？

✳ 百合花是爱情花吗？

在一部热播的清宫戏里有这么一个桥段：某位妃子怀孕 5 个月了，这 5 个月里，她的对头一直送百合花过来。本来以为剧情会这样发展——妃子因为百合花粉过敏而流产，结果编剧编故事的能力显然是提升了——百合并没有对这位妃子产生直接影响，倒是加在百合中的灵药让前来探望的皇上把持不住了，然后同房，继而小产，

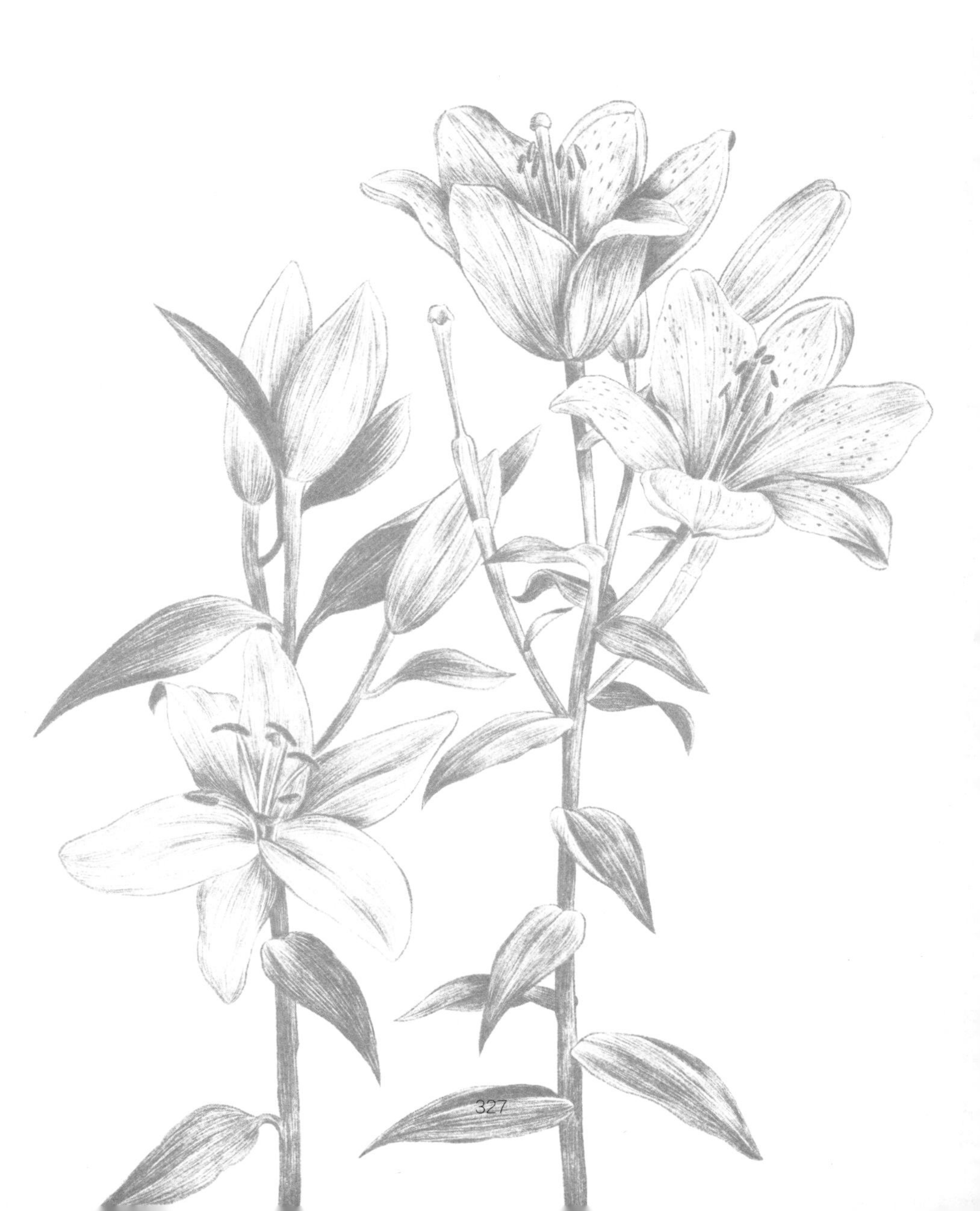

孩子就没有了。那么，百合花是真有催情之效吗，否则又如何被当作爱情花互相馈赠呢？

在西方，百合花向来是纯洁的象征。在描绘圣母的宗教绘画中，百合花的花蕊都被有意忽略了，要知道这在以写实风格为基调的西方绘画中可不多见。

在东方的典籍中也没有百合与爱情相关的记载。那么中国人用百合象征爱情，莫非只是为了取此二字讨个好彩头？它的花香会不会有什么特殊的成分会影响男欢女爱呢？

越来越多的研究显示，人类在挑选伴侣的过程中，人体的气味占有非常重要的地位。一般来说，我们每个人都带有特殊的气味，在娘胎中就已经确定了。我们会选择一些特殊气味（代表了基因差异）的人作为伴侣。不过，一些外界的气味会干扰这个判断过程，不知道是不是由于这个原因，才催生了巨大的香水产业。就这个问题，我也跟专业人士讨论过，得到的结论是，“花香对 MHC（major histocompatibility complex，主要组织相容性复合体）的影响未见报道”。经过严格的仪器分析，百合香气的主要成分是芳樟醇和顺式罗勒烯，其余还有一些简单的酚类和酯类，但是并没有动物激素的影子。附带说一句，我对百合花的味道一点都不感冒。

✴ 当菜的百合能助兴吗？

如果花不能提供男欢女爱的香氛环境，那么当菜吃的百合会不会有此神效呢？西芹百合、百合银耳粥可是如今时兴的菜品。

百合属是一个大家族，全属大约有 80 种（我国有 39 种），食用、花用的品种兼有。我们通常买到的百合是经过多种杂交的栽培品种了。在花用百合中，麝香百合（*Lilium longiflorum*）占有相当重要的地位，香水百合就是它们的后裔。

而菜市场上那些大蒜瓣一样的百合都不是杂交种，血脉显得纯正一些。但是它们中间混杂了宜兴百合［卷丹（*Lilium lancifolium*）的栽培品种］、川百合（*Lilium davidii*）及其变种兰州百合（*Lilium davidii unicoior Cotton*）这三个不同种类。

百合的鳞茎中储藏着很多淀粉，所以呢，煮熟百合的口感很“面”。当然了，因为有糖分存在，所以还很甜。怎么描述这种口感呢，就像是切成薄片的红薯或者山药。《本草纲目》中对百合的药效是这样描述的，“（主治）邪气腹胀心痛，利大小便，补中益气。除浮肿胪胀，痞满寒热，通身疼痛，及乳难喉痹，止涕泪”。通过化学分析和动物实验，我们知道百合中的生物碱成分有镇咳的作用，所以百合已经被应用到了镇咳药物中。

这样看来，不管在典籍中还是在实证里，百合都与“性事”无关。如果非要拉点联系，强身健体也可以算作促进房事的和谐因素，那百合勉强算做一剂“补药”吧。

✳ 淫羊不惑人

除了百合和韭菜这些经常出现在我们生活中的植物，还有一些不常见的种子、叶片被奉为强力“春药”，淫羊藿就是其中之一。

不过，淫羊藿这种植物并不稀有。春末夏初的时候，在西南地区的山坡上只要仔细寻找，就会找到开着粉白色四角小花、叶片边缘有些“小针”的植物，那就是淫羊藿了。我每次去这些地方的村寨考察，总会被向导拉去一起喝泡好的药酒。据说，那里面就放了淫羊藿。只是喝下去之后，我并没有感觉出太多的异样。偶尔感到腹中火热，也无从判断是因为酒精的刺激，还是淫羊藿在起作用。每次喝完这种泡酒之后，我们还得沿着那条歪歪斜斜的小路，摇摇晃晃地走回驻地。不管怎样，那些日子在我身上并没有发生特别的事情。

据说，吃下这种小檗科植物的公羊会变得相当冲动，不断与母羊交配，淫羊藿因此得名。正因为受到这种现象的启示，淫羊藿很早就被应用到两性功能的治疗中去。对于淫羊藿的功效，《本草纲目》是这样记载的，“性温不寒，能益精气……真阳不足者宜之”。

有趣的是，古人还总结了一些使用淫羊藿的禁忌。在《本草经疏》中有这样的记载，“虚阳易举，梦遗不止，便赤口干，强阳不痿并忌之”。大致的意思就是，如果身体较弱的人吃了，很可能会引发新的问题。这么看来，淫羊藿颇有点传统伟哥的感觉。

曾经有实验声称，淫羊藿的提取物可以促进大鼠睾丸的发育，提高它们血液中的睾酮含量，只是作用机理不甚清楚。即便这个实验确切无误，淫羊藿也更像是个“打基础”的保健药，不可能像伟哥那般获得立竿见影的效用。

✳ 肉豆蔻——药和调料

至于肉豆蔻科的肉豆蔻就是个纯粹的异域春药了。单看长相，这家伙就充满了挑逗的欲望——棕褐色的种皮外面包裹着一层红色的网状假种皮，就像给圆乎乎的橡子穿了条红色网袜，而作为香料的正是这条“红色网袜”！

在我国同样也有一种豆蔻，经常出现在卤肉或者红烧菜品之中。这是一种叫豆蔻的姜科植物的果实。它们的长相就很普通了，只是一个个普通的白色圆球，至于气味，与我们熟悉的生姜倒是有几分相仿。因为豆蔻通常是农历二月开花，所以我们有了“豆蔻年华”这个词，来形容那些含苞待放的少女。

肉豆蔻则完全不同。这种高大的肉豆蔻科植物，生长在东南亚的雨林。在它的原产地，这种香料也一直被当作催情剂来使用。肉豆蔻的假种皮可以起到刺激肠胃、增加食欲的效果，甚至能调动人体的循环系统，升高体温。至于关联到男女之事，恐怕是因为肉豆蔻中含有的肉豆蔻醚有兴奋和致幻作用。要注意的是，这是一种有毒的物质，进食少量即可产生幻觉，并有超越实际的快乐感觉。不过，效用更大的还要属那粒真正的种子了，因为其中的肉豆蔻醚含量更高。所以从罗马时代开始，肉豆蔻种子就成了催情剂的核心原料。

在 18 世纪，欧洲的绅士们都会随身携带肉豆蔻以及研磨工具，随时准备奔赴香闺战场。只是，肉豆蔻的种子毒性不弱，吃下两粒种子就可能丧命。估计因此“阵亡”在香闺之中的绅士也不在少数。

还好，如今的肉豆蔻已经回到自己的本职岗位上。它的那层艳丽的假种皮会出现在异域风味的餐点中，而催情的种仁要么去了药店，要么干脆去为生产工业油脂做贡献了。

【美食锦囊】

小心百合花粉

作为一种典型的虫媒花，百合花会产生大量的花粉，而且有很大一部分花粉都进入了蜜蜂的肚皮。但是对我们人来说，这些花粉就不是什么好东西了。对一些人来说，百合的花粉会引发严重的过敏反应，所以安全的做法就是把那些挂满花粉的雄蕊摘掉，再送给心爱的人吧。

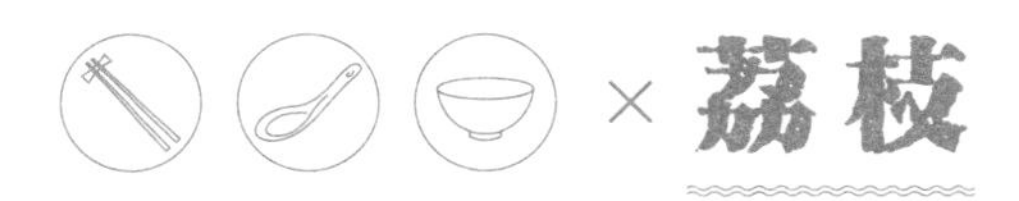

为什么“火气”大？

我对荔枝的风情并无深刻理解，也体会不到“杨贵妃”等荔枝粉的狂热，但是我对荔枝“火气”的印象却相当深刻。那还是大学的时候，有一次帮教务老师录入成绩单。为了表示谢意，可爱的教务老师剥了一大杯荔枝，把600毫升的可乐杯塞了个满满当当。为了避免荔枝做出无谓的牺牲，我只能伙同另外一个舍友把荔枝塞进自己肚子里了。结果第二天起床的时候，眼睛完全睁不开了，整个眼睛都肿成了鱼泡眼。至今，我都不知道这两者间有无关系。但是，从那以后，对所有的荔枝我都是浅尝辄止，唯恐再惹来“火气”。

实际上，我们经常能听到关于水果凉热的言论。比如说在天干物燥的冬季，我们经常会听到这样的嘱咐，“最近容易上火，吃点梨下下火。”而在烈日炎炎的夏季，我们又被叮咛，“别吃那么多荔枝，小心火气太大。”于是乎，根据水果的这些“作用”，它们被划分成了凉热两大阵营。让人不自觉地感到，梨皮下面就是个冰袋，而荔枝壳下面就是个火炉。那么，水果所谓的“热性”和“凉性”是如何产生的呢？

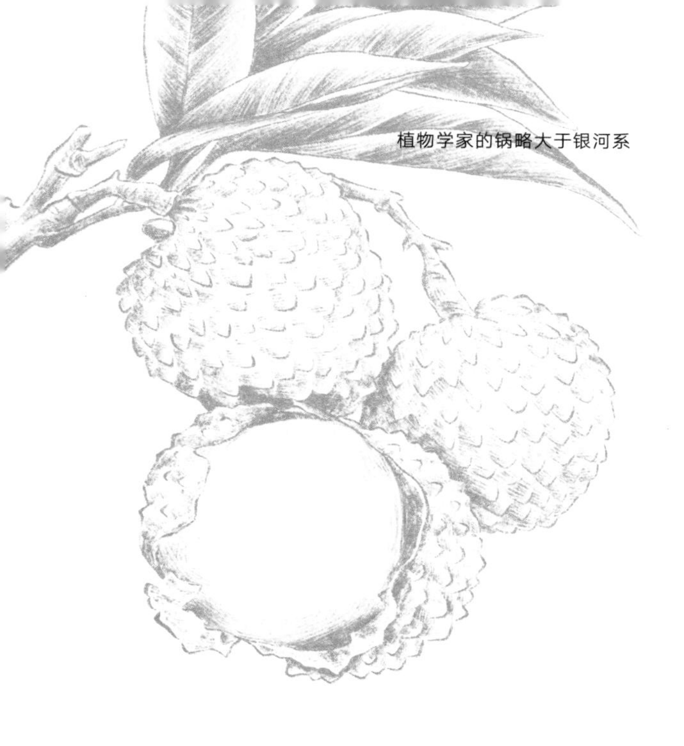

✳ 荔枝是火爆糖球

对北方人来说，荔枝给人的第一印象就是能上火。头晕、恶心是常见症状。没办法，谁让这种无患子科植物只生长在炎热的地方。在看到这种果实的时候，仿佛就能感觉到来自南方的潮热之气。

毫无疑问，荔枝是土生土长的中国果树，直到今天，我国南方的山区仍然有野生的荔枝树存在。早在公元前1500年，岭南居民就已经开始种植荔枝树了。算起来它也是元老级的水果了。只是荔枝对生活环境要求很高，冬季要温暖，夏季要炎热多雨，于是只能“宅”在两广之地。再加上它们三日变色变味的怪脾气，大多数荔枝都只能由果农自产自销了，像杨贵妃那样有口福的老饕只是凤毛麟角。如今，运输条件改善了，荔枝的“火气”才从两广地区向全国蔓延开来。

长期以来，都流行着吃荔枝上火的说法。在荔枝上市的季节，都会有很多朋友患上荔枝病，出现恶心、头晕等低血糖症状。其实，这不是因为荔枝的果肉在烧火，把我们烧晕了，而是我们中了荔枝的毒。

2013 年，在印度的流行病学调查中发现，荔枝确实与荔枝病有关。荔枝含有抑制人体产生葡萄糖的毒素次甘氨酸。印度北部以前每年有超过 100 名儿童因为空腹吃大量荔枝中毒，发生急性脑肿丧命。后来发现病因与吃荔枝有关，治疗方法是迅速按照低血糖症处理。

另外还有一点，吃荔枝会影响正常进食。荔枝最大的特点就是甜。一般来说，水果的甜是由蔗糖和果糖两种糖类物质决定的。虽然果实中也富含我们熟悉的葡萄糖，但是葡萄糖显然没有这两位兄弟能出风头，它的甜味过于清淡，其甜度只有蔗糖的 74%，而果糖的甜度又是蔗糖的 1.7 倍。葡萄糖冲剂和白糖水的味道差别，可以很好地诠释两类糖在甜度上的差异。不过，糖并非越甜越好，我们的机体倒是偏好甜度不佳的葡萄糖，所有的细胞活动基本上都是由葡萄糖提供能量的。至于果糖，需要在肝脏经过一番周折，被转化成葡萄糖后才能被人体利用。当然了，这个过程也会消耗能量，所以用果糖作为减肥用糖也不无道理。

荔枝的甜就在于它们存储了大量的果糖。而吃荔枝后的“上火”反应并不神奇，那都是果糖在捣鬼。除了给我们的舌尖一丝甜蜜之外，荔枝果糖可不会坚守葡萄糖的工作岗位，虽然它们是长得几乎一模一样的亲兄弟。

另外，大量进食荔枝也会让人少吃饭，所以必然会影响葡萄糖的摄入。缺少了葡萄糖，包括大脑在内的零件自然无法正常运转了。所以吃荔枝一定要适量。

✴ 胡萝卜素加把柴

除了甜蜜的果糖会闯祸，其他的营养物质也会出来捣乱。例如，橘子中富含的维生素 C 和胡萝卜素就是隐藏的“火气”。

维生素 C 是个好东西，这家伙是胶原蛋白中的“黏合剂”。正因为有维生素 C 的存在，氨基酸才能规则地结合在一起，这样我们的皮肤和血管才有弹性。另外，维生素 C 还是高效的抗氧化剂，那些在代谢过程中产生的强氧化还要靠它们帮忙来清除。只有在维生素 C 充裕的条件下，我们的机体才能正常运转。这些都是大家所熟知的。

但是，维生素 C 过多也会导致疾病，这恐怕是很多人都不知道的事情了。维生素 C 过多可以引起恶心、呕吐、皮疹等不良症状。当我们大量吃橘子的时候，就有可能因为维生素 C 太多引发上述的中毒反应，自然就上火了。

除了维生素 C，“热性”的橘子中还含有能引起机体反应的物质——胡萝卜素。这也是一种被中国家长推崇备至的营养物质，至少我小时候就被逼着吃胡萝卜。实际上，人体对胡萝卜素的需求量并不大，一般的成年男性一天只需要 0.3 毫克，即使是消耗量比较多的女性也只需要 1.2 毫克左右。半根胡萝卜就足以提供这样的胡萝卜素了。

柑橘类水果中含有丰富的胡萝卜素，砂糖橘的胡萝卜素含量可以达到每千克 1.3 毫克。也就是说，吃下 1 千克小橘子基本上就超过需要量了。多余的胡萝卜素会混进血液，如果含量过多就会“染”

黄鼻尖和手掌（很多情况下被误认为是黄疸），让人呈现出面相上的病态了。对于皮肤白嫩的婴幼儿，这种影响表现得更为明显。于是，控制小朋友吃橘子的“上火理论”就显得更必要了。

✴ 凉性就是拉肚子吗？

至于水果的“凉性”在印象中似乎都跟“清理肠胃”“跑厕所”的过程有关系。如今市面上的雪莲果就有这样的本事。我还亲身感受过一次——吃多了真的开始跑厕所了，貌似验证了“雪莲果”下火的名头。

名为雪莲果，自然让人联想到雪山冰峰，这样的下火倒还真有几分意境。不过，此雪莲果跟雪莲没啥直接关系，除了同属于菊科。雪莲是菊科风毛菊属的植物，而雪莲果则是菊科菊薯属的植物。并且，雪莲果就是个块根，结构上就相当于大红薯。作为块根，自然是要被埋在土里的，全然不像它的名字那样清新。

雪莲果“下火”的真实原因倒很简单，它们的块根中含有大量的低聚果糖，这种糖可以占到果实干重的60%~70%。跟低聚乳糖的性质不同，我们的肠胃中恰恰没有能处理这种低聚果糖的酶，也就无法消化它们，从而导致了腹泻。实际上，这跟体内缺乏乳糖酶的人一喝乳糖牛奶就腹泻的原理是一样的。

还有一点就是，所谓“凉性”水果的水分含量都比较多，这点对于在干燥季节补充水分确实会有一定的作用。从这个角度讲，鸭梨（含水70%左右）当然要比香蕉（含水60%左右）和橘子（含水55%左右）要“凉”多了。

✳ 凉热相克存在吗？

在传统观念中，很多水果的不同部位也有“凉”“热”之分，例如，“多吃橘子会上火”“泡点橘皮茶去火气”，这些说法不知始于何时，但是自打记事起就一直听长辈们这么说。如今，连荔枝都开始参考这种模式，据说荔枝壳熬水可以下火。很可惜，荔枝壳中断然没有能分解果糖的物质，橘子皮也不能搞定过多的胡萝卜素，相生相克大多是出于人们的一厢情愿罢了。

当然，这里所展现的例子可能不足以完全概括水果对人体的作用，但是正因为如此，并没有统一的标准给水果贴“凉热二性”的标签。其实，所谓的“火气”本身就是一个模糊的概念。而在饮食之中，只要进食适量，我们的身体又不对其中的物质产生特别反应，还要判别凉性、热性作甚。

【美食锦囊】

冰凉的荔枝更甜

有一个关于荔枝爱好者的故事：想品尝最美味的荔枝必须在日出之前，踏着露水，在树下现采现吃，这样才能品到荔枝的真味。这样吃的荔枝香不香我不知道，但是我知道那一定很甜。因为温度越低，果糖就会变得越甜。日出之前吃荔枝，恐怕就是为了享受低温带来的甜。放在冰箱里镇一镇，也会有相似的效果。

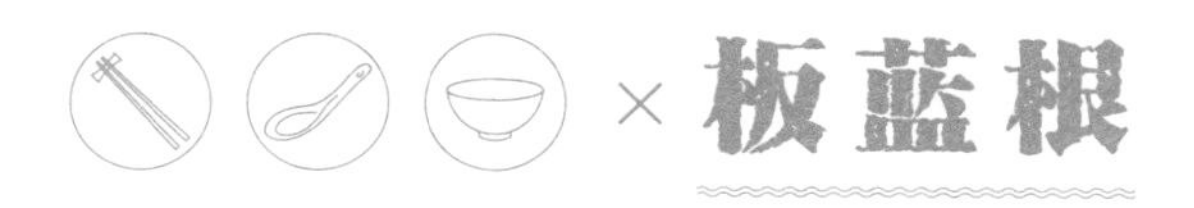

从染坊到药房的误会

我相信绝大多数的中国家庭都有一种常备药，它的名字叫板蓝根。小至感冒咳嗽，大至脑炎、禽流感都少不了麻烦这种药物。当禽流感再度来袭，板蓝根也紧跟着华丽登场。老妈在晚饭时相当有成就感地宣布："在跑了多家药房之后，终于抢到了两大盒板蓝根冲剂。"这次，我们没有同她解释板蓝根究竟有没有预防效果。因为我听说，板蓝根已经成了大学自习室的常规饮品，解释又有什么用呢？

30年前我还在幼儿园，那时没有SARS，没有甲流，也没有禽流感，但是有乙型肝炎。有段时间我们每个小朋友，每一天都会领到一杯很苦很苦的汤药，并且要在老师的监督下喝下去，那就是板蓝根。很多年后，听说有人用板蓝根汤剂来泡面，我只能得出两个结论，这要么是行为艺术，要么就是舌头失灵了。

板蓝根是个神奇的东西，每当流行病爆发的时刻，它都会勇敢地站出来，以一敌百，所向披靡。

✳ 南北板蓝根

除了板蓝根的苦，它的颜色也始终困扰着我。这东西叫板蓝根，可是那个药汤明明是棕黄色。于是我更想知道，这种东西究竟长什么样子。现在想来，这也算走上植物学道路的一个诱因吧。不过，在很长一段时间里我并没有找到板蓝根这种植物，因为这个名字根本就不是一种植物的名字。

准确地讲，板蓝根应该是个短语——“板蓝的根”。也就是说，我们要找的植物是“板蓝”。在《中国植物志》上，板蓝是爵床科板蓝属植物，并且这个属的植物仅此一种，它的小名“马蓝”是更常用的名字。板蓝曾经被广泛种植在中国南方地区，缅甸、泰国、印度也都是它们的势力范围。不过现如今，国内的板蓝种植区域已经退

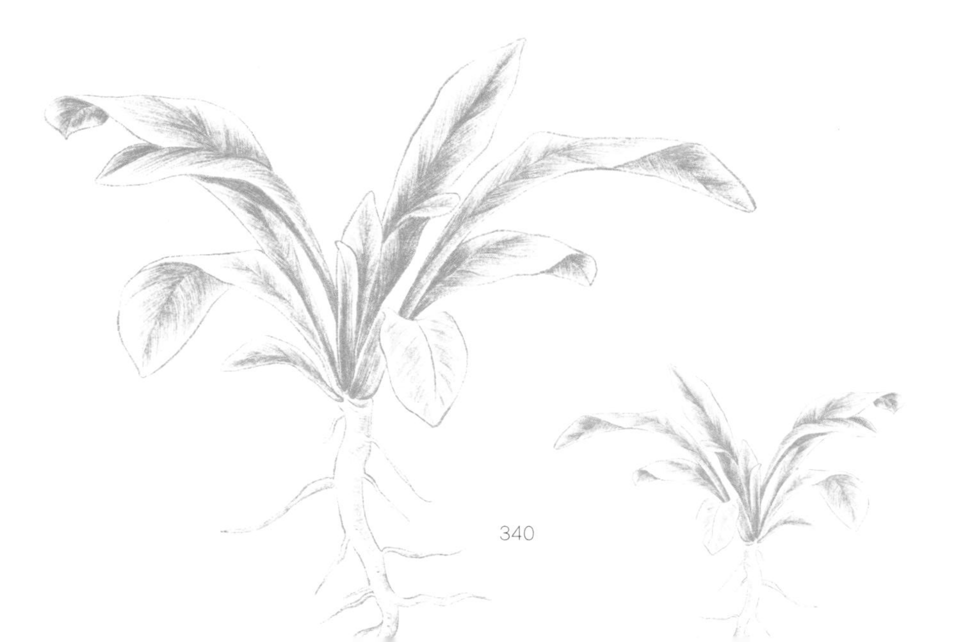

缩到西南的零星地域了。这不是因为南方的瘴气被彻底消除了，而是因为我们不需要用它们来染制衣物了。

板蓝植株的模样没有什么特别之处——卵圆形的叶子，不甚高大的植株（1 米左右），它们混在山野之中，你根本就挑不出来。相对来说，它们的花朵倒是还有几分特别之处。虽然是多年生植物，板蓝的花有点像拉长的挂钟，在挂钟的边缘有 5 个裂片，谁让它们都是爵床科的成员呢。

不过板蓝一生只开一次花（虽然是多年生植物），并且经常在开花之前就被收割了，所以我们很难碰见它们开花。另外，板蓝需要比较温暖湿润的环境，所以只能生活在我国南方，因而有了“南板蓝根”的称号。与此同时，在南方的广大地区还生活着一种强势替代品——菘蓝。

不知道为什么我们特别看重“板蓝”二字。实际上，最早出现于医药典籍中的名字只有“蓝”这一个字，而这个蓝指的就是菘蓝！在《说文解字》中，对蓝的描述是这样的——“蓝，染青草也。”当时的菘蓝，不过是衣服的染料而已。至于名字从蓝变成菘蓝，很可能是为了区别以马蓝为代表的其他蓝色染料植物。而加的这个“菘”字，恰恰是为了描述它的特征。

菘是古语中对白菜类蔬菜的统称，油白菜（菜市场上的小油菜）、大白菜都在“菘”的范围之内。也就是说，菘蓝跟这些植物颇为相像。确实，菘蓝的叶片跟油白菜极其相似——油菜一样的叶片、十字交叉的黄色花瓣、四长两短的花蕊。以至于我们不小心就会把它们认成小油菜。不过，菘蓝与油白菜有明显的区别，那就是油菜的果子是长角果，种子可以多达数十粒，而菘蓝的果子则是短角果，种子只有寥寥数枚。不过，这个区别似乎很难实际用上。当然了，菘蓝有特殊的苦味，跟油白菜有明显的差异，所以我们也不用担心采错了蔬菜。因为菘蓝比较适合在北方种植，所有也被称为“北板蓝根”。

除了上面说的南北双雄，蓼蓝也是一种提供板蓝根的植物。如果我们仔细观察就会发现它们的叶柄上方都包裹着一层白色薄膜，这同所有的蓼科植物一样，它就是膜质的托叶鞘。至于蓼蓝的花朵，有点像扎成了一束“狗尾草”的小花。与狗尾草不同的是，每朵小花都有 5 片花瓣。只不过蓼蓝的栽培数量要远远低于板蓝和菘蓝，所以出场的机会并不多。

就目前而言，菘蓝是产量最大、用量最大的植物，所以菘蓝的根也被认为是板蓝根中的正宗。

✳ 上青叶下蓝根

凡是提到板蓝根用处的论文，总是会提到《神农本草经》中已经有使用板蓝根的记载。但是真实的记载并非如此，这个古老的草药书中记载的是蓝实，也就是菘蓝的果实和种子。到唐代，菘蓝的茎和叶也进入了药方，但板蓝根还是没有出现。

实际上，最早记载“板蓝的根”用处的古籍是北宋时期的《太平圣惠方》，在这本书中第一次出现了关于板蓝根的记载，那是一种用水银、腻粉、鸡蛋、生姜汁和板蓝根组成的“解毒方剂”。至于这种方剂究竟能解什么毒，我们就不得而知了。不管怎样，从此之后板蓝根才大量出现在方剂记载之中。有学者推测，之所以使用菘蓝或者板蓝的根部，很可能是由于染料需求过大，消耗了大量叶片，因而用根作为前者的替代品。并且，这种方法被延续了下来。

于是，板蓝、菘蓝和蓼蓝的茎叶和根都有了自己的新名字，前者成了大青叶，后者就是板蓝根。大青叶通常会被磨碎成粉末状，或者制成团块以被使用。青黛就是这类制品在中药房中的名字。

在中药房中，板蓝、菘蓝和蓼蓝这三种植物的叶片总是会被混用，套上大青叶的名字也没有人具体深究它们是从何而来了。有趣的是，虽然这三种植物来自不同的科属，甚至可以说没有任何亲缘关系，但它们却含有同样的化学物质，也是同样的染料——靛苷，而产生这些物质的植物都可以称为靛蓝植物。

✴ 靛蓝的颜色

在贵州的西南部仍旧保留着一些传统的蜡染工艺，那里就种植着板蓝。第一次见到这种植物的时候，我还以为是田地疏于管理长草了。因为这些植物只有绿叶没有花朵，并且生命力超强的它们已经把附近的山坡都占领了。在向导解释这就是马蓝之后，我才开始审视这种小草，扯开一个叶片，渗出的是透明汁液，那它们的蓝从何而来呢？

在正常情况下，由吲哚基团和糖基团组成的分子是无色透明的，所以我们从马蓝的汁液中看不到任何蓝色的痕迹。为了得到蓝色染料，需要经过三个步骤的处理。

当地人会把这些植物放入水中浸泡。靛苷会从细胞中被缓慢释放出来，同时靛苷上的糖基团会被水解，留下单独的羟基吲哚，而那些被释放出来的糖会被微生物转化成乳酸，于是进一步提高了发酵池的酸度，使得更多的羟基吲哚从糖基团的甜蜜怀抱中挣脱出来。

当靛苷水解的工作告一段落，石灰就该出场了，慢慢就会有蓝色的沉淀物出现了。在这个过程中，石灰的作用是把羟基吲哚转化为吲哚酮。刚刚独立没多久的吲哚基团再度走向联合，两个分子的吲哚酮会缩合成靛蓝，这就是蓝色的沉淀物，也就是染料的常备形态了。

不过，我们使用这些染料并不是简单地把沉淀好的靛蓝涂抹到衣物上，而是利用米泔水、酒糟等原料进行再次发酵，让靛蓝发生还原反应，变成无色的物质——靛白。当然了，这些靛白还是很难溶解在水中。于是石灰再次出场了，它们会跟靛白发生反应，让后者变成能溶解在水中的靛白盐。这样染色剂就算做好了。

把需要染色的衣物放在准备好的染色剂中，等靛白充分地进入纤维，就可以拿去晾晒了，在这个过程中靛白再次被氧化变成靛蓝。那些藏在纤维之间的靛蓝就赋予了织物稳重的蓝色。

在合成染料大行其道的今天，囿于烦琐的过程以及容易褪色等问题，这样天然的染色过程已经很少出现了。不过，回归自然的呼声越来越高，这些天然的染料终究有回归的一天。

当然了，这些植物更多地出现在我们的药店之中，而与我们的健康有关的成分很可能是这些染色的物质。

✳ 抑制病毒的“良药”？

对于板蓝根的药用价值一直存在两派截然不同的声音，支持者认为板蓝根中的化学物质能够杀灭病毒，特别是对于预防各种传染性疾病效果显著；而反对者则认为那不过是些安慰剂效应罢了。

实际情况是，到目前为止我们并不清楚板蓝根中的化学物质究竟是如何发挥作用的。一些体外试验表明，板蓝根中所含的靛苷可以抑制病毒与细胞结合，这在一定程度上可以缓解病情，不过要注意的是，靛苷并不能像金刚烷胺或者达菲那样杀死病毒。

另外，靛苷还可以抑制内毒素的活性，从而在一定程度上缓解人体感染后的炎症反应，对于发热等症状可能有一定的缓解作用。只不过同上述作用一样，这项功能还在实验室研究阶段。

当然，很多人是本着喝喝没坏处的想法来使用板蓝根的。但是，要特别注意板蓝根同其他植物一样，有着复杂的化学成分，很容易引发各种过敏反应，在实际用药过程中发生皮疹等症状的情况并不罕见。所以，把板蓝根当茶泡着喝，并不是什么好习惯。

不管怎么样，板蓝根并不是一种神奇的根系，就像它无法解决染料的问题一样，它也无法应对所有的病症。我们何不暂时把板蓝根神话放在一边，一切还是听医生的。

【美食锦囊】

吃草药要听医生的

如今有一种说法是，"药补不如食补"。于是很多人认为应该在日常的饮食中添加草药，从而使各种草药进入了我们的饮食。实际上，草药的成分大多比较复杂，其中不仅有微毒的成分，还可能有致人过敏的成分，千万不要在没有医嘱的情况下随意服用。否则，不仅无法取得理想的效果，反而可能引发严重过敏反应等症状，危及人体健康。

美食家的植物学辞典

使用说明

本辞典已经收录 22 个与吃相关的植物词语、0.002 2 万个例句。在下面的搜索框内填入搜索条件，点击检索，也不会跳转到相应词语。于是，请美食家们自行翻阅到相应词条。

【热门搜索】	花、茎、叶
【最特别收录】	二倍体、韧皮部
【快捷查找】	形容词、虚词、数词、代词、叹词、量词、连词、象声词、助词、通假字、副词、介词、关联词本词典均没有收录， 本词典只收录了植物学名词。
【技巧提示】	本系统是吃货植物学辞典，可以根据口感、营养、特殊部位等条件找到相应词条内容，并加深对“植物学家的锅”的系统性理解。

【茎】 jīng

[义]圆柱状或其他形状的长条状物体，一般生长在地面上，连接根和叶的桥梁。幼嫩部分脆嫩多汁，部分可以流出黏液，通常被称为秆，如蒿子秆。部分茎生长在地下或淤泥中，如马铃薯、莲藕；这类茎通常有丰富的淀粉，适合红烧、煲汤。

[例句]通常大家买菜的时候都不说我们要买蒿子～。

【叶】 yè

[义]绿色片状物，植物体最多最暴露的部分（仙人掌、光棍树等除外），通常很容易嚼烂，适合爆炒、清汤、蒜蓉，如莜麦菜叶、菠菜叶；有些略坚韧，但可以增加香味，如月桂叶、香叶。

[例句]①紫苏～可以去除海鲜的腥味。②春天来了，韭菜长出了～子。

【根】 gēn

[义]少数带泥巴出售，又不令人反感的植物器官。形态多变，有胡须状、树枝状、手雷状、圆柱状等，口感受种类影响很大，从脆爽型，到坚韧型，到软糯型。烹饪手法极其多样，煎炒烹炸炖皆可。典型的有炝拌胡萝卜丝、清炒胡萝卜片、羊肉炖胡萝卜、炸胡萝卜糕。

[例句]嚼菜～，是一种境界。

【花】 huā

[义]危险的食用材料。作为植物重要的繁殖器官，含有各种生物防御毒素，对食用者极其不友好。通常是被厨师忽略的植物器官，只

发挥装饰性作用（如石斛），或者提供少许特殊香味（如玫瑰）。包括花萼、花瓣、雌蕊和雄蕊。烹制过的黄花菜是广为流行的花类食材。

[例句]栗子～不能吃。

【花萼】 huā è

[义]在花朵开放之前，包裹花朵的绿色结构。开放后，迅速脱落或者隐藏在花瓣下方。通常没有食用价值。少数可以发育成可食用部分，如苹果的外周果肉。

[例句]桃子～不能吃。

【花瓣】 huā bàn

[义]植物中最艳丽的部分，花的重要组成部分。大多有毒或者口感粗糙，可食用种类有限，如玫瑰花、牡丹花、杜鹃花、芭蕉花。[例句]没炒熟的杜鹃～有毒。

【雌蕊】 cí ruǐ

[义]花朵的雌性部分，通常藏在花朵的中央。由一根柱状物（花柱）和一个装卵子的囊状物（子房）组成。未发育之前，通常没有食用价值。但是有一种很重要的香料——藏红花，是藏红花的花柱，带有特殊的红色和辣味。

[例句]藏红花的～是重要的香料。

【子房】 zǐ fáng

[义]保护种子的特殊结构，在幼嫩时脆嫩多汁，如小黄瓜。但是如

果不成熟，也存在苦涩的情况，比如青涩的桃子和柿子。

[例句]幼嫩的～是个好的餐桌点缀。

【雄蕊】 xióng ruǐ

[义]产生植物精子的部位，百无一用的部位，其上的花粉还可能引起过敏或中毒。通常被摘去。

[例句]～上的花粉很危险。

【果】 guǒ

[义]由雌蕊发育而来的结构，主要作用是保护和传播种子。经常有特别的多汁结构，引诱包括人在内的动物进行取食。含有丰富的糖、淀粉和维生素，含量最高的通常是水分。因果皮含水量不同而有水果和干果之分，餐桌上的果通常是水果。

[例句]大西瓜是种好水～。

【种子】 zhǒng zi

[义]植物的下一代，通常被粉碎后进入人类厨房。含有大量的淀粉、脂肪以及蛋白质。通常以稻子、麦子、豆子、瓜子的形式为众人熟知。适合做各种主食，同时在做各种汤粥时必备。

[例句]人类靠～活着。

【配子体】 pèi zǐ tǐ

[义]植物不被重视的发育阶段。植物生长的一个特殊时期。只有一组染色体。通常以花粉粒和胚珠的形态出现。可以产生精子和卵子。苔藓的植物体是配子体，只是不能吃。紫菜是少数可以提供配子体

食物的植物。

[例句]紫菜的～很好吃。

【孢子体】 bāo zǐ tǐ

[义]植物特别被重视的发育阶段，由精子和卵子结合发育而来。我们所有的食物几乎都来自孢子体。通常含有两组染色体。从花、果、叶、茎到种子无所不包。可以产生孢子，或者直接产生配子体。

[例句]～是我们的主食。

【染色体】 rǎn sè tǐ

[义]遗传物质的存储形态，DNA和蛋白质的结合体，平常拆散成丝状，在细胞分裂期缩成短棒状。我们每天都要吃下大量的染色体。

[例句]～跟水果味道的关系很密切。

【二倍体】 èr bèi tǐ

[义]通常的植物细胞中，都有两组互为备份的染色体。野生的食用植物通常都是二倍体。

[例句]～是最原始的作物。

【多倍体】 duō bèi tǐ

[义]个头比较大的蔬菜，染色体数量超过2组。多倍体的个头通常比较大，更受栽培者喜爱，比如商品草莓和马铃薯都是四倍体，小麦是六倍体。

[例句]～有大块头！

【维管束】 wéi guǎn shù

[义] 高等植物的管道运输系统，分为木质部和韧皮部两种通道。通常被称为“筋”。

[例句] 我不喜欢～发达的蔬菜。

【木质部】 mù zhì bù

[义] 维管束系统的一部分，由管胞或者导管连接而成，一般居于树干的中心。通常不可食用。

[例句] ～能做勺子。

【韧皮部】 rèn pí bù

[义] 木质部的兄弟，负责从上到下运输蔗糖等糖类，一般居于树皮当中，“树活一层皮”的古谚跟它有很大关系。部分韧皮部可以有特殊的香气物质，如桂皮。

[例句] ～能做香料。

【管胞和导管】 guǎn bāo hé dǎo guǎn

[义] 木质部的单元，管胞的归宿可以是几个一起打通相邻的细胞壁连接成导管，也可以是不断“吃下”纤维素成为实心的木纤维（像亚麻那样）。

[例句] 这芹菜的～极其多，嚼不烂。

【筛胞和筛管】 shāi bāo hé shāi guǎn

[义] 韧皮部的干将，不过筛胞是存在于裸子植物（松树）和蕨类植物（桫椤、蕨菜）中单独运输细胞，筛管则是被子植物独有的由多

个细胞组成的运输通道。与导管不同，筛管没有连接成导管那样的完全贯通的管道，而是通过两个细胞相邻的叫作“筛板”的细胞顶端区域的小孔（筛孔）交换物质，接力传递碳水化合物等营养物质。

[例句]没有～把营养从叶子送下来，马铃薯就长不大。

【形成层】 xíng chéng céng

[义]产生木质部和韧皮部的一层细胞，双子叶植物独有的组织，也是树干能不断生长的秘密所在。

[例句]～太薄了，那是我们舌头感觉不到的。

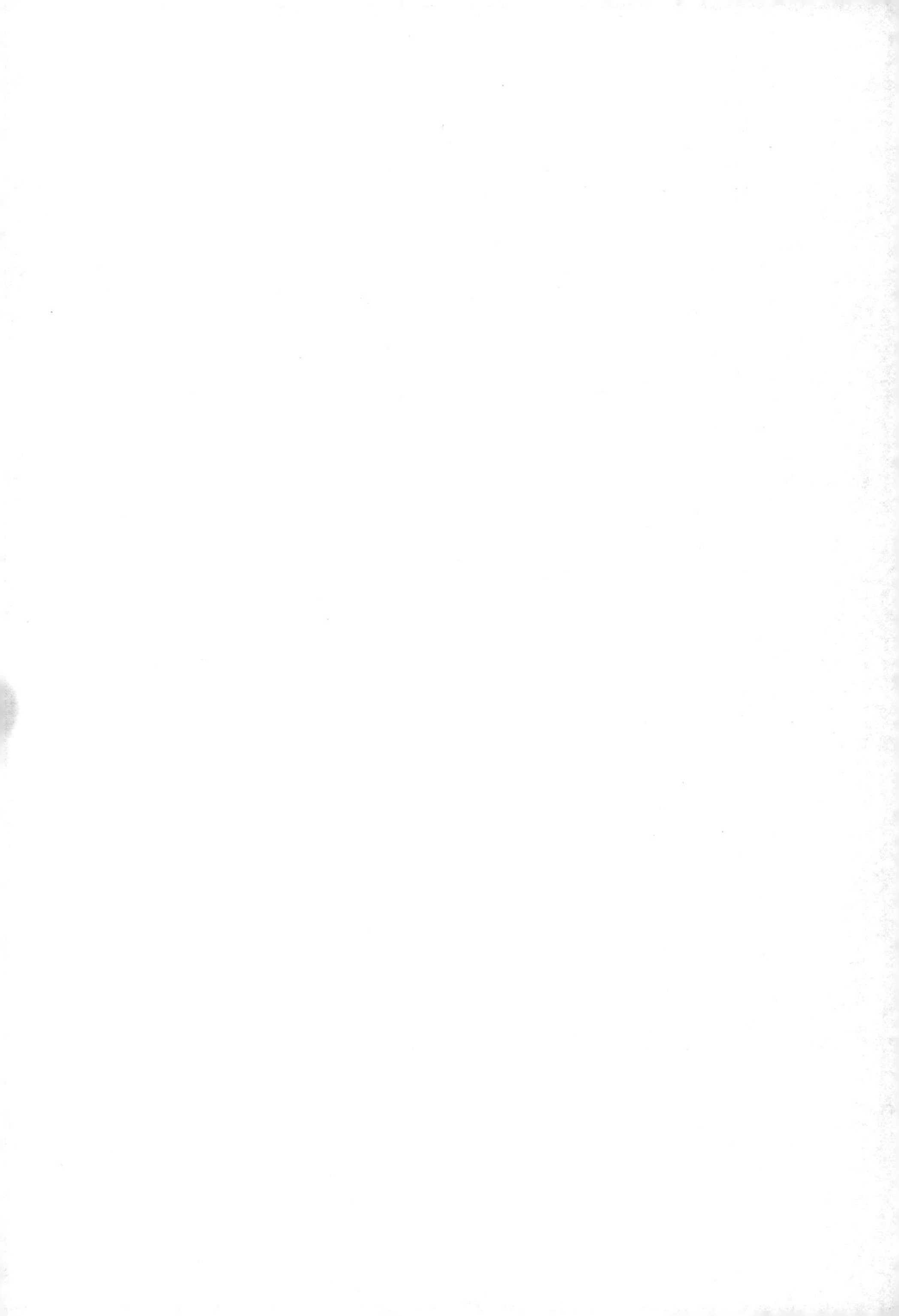

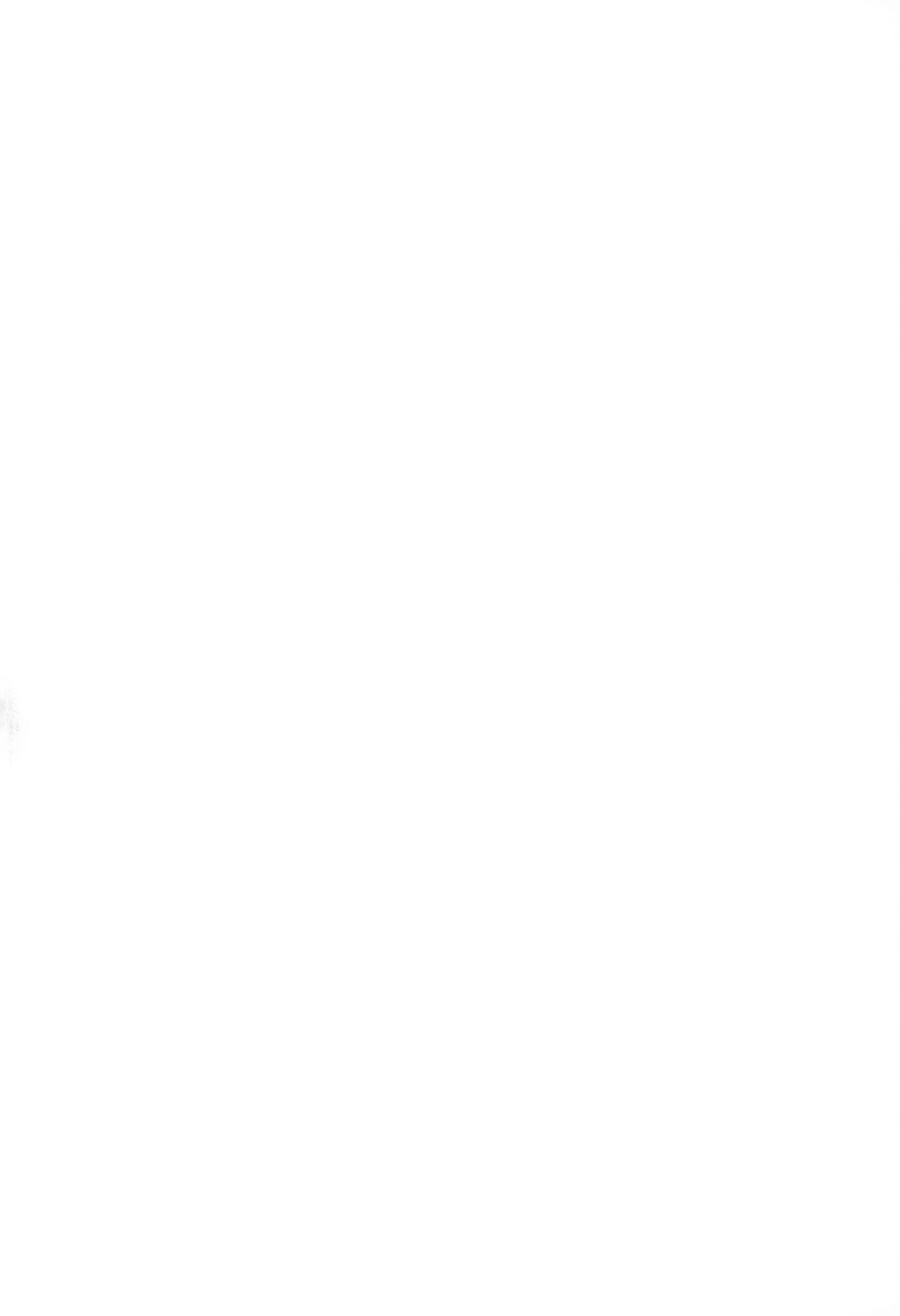